AF143185

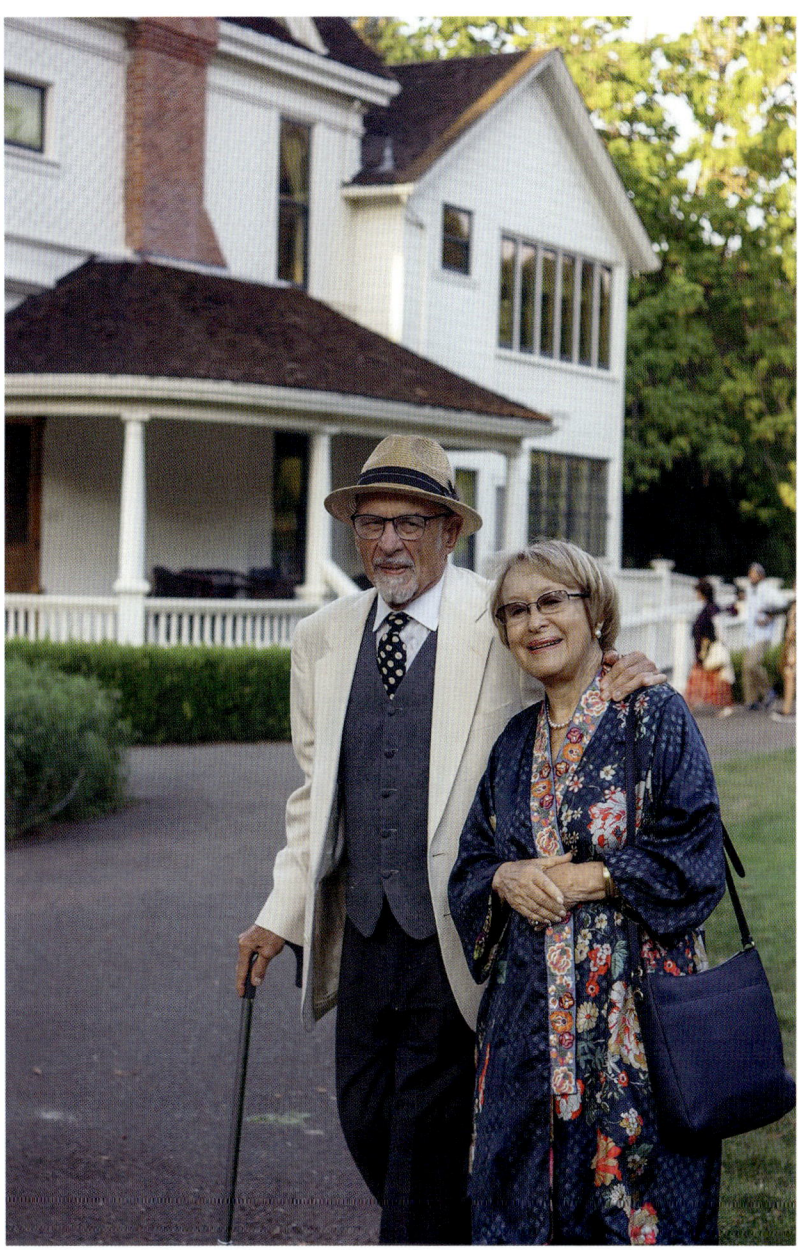

Auf der Hochzeit von Enkelin Lily, 2017.

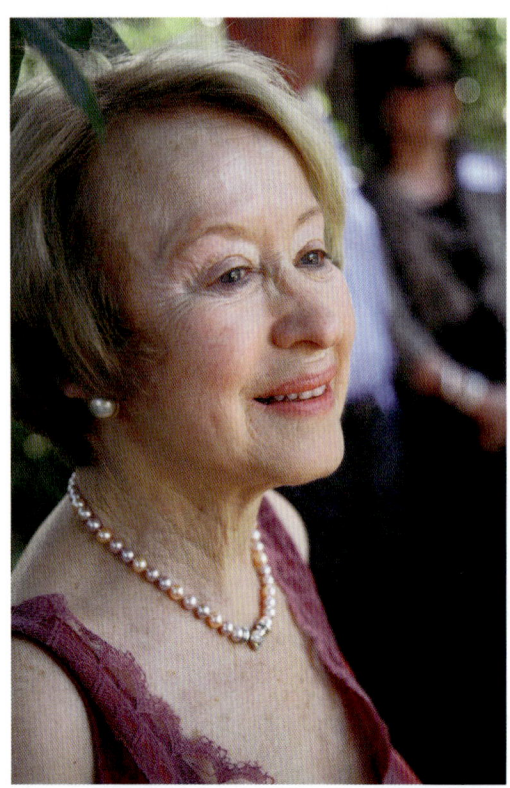

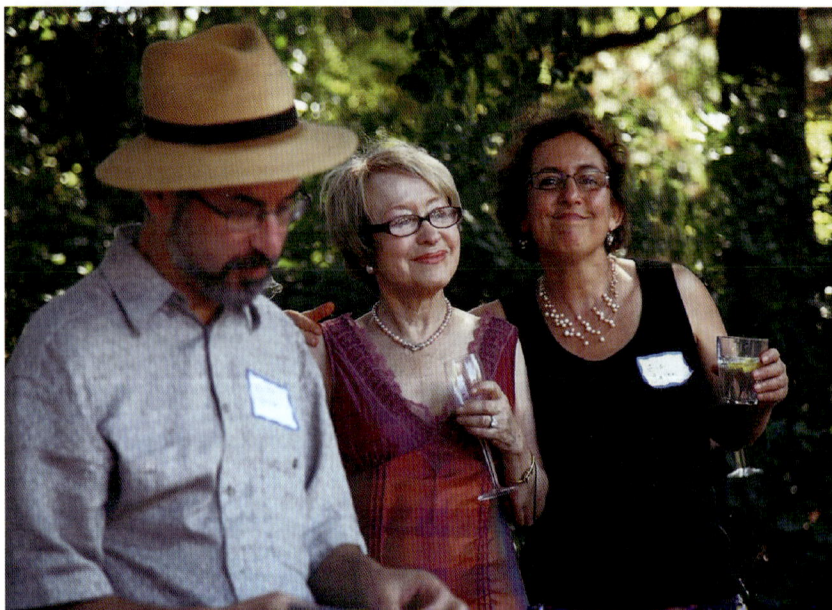

Marilyn mit Victor und Eve an Irvs 80. Geburtstag, im Garten hinter dem Haus.

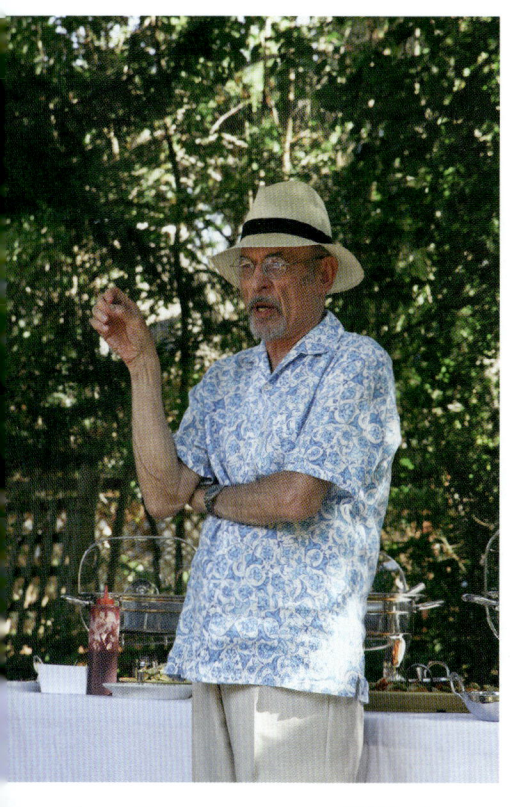

Irv an seinem
80. Geburtstag.

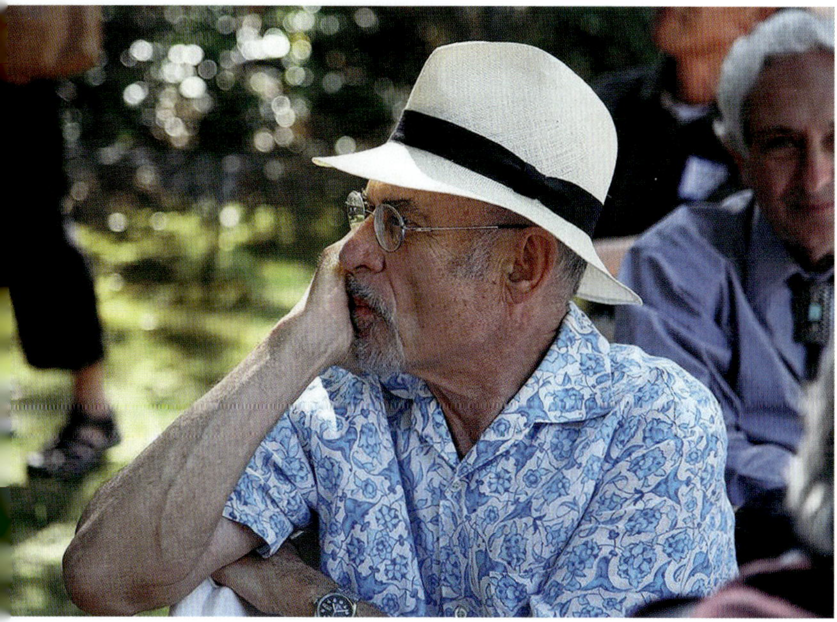

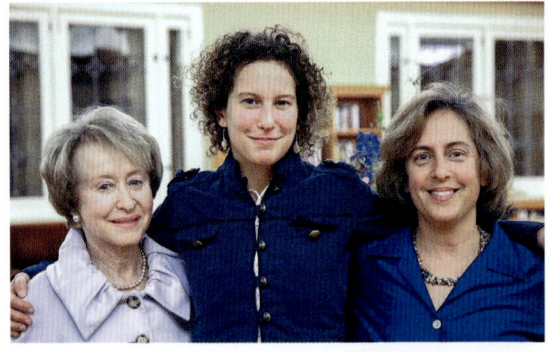

Mit Tochter und Enkelin, 2008.

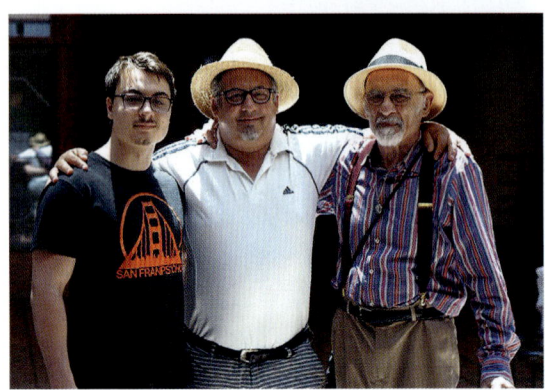

Drei Generationen, 2017.

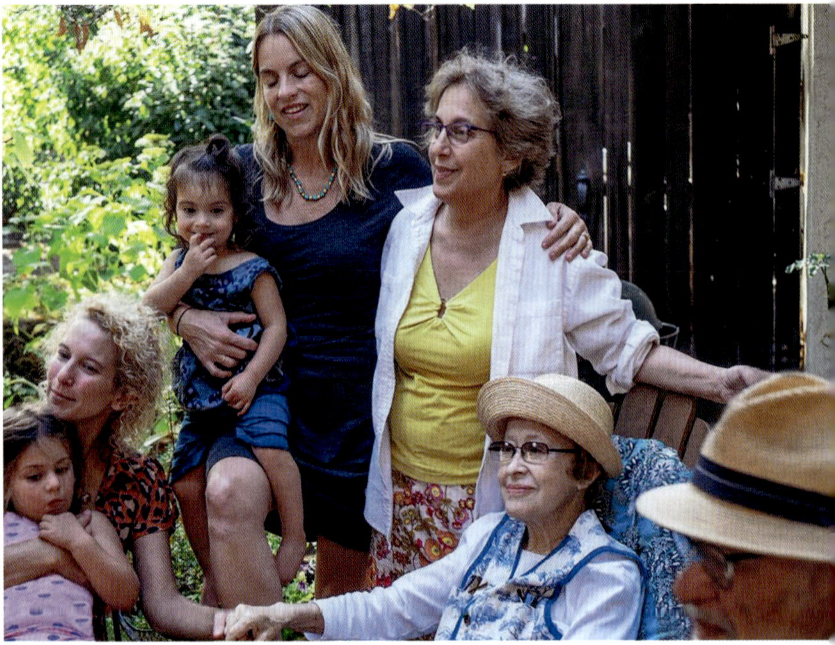

Das letzte Familienporträt, Oktober 2019.

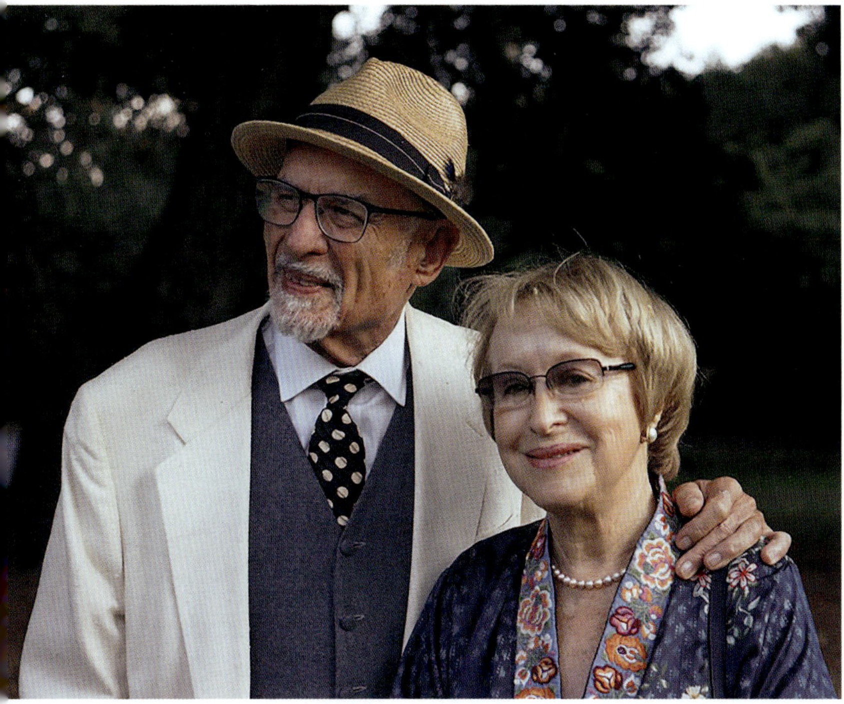

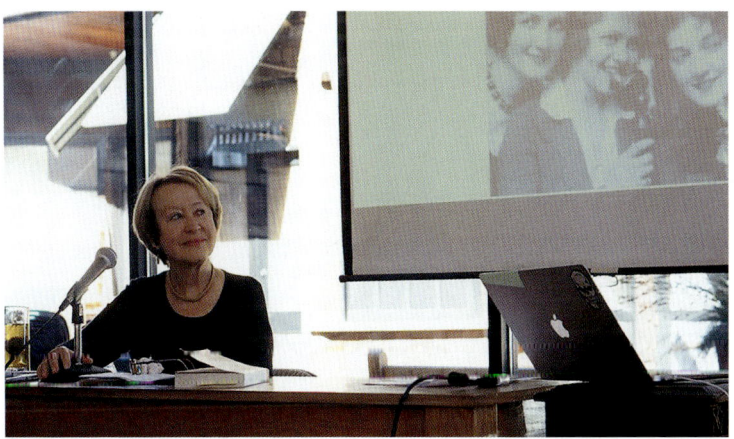

Auf der Hochzeit von Enkelin Lily, 2017.

Marilyn bei einem Vortrag zu ihrem Buch *Freundinnen*, 2017.

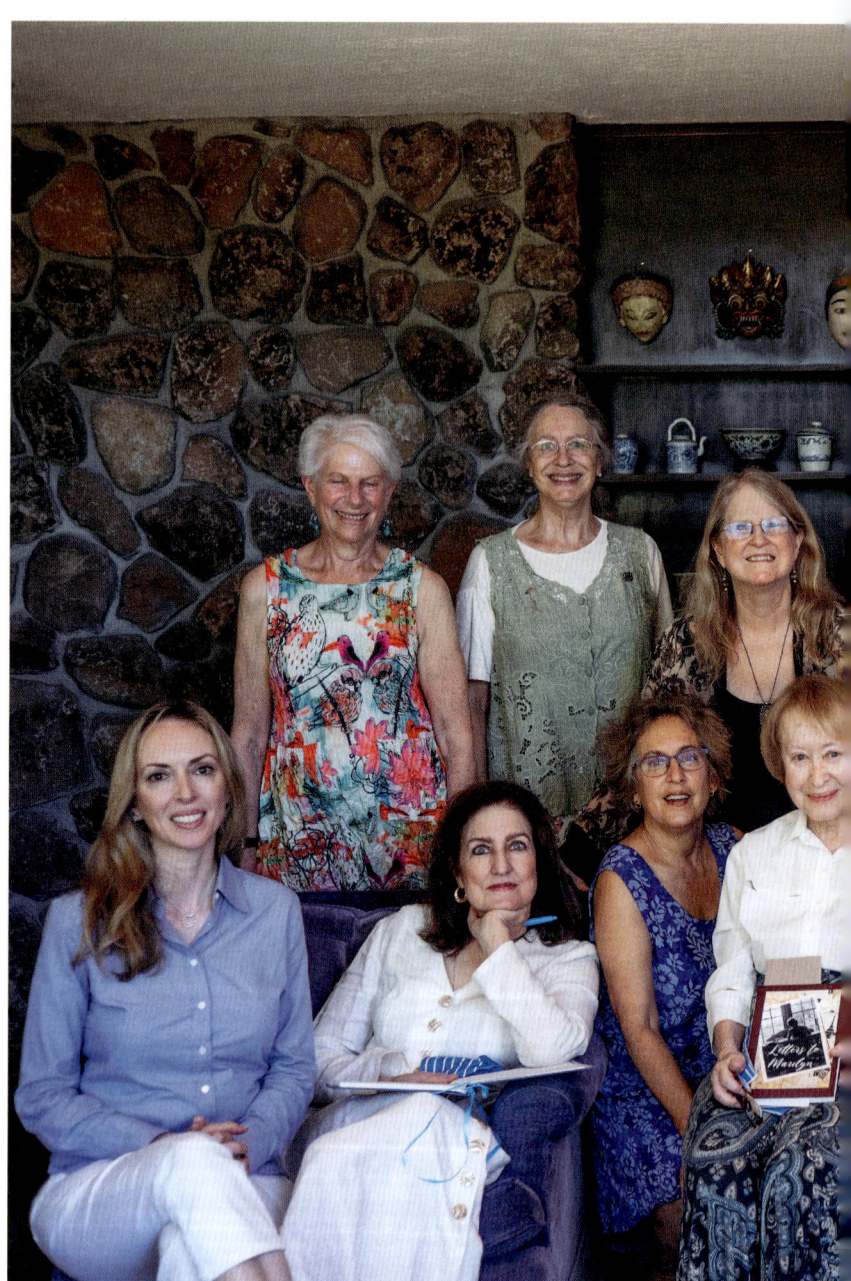

Marilyn mit den Salonnières, September 2019.

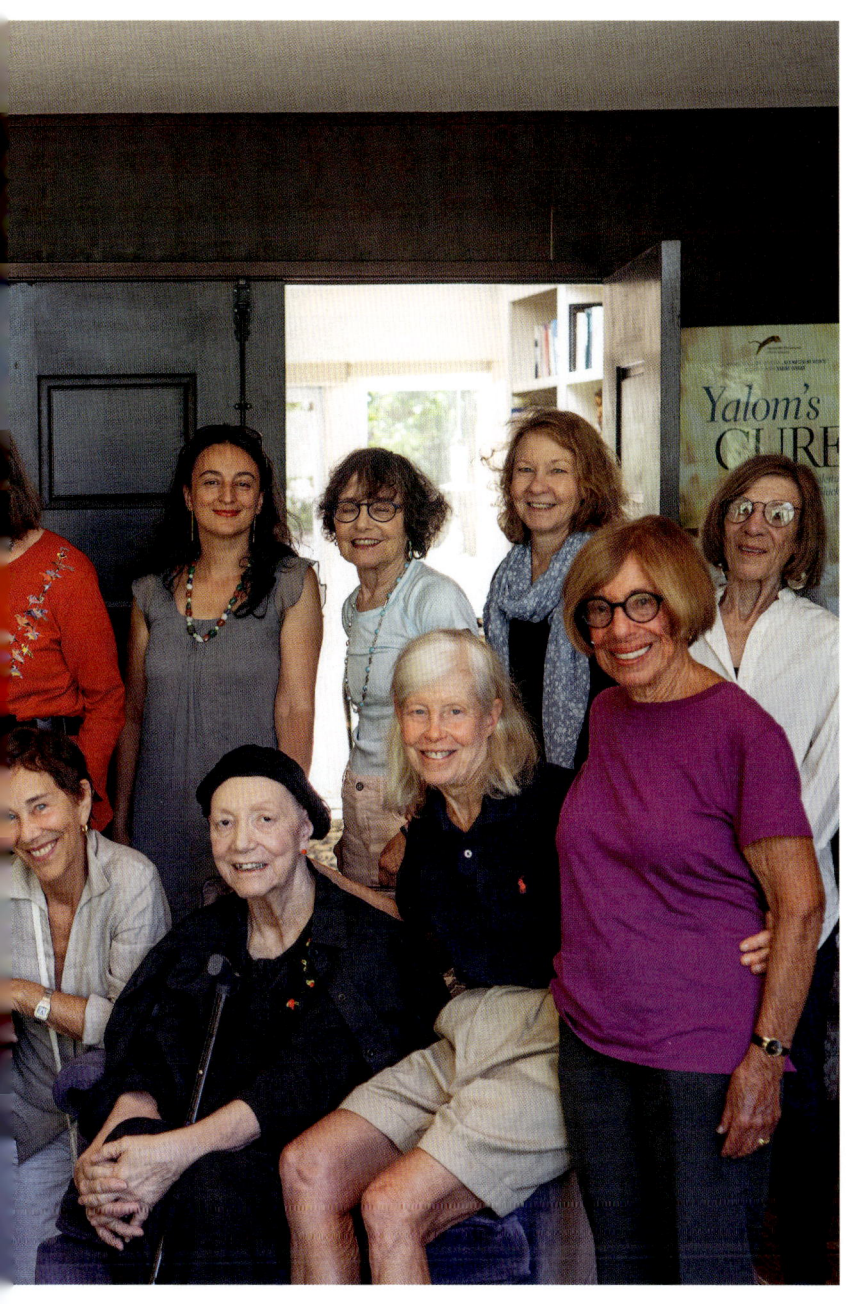

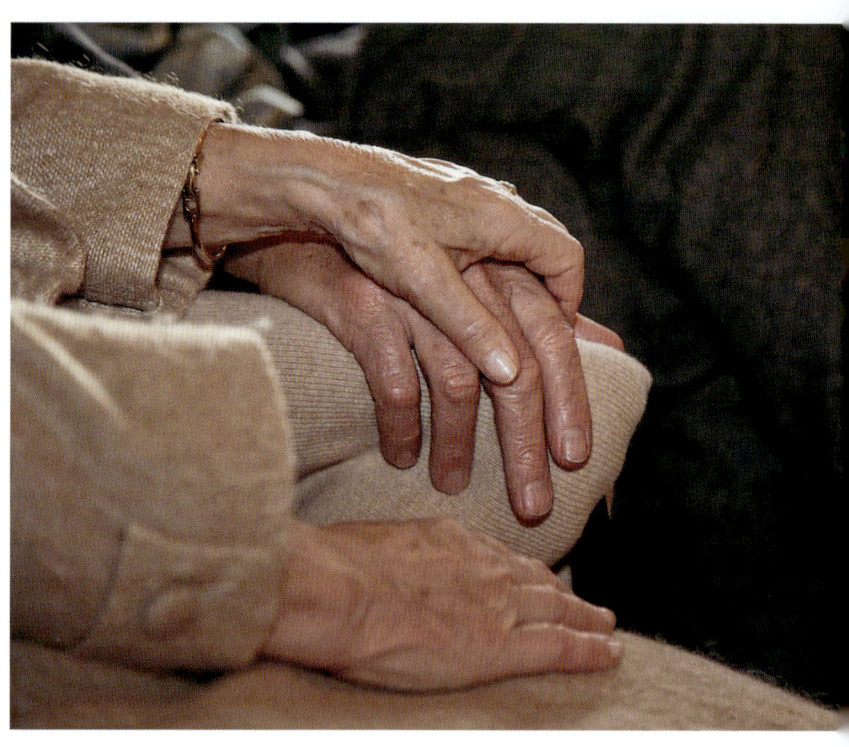

Irvin D. Yalom und Marilyn Yalom • Unzertrennlich

Irvin D. Yalom und Marilyn Yalom

UNZERTRENNLICH

Über den Tod und das Leben

Mit Fotos von Reid Yalom

Übersetzt und mit einem Nachwort
von Regina Kammerer

btb

INHALT

Trauern ist der Preis, den wir zahlen,
wenn wir den Mut haben, andere zu lieben.

VORWORT

Unsere Beziehung begann und endete mit Büchern. Bei unserer ersten Begegnung waren wir fünfzehn Jahre alt, und Marilyn erzählte mir, sie habe die Schule geschwänzt, weil sie die ganze Nacht aufgeblieben war, um Margaret Mitchells tausendseitiges *Vom Winde verweht* zu Ende zu lesen. Ich war sofort entzückt von ihr. Auch ich war fasziniert von Romanen, und Marilyn war die erste Person, die ich kannte, die meine Leidenschaft fürs Lesen teilte. Schon bald verliebten wir uns, und seitdem sind wir unzertrennlich.

Beide schlugen wir akademische Karrieren ein nach unserem Abschluss an der Johns Hopkins University, wo ich eine psychiatrische Facharztausbildung absolvierte und Marilyn ihren Doktor der Vergleichenden Literaturwissenschaften erwarb (in Französisch und Deutsch). Ich war immer ihr erster Leser und Kritiker – und sie war immer meine erste Leserin und Kritikerin. Nachdem ich mein erstes Buch geschrieben hatte, ein Lehrbuch zur Gruppentherapie, bekam ich ein Stipendium der Rockefeller Foundation, um am Bellagio Center in Italien an meinem nächsten Buch zu arbeiten, an *Die Liebe und ihr Henker*. Kurz nach unserer Ankunft erzählte mir Marilyn von ihrem wachsenden Interesse an einem Thema, über das sie ausgezeichnetes Material vorliegen hatte, wie ich fand. Es ging um Frauenerinnerungen in der Französischen Revolution. Alle Rockefeller-Stipendiaten hatten ein Apartment und ein separates Studio zum Arbeiten, und ich drängte sie dazu, den Direktor zu fragen, ob er nicht eventuell auch ein Studio für sie habe. Der Direktor erwiderte, dies sei eine ungewöhnliche Bitte, ein Arbeitszimmer für die Ehefrau eines Gelehrten, außerdem seien die Studios im Hauptgebäude bereits alle vergeben. Aber nachdem er einige Minuten nachgedacht hatte, bot er Marilyn ein nicht genutztes Studio mitten im Wald an, das nur fünf Minuten Fußmarsch entfernt lag. Erfreut begann Marilyn mit Hochdruck an ihrem ersten Buch *Compelled to Witness: Women's Memoirs of the French Revolution* (*Zur Zeugenschaft verpflichtet: Wie Frauen die Französische Revolution erinnern*) zu schreiben. Sie war überglücklich. Von diesem Zeitpunkt an waren wir Schreibkollegen, und für den Rest ihres Lebens hielt sie – trotz den vier Kindern, einem Vollzeit-Lehrauftrag und verschiedenen Verwaltungsposten – Buch für Buch Schritt mit mir.

2019 wurde bei Marilyn ein Multiples Myelom diagnostiziert, ein Krebs der Plasmazellen (Antikörper produzierende weiße Blutkörperchen, die im Knochenmark zu finden sind). Sie musste sich einer Chemotherapie mit Revlimid unterziehen, was zu einem Schlaganfall führte, einem Besuch auf der Notaufnahme und vier Tagen im Krankenhaus. Zwei Wochen später, als sie wieder zu Hause war, unternahmen wir einen kleinen Spaziergang im nahegelegenen Park, und Marilyn verkündete: »Ich habe ein Buch im Kopf, das wir gemeinsam schreiben sollten. Ich möchte die schwierigen Tage und Monate, die vor uns liegen, dokumentieren. Vielleicht werden unsere Erfahrungen anderen Paaren, bei denen ein Partner an einer tödlichen Erkrankung leidet, helfen.«

Marilyn schlug oft Themen für Bücher vor, die sie oder ich angehen sollten, und ich erwiderte: »Das ist eine gute Idee, Liebes, aber *du* solltest dich darauf stürzen. Die Idee für ein gemeinsames Projekt ist verlockend, aber ich habe gerade mit einem Buch von Erzählungen begonnen, wie du weißt.«

»Oh, nein, nein – *dieses* Buch wirst du nicht schreiben. Du wirst *dieses eine* mit mir schreiben! Du wirst deine Kapitel schreiben und ich meine, und sie werden sich abwechseln. Es wird *unser Buch* werden, ein einzigartiges Buch, denn es wird zwei Denkweisen beinhalten, nicht nur eine, es werden die Überlegungen eines Paares sein, das seit fünfundsechzig Jahren verheiratet ist! Eines Paares, das glücklich genug ist, einander beistehen zu können auf diesem Weg, der schlussendlich zum Tode führt. Du gehst mit deinem Rollator, und ich gehe auf Beinen, die dazu höchstens noch fünfzehn oder zwanzig Minuten lang in der Lage sind.«

———

Irv und ich sind zum Schreiben gekommen, weil es das ist, was wir können und was uns aufrechterhält. Obwohl wir unsere Arbeiten immer gegenseitig korrigiert und kritisiert haben, ist dies das erste Mal in einem halben Jahrhundert, dass wir etwas gemeinsam schreiben. Wir stellen uns die Fragen, die alte Menschen beantwortet haben wollen, ehe sie sterben: Was müssen wir tun, um körperlich und geistig so gut wie möglich in Schuss zu bleiben? Wie können wir unsere Besitztümer gerecht an unsere Nachkommen verteilen? Welche Pläne müssen wir machen für unsere Beerdigung? Was ist mit dem, der alleine zurückbleibt? Wie können wir uns gegenseitig stützen und unsere verbleibenden Tage, Monate, Jahre genießen?

In seinem 1980 erschienenen Buch *Existentielle Psychotherapie* schrieb Irv, dass es leichter sei, dem Tod entgegenzutreten, wenn es nur wenig zu bereuen gibt in dem Leben, das man geführt hat. Wenn ich auf unser langes gemeinsames Leben zurückblicke, gibt es wenig, was wir bedauern. Aber das macht es nicht im Geringsten einfacher, die körperlichen Beschwernisse zu ertragen, die wir nun Tag für Tag erfahren, noch lindert es den Gedanken daran, dass wir uns gegenseitig verlassen müssen. Wie kämpfen wir gegen die Verzweiflung? Wie schaffen wir es, bis zum Ende ein bedeutsames Leben zu führen?

———

Wir schreiben dieses Buch in einem Alter, in dem die meisten unserer Zeitgenossen bereits tot sind. Wir leben nun jeden Tag mit dem Wissen, dass unsere gemeinsame Zeit begrenzt ist und äußerst kostbar. Wir schreiben, um unserer Existenz einen Sinn zu verleihen, auch wenn es uns in die dunkelsten Zonen des körperlichen Verfalls und des Todes befördert.

Dieses Buch soll uns zuallererst und vor allem dabei helfen, mit dem Ende des Lebens zurechtzukommen.

Obwohl dieses Buch ganz offensichtlich ein Ergebnis unserer persönlichen Erfahrung ist, betrachten wir es auch als Teil eines allgemeinen, nationalen Dialogs zu Themen, die das Ende des Lebens mit sich bringt. Alle möchten die beste medizinische Versorgung erhalten, emotionalen Rückhalt bei Familie und Freunden finden und so schmerzlos wie möglich sterben. Selbst wir mit unseren medizinischen und gesellschaftlichen Vorteilen sind nicht immun gegen den Schmerz und die Furcht vor dem nahenden Tod. Wie alle möchten wir die Qualität unseres restlichen Lebens bewahren, selbst wenn das heißt, dafür medizinische Prozeduren tolerieren zu müssen, die uns auf dem Weg dorthin manchmal krank machen. Wie viel sind wir bereit zu ertragen, um am Leben zu bleiben? Wie können wir unsere Tage so schmerzlos wie möglich beenden? Wie können wir diese Welt der nächsten Generation würdig hinterlassen?

Wir beide wissen, dass Marilyn ziemlich sicher an ihrer Krankheit sterben wird. Dieses Tagebuch über das, was vor uns liegt, werden wir gemeinsam schreiben, in der Hoffnung, dass unsere Erfahrungen und Beobachtungen nicht nur uns Sinn und Beistand zu geben vermögen, sondern auch unseren Lesern und Leserinnen.

Irvin D. Yalom   *Marilyn Yalom*

KAPITEL 1

DIE LEBENSWICHTIGE BOX

Irv im April

Immer wieder ertappe ich mich dabei, wie ich mit meinen Fingern über meine obere linke Brust streiche. Seit dem letzten Monat habe ich hier einen neuen Gegenstand sitzen, eine 5 x 5 Zentimeter große Metallbox, die mir von einem Chirurgen eingesetzt wurde, an dessen Namen und Gesicht ich mich nicht mehr erinnere. Alles begann mit einer Sitzung bei einer Physiotherapeutin, bei der ich war, weil ich Probleme mit meinem Gleichgewicht hatte. Als sie mir zu Anfang der Stunde den Puls fühlte, drehte sie sich mit einem schockierten Ausdruck auf dem Gesicht zu mir herum und meinte: »Sie und ich, wir gehen jetzt sofort in die Notaufnahme! Ihr Puls liegt bei dreißig.«

Ich bemühe mich, sie zu beruhigen. »Das ist schon seit Monaten so, aber mir geht es gut.«

Meine Worte beeindruckten sie wenig. Sie weigerte sich, unsere Therapiesitzung fortzusetzen, und nahm mir das Versprechen ab, sofort meinen Internisten, Dr. W., aufzusuchen, um die Sache mit ihm zu besprechen.

Drei Monate zuvor hatte Dr. W. bei der alljährlichen Routineuntersuchung meinen niedrigen und gelegentlich unregelmäßigen Puls bemerkt und mich zur Stanford Arrhythmia Clinic geschickt. Dort verpassten sie mir ein Zwei-Wochen-EKG, bei dem herauskam, dass ich unter einem andauernd erniedrigten Puls litt, mit periodischen, kurzen Anfällen von aurikulärem Herzflimmern. Um zu verhindern, dass sich ein Blutpfropfen Richtung Hirn löste, setzte mich Dr. W. auf Eliquis, ein Antikoagulans. Obwohl mich Eliquis vor einem Schlaganfall schützte, brachte es gleichzeitig neues Ungemach: Ich hatte schon seit Jahren Gleichgewichtsprobleme, und ein ernsthafter Sturz könnte nun tödlich enden, denn es gibt keine Möglichkeit, dem Antikoagulans in diesem Fall etwas entgegenzusetzen und die Blutung zu stoppen.

Als mich Dr. W. zwei Stunden nach der Empfehlung der Physiotherapeutin untersuchte, stimmte er zu, dass mein Puls noch niedriger geworden war, und verordnete mir erneut ein Zwei-Wochen-EKG.

Zwei Wochen später, als mir das Langzeit-EKG von einer medizinischen Fachkraft wieder abgenommen und zur Auswertung ans Labor geschickt worden war, kam es zu einem weiteren alarmierenden Zwischenfall, dieses Mal bei Marilyn: Sie und ich unterhielten uns gerade, als sie plötzlich nicht mehr sprechen konnte, sie brachte kein einziges Wort mehr heraus. Dieser Zustand dauerte fünf Minuten. Danach kam, über die nächsten Minuten, nach und nach ihre Fähigkeit zu sprechen zurück. Ich vermutete, dass sie einen Schlaganfall erlitten hatte. Bei Marilyn war zwei Monate zuvor ein Multiples Myelom diagnostiziert worden, und sie hatte eine Chemotherapie begonnen. Es war möglich, dass durch diese starke Chemotherapie, der sie sich seit zwei Wochen unterzog, ein Schlaganfall ausgelöst worden war. Ich rief sofort Marilyns Internistin an, die zufällig in der Nähe war und zu uns nach Hause eilte. Nach einer schnellen Untersuchung rief sie einen Krankenwagen, um Marilyn in die Notaufnahme zu bringen.

Die nächsten Stunden im Wartebereich der Notaufnahme waren die schlimmsten, die Marilyn und ich je mitgemacht haben. Das von den Ärzten angeordnete CT belegte, dass sie in der Tat einen Schlaganfall infolge eines Blutgerinnsels erlitten hatte. Sie verabreichten ihr ein Medikament, tPA (Gewebespezifischer Plasminogenaktivator), um das Gerinnsel aufzulösen. Ein sehr kleiner Prozentsatz von Patienten reagiert allergisch auf dieses Medikament – und Marilyn war eine von ihnen. Sie starb beinahe in der Notaufnahme. Schrittweise erholte sie sich, ohne dass etwas vom Schlaganfall zurückgeblieben war, und nach vier Tagen konnte sie das Krankenhaus verlassen.

Aber das Schicksal war noch nicht fertig mit uns. Nur Stunden, nachdem ich Marilyn vom Krankenhaus nach Hause gebracht hatte, rief mich mein Arzt an, um mir mitzuteilen, es sei aufgrund der Ergebnisse des Langzeit-EKGs unumgänglich, dass ich mir einen Herzschrittmacher in die Brust einsetzen ließe. Ich entgegnete, Marilyn sei gerade erst aus dem Krankenhause nach Hause gekommen und ich müsse mich unbedingt um sie kümmern. Ich versicherte ihm, dass ich mich Anfang der nächsten Woche sofort um einen OP-Termin bemühen würde.

»Nein, nein, Irv«, entgegnete mein Arzt, »hören Sie mir zu:

Das hier ist *nicht* verhandelbar. Sie *müssen innerhalb der nächsten Stunde* in die Notaufnahme, um diesen Eingriff vornehmen zu lassen. Ihr Langzeit-EKG hat ergeben, dass Sie 3.291 AV-Blocks über die Dauer von einem Tag und sechs Stunden hatten.«

»Was genau bedeutet das?«, fragte ich. Meine letzte Lehrstunde in kardialer Physiologie war beinahe sechzig Jahre her, und ich gebe zu, nicht auf der Höhe des medizinischen Fortschritts geblieben zu sein.

»Das bedeutet«, erklärte er, »dass es in den letzten zwei Wochen über dreitausendmal dazu gekommen ist, dass der elektrische Impuls von Ihrem natürlichen Schrittmacher im linken Vorhof nicht zur Herzkammer darunter durchgedrungen ist. Dies führte zu einer Unterbrechung, woraufhin die Herzkammer sprunghaft reagierte, um das Herz aus eigener Kraft wieder zum Schlagen zu bringen. So etwas ist lebensbedrohlich und muss sofort behandelt werden.«

Ich fuhr also sofort in die Notaufnahme, wo mich ein Herzchirurg untersuchte. Drei Stunden später wurde ich in den Operationssaal gerollt und bekam einen Herzschrittmacher eingesetzt. Vierundzwanzig Stunden später wurde ich aus dem Krankenhaus entlassen.

————

Die Verbände waren inzwischen entfernt worden, und die Metallbox saß in meiner Brust genau links unter dem Schlüsselbein. Siebzigmal in der Minute befiehlt dieses metallische Gerät meinem Herzen nun zu schlagen, und dies wird es in den nächsten zwölf Jahren weiterhin zuverlässig tun, ohne aufgeladen werden zu müssen. Es ist das erstaunlichste mechanische Hilfsmittel, dem ich je begegnet bin. Anders als eine Taschenlampe, die nicht leuchtet, eine TV-Fernbedienung, mit der sich die Programme nicht regeln lassen, ein Navigationsgerät, das die Richtung nicht anzeigt, arbeitet dieses kleine Gerät auf höchstmöglichen Touren. Sollte es versagen, wäre mein Leben innerhalb von Minuten zu Ende. Ich bin wie betäubt von der Zerbrechlichkeit meines Daseins.

So, dies ist also meine gegenwärtige Situation: Marilyn, meine geliebte Frau, der wichtigste Mensch in meinem Leben seit meinem fünfzehnten Lebensjahr, leidet an einer schweren Krankheit, und mein eigenes Leben fühlt sich gefährlich fragil an.

Und trotzdem bin ich seltsamerweise ruhig, fast gelassen. Warum bin ich nicht verschreckt? Diese sonderbare Frage stelle ich mir immer wieder. Ich war meist körperlich gesund in meinem Leben, und doch hatte ich immer in gewissem Maße mit der Furcht vor dem Tod zu kämpfen. Ich glaube, dass mein Forschen und Schreiben zu diesem Thema und meine fortwährenden Versuche, Patienten beizustehen, die dem Tod gegenüberstanden, ihren Ursprung in meiner eigenen großen Angst haben. Aber was ist nun mit dieser schrecklichen Angst geschehen? Woher kommt meine Ruhe, wenn der Tod doch so viel näher rückt?

Während die Tage vergehen, rücken unsere qualvollen Erlebnisse in den Hintergrund. Marilyn und ich verbringen die Morgen in unserem Hinterhof. Wir sitzen nebeneinander und halten Händchen, während wir die Bäume um uns herum bewundern und in Erinnerungen an unser gemeinsames Leben schwelgen. Wir reden über unsere vielen Reisen: unsere zwei Jahre auf Hawaii, als ich in der Army war und wir am herrlichen Kailua Beach lebten, unser Sabbatical-Jahr in London, weitere sechs Monate in der Nähe von Oxford, mehrere Monate in Paris, andere lange Aufenthalte auf den Seychellen, in Bali, Frankreich, Österreich und Italien.

Nachdem wir uns in diesen exquisiten Erinnerungen verloren haben, drückt Marilyn meine Hand und sagt: »Irv, da gibt es nichts, was ich würde ändern wollen.«

Und ich stimme ihr aus vollem Herzen zu.

Beide haben wir das Gefühl, unser Leben ganz gelebt zu haben. Kein Gedanke, den ich bei Patienten mit Todesangst eingesetzt habe, um Trost zu spenden, war machtvoller als dieser: ein Leben ohne Reue zu führen.

Marilyn und ich fühlen uns beide frei von Bedauern – wir haben mutig und in Gänze gelebt. Wir ließen uns die Möglichkeiten, die uns geschenkt wurden, um zu wachsen, nicht entgehen, und nun hatten wir wenig ungelebtes Leben zu beklagen.

Marilyn geht zurück ins Haus, um sich ein wenig hinzulegen. Die Chemotherapie zehrt an ihren Kräften, und oft verschläft sie einen Großteil des Tages. Ich lehne mich in meiner Chaiselongue zurück und denke an die vielen Patienten, die überwältigt waren von der Furcht vor dem Tod – und auch an die vielen Philosophen, die sich dem Tod unverblümt annahmen.

Vor zweitausend Jahren sagte Seneca: »Wie bei einem Theaterstück kommt es beim Leben nicht darauf an, wie lange es dauert, sondern wie gut es gespielt wird.« Nietzsche, der

Meister der Sinnsprüche, sagte: »Man muss gefährlich leben.«
Ein anderer Spruch von Nietzsche kommt mir ebenfalls in den
Sinn: »Viele sterben zu spät, und einige sterben zu früh…
›stirb zur rechten Zeit‹!«

Hm, zur rechten Zeit… Volltreffer. Ich bin fast achtundachtzig und Marilyn siebenundachtzig. Unsere Kinder und
Enkelkinder sind im Leben angekommen. Ich fürchte, ich
habe gesagt, was ich zu sagen habe. Ich bin dabei, meine therapeutische Praxis aufzugeben, und meine Frau ist nun ernsthaft erkrankt.

»Stirb zur rechten Zeit!« Es ist schwer, diesen Gedanken
aus dem Kopf zu bekommen. Und dann geht mir ein anderer Spruch von Nietzsche durch den Sinn: »Was vollkommen
ward, alles Reife – will sterben… Aber alles Unreife will
leben… Alles, was leidet, will leben, dass es reif werde und
lustig und sehnsüchtig, sehnsüchtig nach Fernerem, Höhe-
rem, Hellerem.«

Ja, auch diese Zeilen treffen ziemlich genau ins Schwarze.
Reife – das passt. Reife ist genau das, was wir beide, Marilyn
und ich, gerade erfahren.

———

Meine Gedanken über den Tod gehen auf die frühe Kindheit
zurück. Ich erinnere mich daran, dass ich als Jugendlicher be-
rauscht von E. E. Cummings Gedicht »Buffalo Bill's Defunct«
war und es mir viele, viele Male vorsprach, während ich auf
meinem Fahrrad dahinfuhr.

Buffalo Bill's
defunct
       who used to
       ride a watersmooth-silver
                  stallion
and break onetwothreefourfive pigeonsjustlikethat
                       Jesus
he was a handsome man
                     and what i want to know is
how do you like your blue-eyed boy
Mister Death

Ich war dabei oder fast dabei, als meine Eltern starben. Mein Vater saß nur ein paar Schritte von mir entfernt, als ich sah, wie sein Kopf plötzlich kippte und seine Augen nach links gingen, zu mir. Ich hatte meine medizinische Ausbildung gerade einen Monat zuvor beendet und griff zu einer Spritze aus dem Arztkoffer meines Schwagers, um ihm Adrenalin direkt ins Herz zu injizieren. Aber es war zu spät: Er war an einem massiven Schlaganfall gestorben.

Zehn Jahre später besuchten meine Schwester und ich meine Mutter im Krankenhaus: Sie hatte sich den Oberschenkel gebrochen. Wir saßen stundenlang bei ihr und redeten, bis sie schließlich in den OP geschoben wurde. Anschließend gingen wir für einen kurzen Spaziergang nach draußen, und als wir zurückkamen, war ihr Bett bereits abgezogen. Nur die Matratze war noch da. Keine Mutter mehr.

———

Es ist 8:30 Uhr an einem Samstagmorgen. Mein Tag bis dahin: Gegen 7 Uhr bin ich aufgewacht und habe wie immer ein wenig gefrühstückt, um anschließend die knapp fünfzig Meter zu meinem Studio zurückzulegen, wo ich meinen Computer hochgefahren habe, um meine E-Mails zu checken. Die erste E-Mail lautet folgendermaßen:

> Mein Name ist M, ich bin ein Student aus dem Iran. Ich war wegen Panikattacken in Behandlung, bis mir mein Arzt Ihre Bücher ans Herz legte und vorschlug, ich solle *Existentielle Psychotherapie* lesen. Als ich dieses Buch las, hatte ich das Gefühl, die Antwort auf viele der Fragen, die ich mir seit meiner Kindheit stelle, gefunden zu haben, und ich hatte das Gefühl, Sie beim Lesen auf jeder Seite neben mir zu haben. Es sind Ängste und Zweifel, auf die niemand außer Ihnen eine Antwort hat. Ich lese jeden Tag in Ihren Büchern, und die letzte Panikattacke liegt nun einige Monate zurück. Ich bin so glücklich, auf Sie gestoßen zu sein, als ich an einem Punkt in meinem Leben angelangt war, an dem ich keine Hoffnung mehr hatte. Ihre Bücher zu lesen hat mir Hoffnung gegeben. Ich kann Ihnen gar nicht genug danken.

Mir steigen Tränen in die Augen. Briefe wie diese erreichen mich jeden Tag – normalerweise sind es zwischen zwanzig und dreißig täglich –, und ich fühle mich wirklich gesegnet, dass ich die Möglichkeit habe, so vielen zu helfen. Und weil diese E-Mail aus dem Iran kommt, einem unserer »Feinde«, bedeutet sie mir noch mehr. Es gibt mir das Gefühl, dass ich zu einer Liga von Menschenfreunden gehöre, die versucht, der Menschheit zu helfen.

Ich antworte dem iranischen Studenten:

Ich bin sehr froh, dass meine Bücher wichtig für Sie sind und dass sie Ihnen helfen konnten. Hoffen wir, dass unsere beiden Länder eines Tages wieder zu Verstand kommen und Mitgefühl füreinander entwickeln.

Mit vielen herzlichen Grüßen – Irv Yalom

Ich bin immer sehr berührt von meiner Fan-Post, auch wenn mich manchmal die schiere Anzahl überwältigt. Ich versuche, jeden Brief zu beantworten, und achte darauf, jeden, der mir schreibt, auch namentlich anzusprechen, damit jeder und jede weiß, dass ich ihre Briefe gelesen habe. Ich sammele sie in einem E-Mail-Ordner unter dem Begriff »Fans«, damit habe ich vor einigen Jahren angefangen, und inzwischen sind es mehrere tausend Einträge. Ich markiere diesen Brief mit einem Stern – ich habe vor, mir diese mit Sternchen versehenen Briefe wieder ins Gedächtnis zu rufen, sollte ich einmal niedergeschlagen sein und etwas Aufmunterung brauchen.

Inzwischen ist es 10 Uhr, und ich verlasse mein Büro. Sobald ich draußen bin, kann ich das Fenster unseres Schlafzimmers sehen und schaue hinüber zum Haus. Ich sehe, dass Marilyn wach ist und die Vorhänge zurückgezogen hat. Sie ist immer noch sehr schwach von der Chemotherapie, die sie vor drei Tagen erhalten hat, und ich beeile mich, ins Haus zu kommen, um ihr ein kleines Frühstück zuzubereiten. Aber sie hat bereits etwas Apfelsaft getrunken und keinen Appetit auf etwas anderes. Sie liegt auf der Couch im Wohnzimmer und genießt den Blick auf die alte Eiche in unserem Garten.

Wie immer frage ich sie, wie sie sich fühlt.

Wie immer antwortet sie ehrlich: »Ich fühle mich furchtbar. Ich kann es nicht in Worte fassen. Ich bin getrennt von allem ... in meinem Körper geschehen schreckliche Dinge. Wenn du nicht wärst, wäre ich nicht mehr hier ... Ich möchte nicht mehr leben ... Es tut mir leid, dass ich dir das immer wieder sage. Ich weiß, dass ich es andauernd sage.«

Ich habe sie diese Worte seit mehreren Wochen jeden Tag sagen hören. Ich fühle mich mutlos, hilflos. Nichts schmerzt mich mehr als ihr Schmerz: Sie muss sich jeder Woche einer Chemotherapie unterziehen, die mit Übelkeit, Kopfschmerzen und extremer Müdigkeit einhergeht. Sie fühlt sich ihrem Körper und allem und jedem um sie herum unsäglich entfremdet. Viele Chemotherapie-Patienten bezeichnen dies als »Chemo-Brain«. Ich ermutige sie, wenigstens die dreißig Meter zum Briefkasten zu gehen, jedoch wie immer vergeblich. Ich halte ihre Hand und versuche, ihr auf jede erdenkliche Weise Kraft zu spenden.

Heute reagiere ich anders, als sie erneut ihren Wunsch äußert, nicht länger so leben zu wollen. »Marilyn, wir haben schon öfters über die kalifornische Gesetzgebung gesprochen, die es Ärzten erlaubt, Sterbehilfe zu leisten, wenn ihre Patienten an einer unheilbaren Erkrankung leiden und unerträgliche Schmerzen haben. Erinnerst du dich an unsere Freundin Alexandra, die genau das in Anspruch genommen hat? In den letzten Monaten hast du immer wieder gesagt, dass du nur noch wegen mir am Leben bist und dir Sorgen machst, wie ich das ohne dich überstehe. Ich habe lange darüber nachgedacht. Gestern Nacht lag ich deswegen stundenlang wach im Bett. Ich möchte, dass du eines weißt: *Ich werde deinen Tod überstehen*. Ich kann weiterleben – wahrscheinlich nicht allzu lange, wenn man an die kleine Metallkiste in meiner Brust denkt. Ich werde dich ohne jeden Zweifel jeden einzelnen Tag meines Lebens vermissen ... aber ich werde in der Lage sein weiterzumachen. Der Tod jagt mir nicht mehr diese schreckliche Angst ein ... nicht mehr so wie früher.

Erinnerst du dich daran, wie ich mich nach meiner Knieoperation und dem Schlaganfall gefühlt habe, der mich das Gleichgewicht gekostet und dazu gezwungen hat, einen Rollator oder Stock zu benutzen? Erinnerst du dich, wie elend es mir ging und wie depressiv ich war? Es reichte, um wieder in Therapie zu gehen. Nun, wie du weißt, ging auch das vorbei. Ich bin inzwischen ruhiger – leide keine Qualen mehr –, ich schlafe sogar einigermaßen.

Ich will, dass du Folgendes weißt: Ich kann deinen Tod überleben. Was ich nicht ertragen kann, ist der Gedanke, dass du nur wegen mir mit solch unerträglichen Schmerzen am Leben bleibst.«

Marilyn schaut mir tief in die Augen. Dieses Mal haben meine Worte sie berührt. Wir sitzen lange zusammen und halten uns an den Händen. Einer von Nietzsches Sätzen geht mir durch den Kopf: »*Der Gedanke an den Selbstmord ist ein sehr starkes Trostmittel. Man kommt damit gut über die ›böse Nacht‹ hinweg.*« Aber ich behalte ihn für mich.

Marilyn schließt für eine Weile ihre Augen, dann nickt sie. »Danke, dass du das gesagt hast. Das hast du noch nie. Es ist eine Erleichterung ... Ich weiß, dass diese Monate ein Alptraum für dich waren. Du musstest alles übernehmen – einkaufen, kochen, mich zum Arzt und in die Klinik fahren, dort stundenlang auf mich warten, mich anziehen, meine

Freunde anrufen. Ich weiß, wie erschöpft du bist. Aber trotzdem scheint es dir einigermaßen gut zu gehen. Du wirkst so ausgeglichen, so stabil. Du hast mir immer wieder gesagt, dass du mir meine Krankheit abnehmen würdest, wenn du könntest. Und ich weiß, das würdest du. Du hast dich immer um mich gekümmert, mich immer geliebt, aber in letzter Zeit bist du anders.«

»Wie meinst du das?«

»Schwer zu beschreiben. Manchmal scheinst du so im Frieden mit dir. Du wirkst beinahe gelassen. Wie kommt das? Wie hast du das geschafft?«

»Das ist die große Frage. Ich weiß es selber nicht. Aber ich habe eine Ahnung, und es hat nichts mit meiner Liebe zu dir zu tun. Du weißt, dass ich dich liebe, seit ich dich das erste Mal gesehen habe. Es geht um etwas anderes.«

»Erzähl es mir.« Marilyn setzt sich auf und schaut mich aufmerksam an.

»Ich denke, es hat damit zu tun.« Ich tätschele die Metallkiste in meiner Brust.

»Du meinst mit deinem Herzen? Aber warum die Ruhe?«

»Diese Kiste, die ich ständig berühre und reibe, erinnert mich dauernd daran, dass ich an meinen Herzproblemen sterben werde, wahrscheinlich plötzlich und schnell. Ich werde nicht wie John sterben oder all die anderen, die wir in dieser Demenzabteilung gesehen haben.«

Marilyn nickt; sie versteht es genau. John war ein enger Freund mit schwerer Demenz, der vor Kurzem in einem Seniorenheim in der Nähe gestorben ist. Als ich ihn das letzte Mal besucht habe, erkannte er weder mich noch andere: Er stand nur noch da und schrie Stunde um Stunde. Ich bekomme dieses Bild nicht mehr aus meinem Kopf: Es ist mein Alptraum von einem Tod.

»Nun, dank dem, was in meiner Brust vor sich geht«, sage ich und berühre meine Metallkiste, »werde ich wohl schnell sterben – wie mein Vater.«

KAPITEL 2

KRANK WERDEN

Marilyn im Mai

Jeden Tag liege ich auf dem Sofa in unserem Wohnzimmer und schaue durch die hohen Fenster nach draußen auf die Eichen und immergrünen Pflanzen, die in unserem Garten zu Hause sind. Der Frühling ist gekommen, und ich habe beobachtet, wie die grünen Blätter an unserer wunderbaren Kalifornischen Eiche zurückgekehrt sind. Heute früh habe ich eine Eule auf der Fichte zwischen unserem Haus und Irvs Studio sitzen sehen. Ich kann ein Stück von dem Gemüsegarten sehen, den unser Sohn Reid angelegt hat, mit Tomaten, grünen Bohnen, Gurken und Kürbis. Er möchte, dass ich an das Gemüse denke, wie es im Sommer heranreifen wird, wenn es mir vermutlich wieder »besser« geht.

In den letzten Monaten ist es mir meist schlecht gegangen. Man hat ein Multiples Myelom bei mir festgestellt, mich auf starke Medikamente gesetzt, ich habe einen Schlaganfall erlitten. Auf meine wöchentlichen Chemotherapie-Infusionen folgen unweigerlich Tage von Übelkeit und andere Formen körperlicher Beschwerden, deren Beschreibung ich Ihnen erspare. Ich bin die meiste Zeit erschöpft – es ist, als ob mein Hirn in Watte gepackt ist oder ein Nebelschleier zwischen mir und dem Rest der Welt hängt.

Mehrere Freundinnen von mir hatten Brustkrebs, und erst jetzt begreife ich so richtig, was sie durchmachen mussten, um ihre Krankheit zu bekämpfen. Chemotherapie, Bestrahlung, Operation, Selbsthilfegruppen – all das war Teil ihres Alltags als Brustkrebspatientinnen. Als ich vor fünfundzwanzig Jahren *Eine Geschichte der Brust* schrieb, wurde Brustkrebs noch als »tödliche« Erkrankung betrachtet. Heute sehen sie Ärzte als eine »chronische« an, die behandelt und zu einem Stillstand gebracht werden kann. Fast beneide ich Brustkrebspatientinnen, denn sie können mit der Chemotherapie aufhören, sobald eine Remission vorliegt. Patienten mit einem Multiplen Myelom müssen im Allgemeinen kontinuierlich behandelt werden, wenn auch nicht unbedingt im Ein-Wochen-Rhythmus, den ich gerade ertrage. Wieder und wieder stelle ich mir die Frage: *Ist es das wirklich wert?*

Ich bin siebenundachtzig Jahre alt. Mit siebenundachtzig ist man reif genug, um zu sterben. Wenn ich in die Traueranzeigen des *San Francisco Chronicle* und der *New York Times* schaue, sehe ich, dass die meisten Menschen in ihren Achtzigern oder jünger sind. Die durchschnittliche Lebenserwartung in den USA beträgt neunundsiebzig Jahre. Selbst in Japan, das weltweit die höchste Lebenserwartung hat, liegt das Durchschnittsalter für Frauen bei 87,32 Jahren. Nach dem langen und sehr glücklichen Leben, das ich mit Irv geführt habe, und zwar bei meist guter Gesundheit, warum sollte ich jetzt mit täglicher Qual und Verzweiflung leben wollen?

Die simple Antwort ist die, dass es keinen einfachen Weg zu sterben gibt. Wenn ich die Behandlung ablehne, werde ich eher früher als später qualvoll an meinem Multiplen Myelom sterben. In Kalifornien ist ärztliche Sterbehilfe erlaubt. Ich könnte, wenn ich mich dem Ende nähere, Beistand bei einem Arzt suchen und assistierten Selbstmord begehen.

Aber es gibt eine andere, kompliziertere Antwort auf die Frage, ob ich am Leben bleiben sollte. In dieser fürchterlichen Zeit ist mir immer bewusster geworden, wie sehr mein Leben mit dem Leben anderer verbunden ist – nicht nur mit meinem Mann und meinen Kindern, sondern auch mit den vielen Freunden und Freundinnen, die mich in meiner Zeit der Not kontinuierlich unterstützen. Diese Freunde haben viele ermutigende Botschaften geschrieben, sie haben Essen vorbeigebracht und Blumen und Pflanzen geschickt. Eine alte Freundin vom College schenkte mir einen weichen, kuscheligen Bademantel. Und eine andere strickte mir einen wollenen Schal. Ich bin mir immer wieder bewusst, wie gesegnet ich bin, zusätzlich zu meiner Familie solche Freunde zu haben. Schließlich ist mir klar geworden, dass man nicht nur für sich alleine, sondern auch für andere am Leben bleibt. Obwohl diese Einsicht auf der Hand liegen mag, verstehe ich sie erst jetzt so ganz.

Wegen meiner Verbindung zum Center for Research on Women (dem ich offiziell zwischen 1976 und 1987 vorstand), entwickelte ich ein Netzwerk von Wissenschaftlerinnen und Unterstützerinnen, von denen viele zu engen Freundinnen wurden. Fünfzehn Jahre lang, von 2004 bis 2019, führte ich einen literarischen Salon bei mir zu Hause in Palo Alto und in meinem Apartment in San Francisco. Eingeladen waren

Schriftstellerinnen, die vor Ort in der Bay Area lebten, was ebenfalls beträchtlich zur Erweiterung meines Freundeskreises beitrug. Als frühere Professorin für Französisch fuhr ich zudem, wann immer ich konnte, nach Frankreich und verbrachte Zeit in anderen europäischen Ländern. Ja, ich hatte eine beneidenswerte Position, die es mir ermöglichte, solche Freundschaften zu schließen. Der Gedanke tröstet mich, dass mein Leben oder Tod für viele Freunde und Freundinnen weltweit von Bedeutung ist – in Frankreich, Cambridge, New York, Dallas, Hawaii, Griechenland, der Schweiz und in Kalifornien.

Glücklicherweise leben unsere vier Kinder – Eve, Reid, Victor und Ben – alle in Kalifornien, drei von ihnen in der Bay Area und der Vierte in San Diego. In diesen vergangenen Monaten sind sie sehr präsent in unserem Leben gewesen, sie waren tage- und nächtelang in unserem Haus, kochten für uns und sprachen uns Mut zu. Eve, die Ärztin ist, versorgte mich mit Cannabis-Kaugummis – vor jedem Essen nahm ich ein halbes, um etwas gegen meine Übelkeit zu tun und mehr Appetit zu bekommen. Sie scheinen besser zu wirken als alle anderen Medikamente und haben keine nennenswerten Nebenwirkungen.

Lenore, unsere Enkelin aus Japan, lebt in diesem Jahr bei uns, während sie bei einem Silicon Valley Biotech Start-up arbeitet. Zunächst konnte ich ihr dabei helfen, sich an das amerikanische Leben zu gewöhnen – jetzt ist sie es, die sich um mich kümmert. Sie hilft uns bei Problemen mit unseren Computern und Fernsehern und erweitert unseren Speiseplan mit japanischem Essen. Wir werden sie sehr vermissen, wenn sie uns in ein paar Monaten verlässt, um an die Northwestern University zu gehen.

Aber vor allem ist es Irv, der mir Kraft gibt. Er kümmert sich so rührend und liebevoll um mich – ist geduldig, verständnisvoll, hingebungsvoll bemüht, mein Elend zu lindern. Ich fahre seit fünf Monaten kein Auto mehr, und abgesehen von der Zeit, in der unsere Kinder zu Besuch sind, ist es Irv, der einkauft und kocht. Er fährt mich zu meinen Arztterminen und bleibt während den mehrstündigen Infusionen an meiner Seite. Er durchforstet abends das Fernsehprogramm und lässt auch Sendungen über sich ergehen, die kaum seine erste Wahl wären. Ich schreibe dies nicht, um ihm zu schmeicheln oder ihn wie einen Heiligen vor meinen Lesern dastehen zu lassen. Es ist einfach die ungeschminkte Wahrheit, wie ich sie erlebe.

Oft vergleiche ich meine Situation mit jener von Patienten, die keinen liebevollen Partner oder Freund an ihrer Seite haben und die gezwungen sind, die Behandlungen ganz alleine durchzustehen. Als ich vor Kurzem im Stanford Infusion Center saß und auf meine Chemotherapie wartete, sagte die Frau neben mir, dass sie ganz alleine sei im Leben, aber Trost in ihrem christlichen Glauben finde. Sie muss ihre ärztlichen Termine ohne jemanden, der ihr beisteht, organisieren, spürt jedoch immer die Gegenwart Gottes. Obwohl ich selbst nicht gläubig bin, freute ich mich für sie. Und es spendet mir auch Trost, wenn Freunde sagen, dass sie für mich beten. Meine Bahai-Freundin Vida betet jeden Tag für mich, und falls es einen Gott gibt, kann er gar nicht anders, als ihre inbrünstigen Gebete erhören. Andere Freunde und Freundinnen – Katholiken, Protestanten, Juden und Muslime – haben ebenfalls geschrieben, dass ich in ihren Gebeten bin. Die Schriftstellerin Gail Sheehy rührte mich zu Tränen, als sie schrieb: »Ich werde für dich beten, und ich werde mir vorstellen, dass du in Gottes Hand bist. Du bist schmal genug, um genau hineinzupassen.«

Von unserer Kultur her jüdisch, glauben Irv und ich nicht an ein Weiterleben nach dem Tod. Und trotzdem tragen mich die Worte der hebräischen Bibel: »Und ob ich schon wanderte im finstern Tal, fürchte ich kein Unglück.« (Psalm 23) Diese Worte kreisen in meinem Kopf, sie haben sich ebenso festgesetzt wie viele andere aus religiösen und nicht religiösen Quellen.

»Tod, wo ist dein Stachel?« (I. Korinther)

»Das Schlimmste ist der Tod, und der Tod wird schließlich siegen.« (Shakespeare, Richard II.)

Und da ist »The Bustle in the House,« ein wunderbares Gedicht von Emily Dickenson:

> The sweeping up the Heart
> And putting love away
> We shall not want to use again
> Until Eternity –

All diese vertrauten poetischen Sätze gewinnen eine neue Bedeutung in meiner gegenwärtigen Situation, während ich auf dem Sofa liege und nachdenke. Mit Sicherheit kann ich nicht dem Rat von Dylan Thomas folgen: »Glüh, rase Alter, weil dein Tag vergeht.« Es steckt nicht mehr genügend Lebenskraft in mir. Ich fühle mich einigen der prosaischen Inschriften näher, auf die mein Sohn Reid und ich stießen, als wir 2008 für unser Buch *The American Resting Place (Die amerikanische Ruhestätte)* Grabsteine fotografierten. Eine davon ist mir noch in guter Erinnerung: »In euren Herzen lebe ich weiter.« In den

Herzen jener weiterleben, die wir zurücklassen, oder wie Irv es so oft sagt: im Leben jener »Wellen schlagen«, die uns persönlich oder durch unser Werk kennengelernt haben, oder aber dem Rat des Heiligen Paulus folgen, der schrieb: »Und wenn ich weissagen könnte und wüßte alle Geheimnisse und alle Erkenntnis und hätte allen Glauben, also daß ich Berge versetzte, und hätte der Liebe nicht, so wäre ich nichts.« (I. Korinther 13)

Paulus' Plädoyer für die alles überragende Kraft der Nächstenliebe ist es immer wieder wert, gelesen zu werden. Er erinnert uns daran, dass die Liebe im Sinne von Güte gegenüber anderen und Mitgefühl für ihr Leid über allen anderen Tugenden steht. (Die Feministin in mir ist immer wieder schockiert, wenn ich lese, was im Korintherbrief folgt: dass Frauen »in der Gemeinde schweigen sollen« und dass sie »daheim ihre Männer fragen« sollen, wenn sie etwas lernen wollen; dass es eine Schande sei, wenn Frauen in der Kirche sprechen. Wenn ich das lese, kichere ich jedes Mal leise in mich hinein, weil ich mich an Reverend Jane Shaws zahlreiche großartigen Predigten in der Stanford Chapel erinnere.)

Henry James hat die Worte von Paulus über die Nächstenliebe in eine kluge Formel gepackt:

Drei Dinge sind im Leben eines Menschen wichtig.
Erstens: Menschlichkeit. Zweitens: Menschlichkeit.
Drittens: Menschlichkeit.

Ich hoffe, mich an dieses Diktum zu halten, auch wenn mir meine persönliche Situation Schmerzen bereitet.

Ich kenne viele Frauen, die ihrem Tod oder dem ihrer Ehemänner tapfer ins Auge sahen. Als ich im Februar 1954 zum Begräbnis meines Vaters vom Wellesley College nach Washington, D. C. zurückkehrte, waren die ersten Worte meiner trauernden Mutter an mich, ich müsse »sehr tapfer« sein. Sie war immer eine sehr großherzige Frau, und ihre Sorge um ihre Töchter überwog alles, als sie ihren Mann nach siebenundzwanzigjähriger Ehe begrub. Mein Vater war damals erst vierundfünfzig und starb ganz plötzlich, beim Tiefseefischen in Florida, an einem schweren Herzinfarkt.

Einige Jahre später heiratete meine Mutter erneut. Sie brachte es schließlich auf vier Ehen und begrub vier Ehemänner! Sie lebte lange genug, um ihre Enkelkinder noch kennenzulernen und sogar einige ihrer Urenkel. Nachdem sie nach Kalifornien gezogen war, um in unserer Nähe zu sein, starb sie friedlich im Alter von zweiundneunzigeinhalb Jahren. Ich war immer davon ausgegangen, dass ich in ihrem Alter sterben würde – aber nun weiß ich, dass ich es nicht in meine Neunziger schaffen werde.

Eine enge Freundin, Susan Bell, erreichte fast die Neunzig. Susan war dem Tod mehr als einmal im Leben von der Schippe gesprungen: Sie war 1939 mit ihrer Mutter vor dem Einmarsch der Nazis in die Tschechoslowakei nach London entkommen, ihr Vater, der zurückblieb, war im Konzentrationslager Theresienstadt gestorben. Sie und ihre Eltern waren Protestanten, aber für die Nazis waren Susans vier jüdische Großeltern Grund genug, ihr Leben zu bedrohen und ihrem Vater das Leben zu nehmen.

Ein paar Wochen bevor sie starb, schenkte Susan mir etwas Kostbares – ihre silberne Teekanne aus dem England des neunzehnten Jahrhunderts. Es war Tee aus dieser Kanne gewesen, der uns 1990 wach gehalten hatte, als wir an unserem Buch *Revealing Lives (Aufschlussreiche Leben)* arbeiteten, einer Sammlung von Aufsätzen über Autobiografie, Biografie und Genderfragen. Susan war eine Pionierin auf dem Feld der Frauenforschung und hatte bis zu ihrem Tod als Gastdozentin am Stanford Clayman Institute gearbeitet. Sie starb plötzlich im Juli 2015 im Alter von neundundachtzigeinhalb Jahren, in einem Swimmingpool.

Aber vielleicht ist es vor allem Diane Middlebrook, die mir als Vorbild dienen kann, wenn ich an die nächsten Monate denke. Sie war Professorin für Englisch an der Stanford University und eine gefeierte Biografin von Dichterinnen und Dichtern wie Anne Sexton, Sylvia Plath und Ted Hughes. Diane war über fünfundzwanzig Jahre eine enge Freundin von mir, bevor sie 2007 an Krebs starb. Als ich sie im Krankenhaus kurz vor ihrem Tod besuchte, empfing sie mich und Irv voller Würde, versicherte uns ihrer Liebe und küsste uns zum Abschied. Ich sah, wie respektvoll sie die Krankenschwestern behandelte, die in ihrem Zimmer ein- und ausgingen. Diane war erst achtundsechzig, als sie uns verließ.

Und es gibt noch einen Menschen, dessen Verfall und Tod mich sehr berührt hat: Ich rede von dem bedeutenden französischen Gelehrten René Girard. René war in den späten Fünfzigern und frühen Sechzigern an der Johns Hopkins mein Doktorvater, aber ich lernte ihn erst Jahrzehnte später näher kennen, als er nach Stanford kam. Erst hier wurde er zu einem geschätzten Kollegen und Freund. Die Verbindung zu ihm und seiner Frau Martha hielt bis zu seinem Tod im Jahre 2015.

Am stärksten war diese Verbindung seltsamerweise in seinen letzten Jahren, als er nach einer Reihe von Schlaganfällen nicht mehr sprechen konnte. Statt zu reden, pflegte ich neben ihm zu sitzen, seine Hand zu halten und ihm in die Augen zu schauen. Er schien immer Freude zu haben an den Gläsern Aprikosenmarmelade, die ich ihm mitbrachte.

Als ich das letzte Mal bei ihm war, sah er durch das Fenster einen Hasen rennen und rief auf Französisch: »Un lapin!« Irgendwie drangen diese Worte durch, obwohl sein Hirn Schaden genommen und ihn der Sprache beraubt hatte. Als ich einen Schlaganfall erlitt und für ein paar Minuten die Fähigkeit zu sprechen verlor, dachte ich sofort an René. Es war eine solch eigenartige Erfahrung, etwas zu denken, ohne es in Worte fassen zu können.

Ich bin so dankbar dafür, dass ich meine Sprache so schnell wiedergewonnen habe, ohne dass etwas zurückgeblieben wäre. Ich kann mich nicht daran erinnern, jemals nicht gerne geredet zu haben. Als ich vier oder fünf war, nahm mich meine Mutter zu Sprechkursen mit, wo wir vor Miss Betty knicksten und anderen Kindern und deren stolzen Müttern Gedichte vortrugen. Ich habe es seit dieser Zeit immer genossen, öffentlich zu sprechen, genau wie ich auch private Unterhaltungen liebe.

Aber inzwischen ermüden mich längere Gespräche. Ich setze mir selbst ein Limit von einer halben Stunde, wenn Freunde vorbeikommen. Selbst ein längerer Telefonanruf erschöpft mich.

Wenn ich über meinen Zustand in Verzweiflung gerate, versuche ich mir all die Gründe in Erinnerung zu rufen, weshalb ich trotz allem dankbar sein sollte. Ich kann noch reden, lesen und meine E-Mails beantworten. Ich bin von liebevollen Menschen umgeben und befinde mich in einem komfortablen und schönen Zuhause. Es besteht die Hoffnung, dass die Chemotherapie in Dosis und Frequenz reduziert werden kann und dass ich wieder ein fast normales Leben führen werde, auch wenn ich das im Moment nicht zu glauben vermag. Ich versuche mich in das Leben einer Kranken oder zumindest Konvaleszentin zu ergeben, wie man Menschen wie mich in der Vergangenheit höflich zu bezeichnen pflegte.

KAPITEL 3

BEWUSSTSEIN DER VERGÄNGLICHKEIT

Irv im Mai

In den letzten Jahren sind drei sehr gute Freunde von mir gestorben, Herb Kotz, Larry Zaroff und Oscar Dodek. Ich kannte sie seit der High School und dem College, sie waren meine Kadaver-Kumpel im Anatomiekurs während meines ersten Jahres an der medizinischen Hochschule. Wir sind uns ein Leben lang nahe geblieben. Nun sind alle drei gegangen, und ich bin zum Hüter der Erinnerungen an unsere gemeinsame Zeit geworden. Obwohl die Ereignisse aus unseren Anfängen an der Hochschule über sechzig Jahre zurückliegen, sind sie immer noch lebendig und zum Greifen nah. Mehr noch, ich habe die seltsame Vorstellung, dass wir wie durch ein Wunder alle wieder da wären, wenn nur einer die richtige Tür öffnen würde, wir alle vier, leibhaftig, für alle sichtbar, wie wir geschäftig Sehnen und Arterien sezieren, miteinander scherzen, und wie mein Freund Larry, für den bereits feststeht, dass er Chirurg werden wird, auf meine schlampige Sektion schaut und verkündet, meine Entschei-

41

dung, Psychiater zu werden, sei wirklich ein Segen für die Zunft der Chirurgen.

Besonders eine Erinnerung an unseren Anatomiekurs hat sich mir ins Gedächtnis gebrannt, ein schrecklicher Zwischenfall, zu dem es kam, als wir mit dem Entfernen und der Sektion des Hirns beschäftigt waren. Als wir den schwarzen Plastiküberzug von unserer Leiche entfernten, sahen wir eine dicke Kakerlake in einer der Augenhöhlen sitzen. Wir waren alle angewidert – ich mehr als die anderen. Ich war mit der Angst vor Kakerlaken aufgewachsen. Oft krabbelten sie im Lebensmittelgeschäft meines Vaters und auch in unserer Wohnung, die darüber lag, auf dem Boden herum.

Nachdem wir die schwarze Plane schnell wieder zurückgelegt hatten, überredete ich die anderen, für diesen Tag eine Auszeit vom Sezieren zu nehmen und lieber eine Runde Bridge zu spielen. Das hatten wir in der Mittagspause schon oft getan, und die nächsten paar Wochen spielten wir Bridge, statt den Seziersaal zu besuchen. Obwohl ich dadurch ein besserer Bridgespieler wurde, schäme ich mich, zugeben zu müssen, dass ich, der ich mein Leben der Erforschung des menschlichen Bewusstseins gewidmet habe, bei der Sektion des Gehirns gekniffen habe!

Aber wirklich beunruhigend ist das Wissen, dass diese lebhaften, greifbaren, emotional aufgeladenen Ereignisse nur in meinem eigenen Bewusstsein existieren. Ja, ja, natürlich liegt das auf der Hand – jeder weiß das. Dennoch, tief im Inneren habe ich irgendwie nie richtig realisiert und begriffen, dass nur ich es bin, der die Tür zu diesen Schauplätzen öffnen kann. Es *gibt* keine Tür, keinen Raum, keine aktuelle Sektion. Meine vergangene Welt existiert nur in den pulsierenden Neuronen meines Gehirns. Wenn ich – der Einzige von uns vieren, der noch am Leben ist – sterbe, wird sich alles – puff – in Luft auflösen, und diese Erinnerungen werden für immer verschwinden. Wenn ich diese Erkenntnis wirklich zulasse und mir zu eigen mache, dann gerät der Boden unter meinen Füßen ins Schwanken.

Aber halt! Während ich erneut meine Erinnerung an unser Bridgespiel in den hinteren Gefilden des leeren Hörsaals durchgehe, realisiere ich plötzlich, dass etwas falsch daran ist. Immerhin ist das Ganze über fünfundsechzig Jahre her! Jeder, der schon einmal versucht hat, eine Autobiografie zu schreiben, begreift irgendwann, dass das Gedächtnis ein launisches, schwer zu greifendes Gebilde ist. Mir wird klar, dass einer unserer vier Bridgespieler, Larry Zaroff, ein solch hingebungsvoller Student war, absolut wild entschlossen, Chirurg zu werden, dass ihn nichts auf der Welt davon abgebracht hätte, den Sezierkurs zu besuchen, nur um Bridge zu spielen. Ich kneife meine Augen zu und werfe einen genaueren Blick auf meine Erinnerung und erkenne plötzlich, dass sich unser Bridgekreis aus Herb, Oscar, mir und Larry zusammensetzte – aber nicht Larry Zaroff. Es war ein anderer Larry, ein Student namens Larry Eanet. Und dann erinnere ich mich daran, dass unser Sektionsteam aus *sechs* Studenten bestand: Aus irgendeinem Grund hatte es in diesem Jahr einen akuten Mangel an Leichen gegeben, sodass sich sechs statt vier Studenten einen Leichnam teilen mussten.

Ich erinnere mich noch gut an meinen Freund Larry Eanet: Er war ein wunderbarer, sehr talentierter Pianist, der bei all unseren Junior High und High School Events spielte und davon träumte, ein professioneller Musiker zu werden. Seine

Eltern waren jedoch Immigranten wie meine und drängten ihn dazu, auf die medizinische Hochschule zu gehen. Larry war ein reizender Mann, und obwohl ich unmusikalisch war, bemühte er sich immer, meine musikalischen Sinne zum Leben zu erwecken. Kurz bevor wir mit dem Studium begannen, schleppte er mich zu einem Plattenladen und wählte sechs klassische Platten aus, die ich mir kaufen sollte. Ich hörte die Platten ständig beim Lernen, aber gegen Ende des ersten Jahres, das muss ich leider voller Scham sagen, hatte ich große Probleme, die eine von der anderen zu unterscheiden.

Larry entschied, in die Dermatologie zu gehen, weil er glaubte, dass dieser Fachbereich es ihm am ehesten ermöglichen würde, seine musikalische Karriere zu verfolgen. Später begleitete er Dizzy Gillespie, Stan Getz und Cab Calloway am Klavier, wenn sie bei uns auftraten. Es wäre wunderbar, mit Larry in Erinnerungen zu schwelgen! Ich beschließe, Kontakt zu ihm aufzunehmen, aber als ich ihn google, stellt sich heraus, dass auch er leider vor zehn Jahren gestorben ist. Oh, wie sehr hätte es ihm gefallen, wenn er die Überschrift seines Nachrufs in der *Washington Post* gelesen hätte: »Ein Jazzpianist, der virtuos seiner Nebenbeschäftigung als Arzt nachging!«

Der sechste Student unserer Truppe war Elton Herman, den ich noch von unseren gemeinsamen Anfangstagen im Studium her kannte – ein intelligenter, angenehmer, extrem netter Student, ein kräftiger Kerl, der dazu neigte, mit Knickerbockers aus Cordsamt zu den Kursen zu erscheinen. Wie war Elton? Wo war er? Ich hatte ihn immer gemocht und sehnte mich danach, seine Stimme zu hören. Aber als ich online gehe, finde ich heraus, dass auch er tot ist. Seit acht Jahren.

Alle fünf Freunde tot! In meinem Kopf verschwimmt alles. Ich schließe meine Augen, konzentriere mich auf die Vergangenheit, und für einen Moment sehe ich uns alle wieder vor mir, wie wir einander die Arme über die Schultern legen. Wir sechs waren so stark, blickten so hoffnungsvoll in die Zukunft, waren so begierig darauf, es zu schaffen, sechs smarte, fähige Studenten, die gemeinsam an der medizinischen Hochschule begannen. Jeder von uns dem Lernen so verpflichtet, so voller Träume vom Erfolg, und nun waren fünf von uns, alle außer mir, tot und begraben. Nur noch verdorrte Knochen. Von den sechs bin nur noch ich auf der Welt. Mich schaudert, wenn ich daran denke. Warum habe ich sie überlebt? Pures Glück. Ich fühle mich gesegnet, weil ich noch atmen und denken und riechen und mit meiner Frau Händchen halten kann. Aber ich bin einsam. Ich vermisse sie. Meine Zeit wird kommen.

———

Diese Geschichte hat ein Nachleben. Ich habe sie Patienten bei zwei Gelegenheiten mit exzellentem Erfolg erzählt. Eine davon war eine Frau, die innerhalb von zwei Monaten sowohl ihren Ehemann als auch ihren Vater verloren hatte – die ihr vertrautesten und teuersten Menschen. Sie war, wie sie sagte, bereits bei zwei Therapeuten gewesen, die ihr aber beide so distanziert und unbeteiligt vorgekommen waren, dass sie keine Beziehung zu ihnen hatte aufbauen können. Insgeheim fürchtete ich, dass sie schon bald ganz ähnlich über mich denken würde. Tatsächlich wirkte sie während unserer Sitzung steif, schroff und unzugänglich. Ich empfand einen gähnenden Abgrund zwischen uns, und offensichtlich erging es ihr genauso: Gegen Ende unserer Stunde meinte sie, sie habe seit Wochen das Gefühl, »dass alles unwirklich ist und ich ganz alleine bin. Es ist, als würde ich irgendwo in einem Zug sitzen und alle übrigen Plätze sind leer, ich bin der einzige Passagier«.

»Ich weiß genau, wie Sie sich fühlen«, meinte ich. »Ich hatte vor Kurzem eine ähnliche Erfahrung.« Und dann erzählte ich ihr die Geschichte von meinen fünf Mitstudenten, die ich verloren hatte, und wie mein Realitätsgefühl darüber ins Wanken geraten war.

Sie lauschte aufmerksam, lehnte sich nach vorne, während ihr die Tränen übers Gesicht liefen, und sagte: »Ja, ja, ich verstehe. Ich verstehe genau: das ist *exakt,* was ich empfinde. Ich weine aus Freude: Es sitzt also doch jemand mit mir im Zug. Wissen Sie, was ich gerade gedacht habe? Dass wir beide das Leben feiern sollten und die Gegenwart genießen, jetzt, wo sie noch real ist.«

Diese Worte raubten mir den Atem, und so saßen wir in trautem Schweigen für eine ganze Weile.

Einige Wochen später erzählte ich die Geschichte erneut. Es war die letzte Sitzung mit einer Patientin, die ich im letzten Jahr wöchentlich gesehen hatte. Sie lebte über tausend Meilen entfernt, und wir hatten via Zoom auf dem Computer miteinander gesprochen. Für unsere letzte Sitzung beschloss sie jedoch, nach Kalifornien zu fliegen, um mich zum ersten Mal persönlich zu treffen.

Wir hatten einen stürmischen Therapieverlauf gehabt, und es war mir nie wirklich gelungen, ihre Sehnsucht nach väterlicher Liebe und väterlichem Verständnis zu stillen. Ich gab mir die größte Mühe, aber egal, was ich ihr anbot, sie war nicht selten unzufrieden mit mir und äußerte sich kritisch. Seit Jahren arbeitete ich bereits über Video mit Patienten und war eigentlich immer der Meinung gewesen, dass eine Therapie mit Zoom und eine Therapie vor Ort gleich effektiv wären, aber die Arbeit mit dieser Patientin weckte einige Zweifel in mir. Die allerdings leiser wurden, als ich erfuhr, dass sie mit zwei früheren Therapeuten ähnlich unzufrieden gewesen war, und diese hatte sie für einen beträchtlich längeren Zeitraum von Angesicht zu Angesicht gesehen.

Während ich auf sie wartete, fragte ich mich, wie es wohl sein würde, der Patientin leibhaftig zu begegnen. Wäre es so wie immer, oder würde es mich erschüttern, ihr in Fleisch und Blut zu begegnen? Würde die ungewohnte Situation einen Unterschied machen? Als wir die Stunde begannen, schüttelten wir uns die Hände vielleicht etwas länger als üblich. Es war, als wollten wir uns gegenseitig unserer tatsächlichen Anwesenheit versichern.

Ich begann so, wie ich bei einer letzten Sitzung immer beginne. Ich war meine Notizen durchgegangen und fing nun an, ihr gegenüber zu beschreiben, wie ich unsere ersten Sitzungen wahrgenommen hatte. Ich ging auf einige ihrer Gründe, mich aufzusuchen, ein und versuchte, eine Diskussion darüber in Gang zu setzen, was wir bislang erreicht hatten und wie unsere Zusammenarbeit gewesen war.

Sie zeigte wenig Interesse an meinen Worten. »Dr. Yalom, also … wir hatten einen Vertrag über eine einjährige Therapie von wöchentlichen Treffen, und nach meinen Berechnungen haben wir uns sechsundvierzig Mal getroffen und nicht zweiundfünfzig Mal. Ich weiß, dass ich einen Monat in Urlaub war und Sie auch weg waren, aber selbst dann scheint mir, dass Sie mir noch sechs weitere Sitzungen schulden.«

Ich war nicht im Geringsten aus dem Konzept gebracht. Wir hatten diese Sache bereits bei anderen Gelegenheiten diskutiert, und ich erinnerte sie daran, dass ich ihr das Datum unseres letzten Treffens mehr als einmal gesagt hatte. Ich entgegnete: »Ich verstehe Ihren Kommentar so, dass unsere gemeinsame Arbeit wichtig für Sie war und Sie sie gerne fortsetzen möchten. Wie ich Ihnen bereits gesagt habe, empfinde ich großen Respekt dafür, wie hart Sie gearbeitet haben und wie beharrlich und entschlossen Sie sich unserer gemeinsamen Arbeit gewidmet haben, selbst in Zeiten, in denen es Ihnen sehr schlecht ging. Ich verstehe Ihre Bitte um sechs weitere Sitzungen deshalb als Ausdruck dafür, wie viel ich Ihnen bedeute. Liege ich richtig?«

»Ja, Sie bedeuten mir eine ganze Menge, und ja, Sie wissen, wie schwer es für mich ist, dies einzugestehen. Und ja, es ist sehr schwer, Sie gehen zu lassen. Ich weiß, dass ich mich mit dem Bild, das ich von Ihnen in meinem Kopf abgespeichert habe, zufriedengeben muss. Und ich weiß nur zu gut, dass dieses Bild langsam verschwimmen wird. Nichts ist von Dauer, nichts ist substantiell, alles ist flüchtig.«

Wir schwiegen für einige Zeit, und dann wiederholte ich ihre Worte: »Alles ist flüchtig.« Ich fuhr fort: »Ihre Worte erinnern mich an etwas, was auch ich erfahren habe. Lassen Sie mich Ihnen davon erzählen.« Anschließend begann ich ihr die ganze Geschichte vom Tod meiner fünf Studienkollegen zu erzählen und wie sehr auch mich genau das so getroffen hatte – *dass alles flüchtig ist.*

Nachdem ich geendet hatte, saßen wir lange schweigend

zusammen, bis weit nach Ende der Sitzung. Dann sagte sie: »Danke, Irv, dass Sie diese Geschichte mit mir geteilt haben. Ich empfinde sie als großes Geschenk. Als enormes Geschenk.« Während wir aufstanden, meinte sie: »Ich hätte gerne eine Umarmung – eine, die ich lange mit mir tragen kann. Eine substantielle Umarmung.«

KAPITEL 4

WARUM ZIEHEN WIR NICHT INS BETREUTE WOHNEN

Marilyn im Juni

Vor einigen Jahren erkundeten Irv und ich die Möglichkeit, in ein Betreutes Wohnen zu ziehen. Das *Vi*, nur einige Blocks von der Stanford University entfernt, ist bei Stanford-Leuten, so sie es sich denn leisten können, sehr beliebt. Es gibt noch zwei weitere Anlagen, *Channing House* in Downtown Palo Alto und *The Sequoias*, in einer wunderbar ländlichen Umgebung ein wenig weiter entfernt. Alle drei bieten Mahlzeiten und verschiedene Arten von Betreuung an, angefangen von Hilfe bei alltäglichen Verrichtungen bis hin zur Hospizbetreuung. Wir genossen unsere Abendessen im *Vi* und *The Sequoias* mit den Freunden, die dort lebten, und wir konnten uns durchaus vorstellen, dass so eine Anlage viele Vorteile mit sich brachte. Aber weil wir zu dieser Zeit unter keinen größeren gesundheitlichen Einschränkungen litten, zögerten wir letztendlich doch, dort zuzusagen.

Unsere Kollegin Eleanor Maccoby, die erste Frau auf dem Professorenstuhl für Psychologie in Stanford überhaupt, starb im Alter von einhundertundeins Jahren im *Vi*. Mehr als zwölf Jahre hielt sie dort ihre wöchentlichen gesellschaftspolitischen Diskussionsveranstaltungen ab, und in ihren letzten Jahren schrieb sie noch eine bemerkenswerte Autobiografie. Wir gingen zu der gut besuchten Trauerfeier ihr zu Ehren, auf der wir viele gemeinsame Freunde trafen, denen es augenscheinlich gut ging.

Manchmal fragen wir uns: Machen wir einen Fehler, weil wir nicht ins Betreute Wohnen ziehen? Sicher wäre es angenehm, rund um die Uhr versorgt zu werden. Sich nicht mehr um Mahlzeiten kümmern zu müssen ist auf jeden Fall ein Plus. Aber der Gedanke daran, unser Heim von über vierzig Jahren verlassen zu müssen, mit seinem üppigen Garten und seinen riesigen Bäumen, hält uns davon ab. Wir sind schlicht nicht dazu bereit, dieses Haus und seine Umgebung aufzugeben, ganz zu schweigen von dem separaten Büro, in dem Irv schreibt und noch gelegentlich Patienten empfängt.

Glücklicherweise befinden wir uns in einer finanziellen Lage, die es uns erlaubt, unser Haus zu behalten und einige notwendige Veränderungen vorzunehmen. Als offensichtlich wurde, dass ich die Treppe hinauf zum ersten Stock, wo unser Schlafzimmer liegt, kaum mehr schaffen würde, bauten wir einen elektrischen Fahrstuhl ein. Nun fahre ich wie eine Prinzessin in einer Privatkutsche hinauf und wieder hinunter.

Vielleicht sind wir aber auch vor allem deshalb in der Lage, in unserem Haus zu bleiben, weil wir auf die kontinuierlichen Dienste unserer Haushälterin Gloria zurückgreifen können, die seit mehr als fünfundzwanzig Jahren bei uns ist. Gloria kümmert sich sowohl um uns als auch um das Haus. Sie findet unsere verloren gegangenen Brillen und Mobiltelefone. Sie räumt nach unseren Mahlzeiten auf, bezieht unsere Betten frisch und gießt die Pflanzen. Wie viele Menschen in Amerika sind in der glücklichen Lage, so jemanden wie Gloria um sich zu haben? Unser »Glück« basiert offenkundig auf unserer finanziellen Situation, aber das ist längst nicht alles. Gloria ist wirklich außergewöhnlich. In der Zeit, in der sie für uns gearbeitet hat, hat sie drei Söhne und eine Enkelin großgezogen und schwierige Jahre in ihrer Lebensmitte bewältigt, einschließlich einer Scheidung. Wir tun alles, um ihr Leben so angenehm wie möglich zu gestalten, und dazu gehört auch – natürlich –, ihr ein gutes Gehalt samt Sozialversicherung und jährlichen Urlaub zu zahlen.

Ja, wir wissen, dass sich nur wenige Leute eine Haushälterin leisten können, so wie es sich nur wenige Amerikaner leisten können, Betreutes Wohnen in Erwägung zu ziehen. Die Kosten für Betreutes Wohnen belaufen sich inzwischen, je nach Lage und angebotenem Service, auf mehrere tausend Dollar im Monat. Adam Gopnik schreibt im *New Yorker* (vom 20. Mai 2019), dass weniger als zehn Prozent der älteren Menschen es vorziehen, in Pflegeheime oder in ein Betreutes Wohnen zu gehen, die meisten bleiben lieber in ihrem Zuhause; aber selbst, wenn sie es wollten, können es sich viele gar nicht leisten.

Auch wir haben es vorgezogen, in unserem Zuhause zu bleiben, aber weniger aus praktischen denn aus emotionalen Gründen. Wir haben an diesem Haus über zehn Jahre gebaut, hier und da neue Bereiche hinzugefügt und schließlich einen wohnlichen, liebenswerten Ort geschaffen. Wie viele

Geburtstagspartys, Buchempfänge, Hochzeiten und Hochzeitsfeste haben wir hier im Wohnzimmer oder auf der Terrasse hinten oder auf dem Rasen vorne gefeiert? Von unserem Schlafzimmerfenster im ersten Stock können wir die Vögel in den Ästen unseres hochgewachsenen Eichenbaums nisten sehen. Und die anderen Schlafzimmer oben, in denen nun keine Teenager mehr wohnen, stehen für Kinder, Enkel und Freunde zum Übernachten bereit. Auch Gäste von außerhalb laden wir gerne zum Übernachten ein, wann immer sie in der Bay Area sind.

Und dann sind da unsere Besitztümer – Möbel, Bücher, Kunstgegenstände und Souvenirs, sie finden sich überall im Haus verstreut. Wie sollten wir all das in einen viel kleineren Wohnraum packen? Obwohl wir angefangen haben, einige Dinge unseren Kindern weiterzugeben, wäre es zu schmerzhaft, auf das meiste verzichten zu müssen, erinnert uns doch jedes Stück an eine bestimmte Zeit in unserem Leben und hat eine denkwürdige Geschichte zu erzählen.

Die zwei hölzernen japanischen Hunde im Flur wurden 1968 in London auf der Portobello Road erworben. Wir waren gerade dabei, England nach einem Sabbatical von einem Jahr zu verlassen, und hatten noch genau zweiunddreißig Pfund auf unserem britischen Bankkonto liegen. Als wir die Hunde sahen – der Rüde mit fletschenden Zähnen, die Hündin mit geschlossenem Maul (!) –, hielt ich sie für alt und wertvoll. Ich fragte den Ladenbesitzer, was er über sie wusste, und alles, was er uns sagen konnte, war, dass er sie von jemandem hatte, der gerade aus Asien zurückgekehrt war. Wir boten ihm die zweiunddreißig Pfund, die wir noch hatten, und er schlug ein. Sie wurden mit ein paar anderen Stücken nach Hause geschifft und sind seitdem ein geschätzter Teil unserer Interieur-Landschaft.

Ein geschnitzter ägyptischer Kopf, der einst auf einer antiken Kanope steckte, die die Organe eines Verstorbenen in sich trug (Magen, Eingeweide, Lunge oder Leber), thront oben auf einem Regal im Wohnzimmer. Wir erwarben sie vor über fünfunddreißig Jahren bei einem Pariser Antiquitätenhändler. Laut dem entsprechenden Zertifikat handelt es sich um Amset, einen der vier Söhne des Horus, der nationale Schutzgott Ägyptens. Ich liebe es, in die schwarz umrahmten, fischförmigen Augen dieser heiligen Figur zu blicken. Obwohl Irv und ich es nie gemeinsam nach Ägypten geschafft haben, hatten unsere Tochter Eve und ich vor ein paar Jahren das Vergnügen mit einer Reisegruppe aus Wellesley. Museen und Moscheen in Kairo zu besuchen, den Nil auf dem Schiff zu bereisen, die Pyramiden und Tempel zu sehen, all das hat bei mir ein großes Interesse am alten Ägypten geweckt.

Überall im Haus gibt es sichtbare Erinnerungen an unseren zweimonatigen Sabbatical-Aufenthalt auf Bali – Masken, Gemälde und Stoffe, die einen Ort zum Leben erwecken, an dem Schönheit ein Lebensgefühl ist. Die große geschnitzte Maske, die über unserem Kamin hängt, hat hervorquellende Augen, goldene Ohrringe und eine dünne rote Zunge, die zwischen zwei Reihen bedrohlicher Zähne herausragt. Ein anderes balinesisches Stück, die kleine Holzschnitzerei über der Tür am Aufgang zur Treppe, ist spielerischer Natur: Sie zeigt einen geflügelten Drachen mit seinem Schwanz im Mund. Oben gibt es Tuchmalereien von balinesischen Landschaften mit stilisierten Vögeln und Blattwerk. In Bali findet man oft die gleiche Szene wieder und wieder aufgegriffen, ein Kunstwerk muss dort nicht in dem Sinne »original« sein. Alle Künstler haben das Recht auf Zugang zum gleichen Material, was zu einer Art visueller Mythologie führt.

Wer wird all diese Objekte haben wollen? Nur weil sie uns gefallen und unsere Erinnerungen tragen, bedeutet das ja nicht, dass unsere Kinder sie gerne möchten. Wenn wir sterben, werden die Geschichten, die mit jedem unserer Besitztümer verbunden sind, endgültig verschwinden. Gut, vielleicht nicht ganz und gar. Wir besitzen immer noch Dinge, die wir von unseren Eltern geerbt haben und die wir als »Großmutters Tisch« oder »Onkel Mortons Wedgwood« bezeichnen. Unsere Kinder sind mit diesen Dingen aufgewachsen und erinnern sich an ihre ursprünglichen Besitzer, an Irvs Mutter Rika, die ihr Haus in Washington, D. C. mit geschmackvollen Dingen aus den Fünfzigern möblierte, und Onkel Morton, Irvs Schwager, der ein glühender Sammler von antikem Wedgwood, Papiergewichten und Münzen war. »Großmutters« Spieltisch, eine neo-barocke, schwarzrotgoldene Anomalie, die in unserem Zimmer mit den großen Fenstern steht, ist der Platz von zahlreichen Schach- und Binokel-Spielen gewesen, die Irv mit seinem Vater spielte und nun mit seinen Söhnen spielt. Jeder unserer drei Söhne wird ihn gerne haben wollen.

Kürzlich kam die Frau unseres Sohnes Ben auf einige der bestickten Stoffe zu sprechen, die wir gerahmt in verschiedenen Räumen hängen haben. Ich erzählte ihr, dass wir sie auf einem offenen Markt in China fanden, als wir 1987 dort waren und man solche Schätze noch billig erwerben konnte. Anisa und Ben haben ein besonderes Interesse an Stoffen, also meinte ich zu ihnen, dass sie die chinesischen Stickereien haben könnten. »Aber denkt daran, euren Kindern davon zu erzählen, dass Nana und Zeyda sie einst vor langer, langer Zeit in China gekauft haben.«

Aber unser größtes Problem werden unsere Bücher sein, so um die drei- bis viertausend. Sie sind, mehr oder weniger, nach Kategorien geordnet – psychiatrische Texte, Frauenstudien, Französisch und Deutsch, Romane, Lyrik, Philosophie, Klassiker, Kunst, Kochbücher und internationale Ausgaben unserer eigenen Publikationen. Schauen Sie in irgendeinen Raum (außer dem Esszimmer) und in einige der Toiletten, und Sie werden eines finden: Bücher, Bücher, Bücher. Wir sind unser ganzes Leben Büchermenschen gewesen, und auch wenn Irv heutzutage oft auf dem iPad liest, kaufen wir anscheinend immer noch Bücher in ihrer vertrauten Papierform. Alle paar Monate senden wir Kisten voller Bücher an die hiesige öffentliche Bibliothek oder an andere Non-Profit-Organisationen, aber das reißt kaum eine Lücke in die Regale, die in den meisten unserer Räume von Wand zu Wand in einer Reihe stehen.

Es gibt eine spezielle Abteilung für Bücher, die von Freunden geschrieben wurden, manche von ihnen sind bereits tot. Sie erinnern uns an unsere Freundschaft mit dem britischen Poeten, Romancier und Sachbuchautor Alex Comfort, bekannt vor allem für *Joy of Sex*. Nach einem Schlaganfall war er an den Rollstuhl gefesselt und konnte seine Arme und Beine nur noch mühsam bewegen, weshalb wir besonders gerührt von der kurzen, verwackelten Widmung waren, die er uns in einen seiner Gedichtbände schrieb. Wir haben auch einige Bücher von Ted Roszak, meinem Kollegen von der Cal State Hayward University. Er ist uns als höchst origineller Historiker und Schriftsteller in Erinnerung, sein 1969 erschienenes Buch *Gegenkultur* brachte einen ganz neuen Terminus in die englische Sprache. Teds Analyse der »Gegenkultur« vergegenwärtigt noch einmal die Anti-Vietnamkrieg-Proteste, die Berkeley Free Speech Bewegung und all die politischen Aufstände, die wir in den 1960ern erlebten. Und da sind die Bücher der Stanford-Professoren Albert Guerard, Joseph Frank und John Felstiner – alles Freunde, die unser Leben für viele Jahre bereichert haben und die der Literaturkritik gewichtige Werke hinterließen. Albert war ein Spezialist für den englischen Roman, Joe war der führende Dostojewski-Experte seines Alters, und John war der Übersetzer von Pablo Neruda und Paul Celan. Was machen wir mit diesen Werken, die für uns so wertvoll sind?

Eine Büchersammlung steht gesondert von all den anderen unter Glas: unsere Dickens-Sammlung. Irv begann während unserer Jahre in London 1967–68 damit, Erstausgaben von Dickens zu sammeln. Der Großteil von Dickens Werken erschien einstmals in monatlichen Intervallen, erst später führte man diese dann in Buchform zusammen. Jahrelang durchforstete Irv die verschiedenen Kataloge, die wir von einigen britischen Händlern erhielten, nach Dickens-Büchern, und wenn er eines gelistet sah, überprüfte er, ob wir es bereits besaßen, und falls das nicht der Fall war, bestellte er es – abhängig vom Preis natürlich. Wir haben immer noch keine gute Ausgabe von *Eine Weihnachtsgeschichte*, weil uns der jeweilige Preis immer zu hoch war.

Unser jüngster Sohn Ben pflegte die Pakete mit Irv zu öffnen und auf die Gravuren zu schauen, noch bevor er überhaupt lesen konnte. Beim Anblick der neuesten Errungenschaften rief er dann aus: »Es riecht nach Dickens.« Alle unsere Kinder lasen Dickens, aber Ben, ein Theaterdirektor, hat wahrscheinlich das meiste gelesen. Es liegt auf der Hand, dass die Dickens-Sammlung an ihn geht.

Was den Rest der Bücher angeht, so fällt es schwer, sie überhaupt herzugeben. Wird unser Fotografen-Sohn Reid alle Kunstbücher haben wollen? Unser Psychologen-Sohn Victor Irvs Therapiebücher? Wird irgendwer meine deutschen Bücher oder die über Frauenstudien wollen? Glücklicherweise hat eine gute Freundin von mir, Marie-Pierre Ulloa von der Französischen Abteilung in Stanford, angeboten, meine große Sammlung von französischen Büchern zu nehmen. Einige Antiquare werden in unser Haus kommen und unsere Besitztümer nach Wiederverkäuflichem durchforsten, aber ansonsten werden unsere kostbaren Bücher wahrscheinlich in alle Winde zerstreut werden.

Im Moment haben sie in unserem Heim und in Irvs Büro noch ihr Zuhause. Es ist tröstlich, am Ende des Lebens von vertrauten Gegenständen umgeben zu sein. Wir sind dankbar, dass wir in unserem Haus bleiben können, und werden erst dann in ein Betreutes Wohnen oder ein Pflegeheim ziehen, wenn es nicht mehr anders geht.

KAPITEL 5

RUHESTAND: DER EXAKTE MOMENT DER ENTSCHEIDUNG

Irv im Juli

Ich habe mich meinem Ruhestand seit mehreren Jahren behutsam angenähert, die Sache in kleinen Dosen getestet. Psychotherapie ist mein Leben, und der Gedanke daran, das aufzugeben, schmerzt. Den ersten Schritt tat ich bereits vor ein paar Jahren, als ich die Entscheidung traf, meine Patienten bei unserer ersten Sitzung darüber zu informieren, dass ich sie nur für ein Jahr sehen würde.

Es gibt viele Gründe, warum ich es hasse, meine Arbeit als Therapeut aufzugeben. In erster Linie, weil es mir so viel Freude bereitet, anderen zu helfen – und in meinem Alter bin ich mittlerweile sehr gut darin geworden. Ein anderer Grund, und ich sage dies mit einer gewissen Verlegenheit, besteht darin, dass ich es vermissen werde, so vielen Geschichten zuzuhören. Ich habe einen unstillbaren Hunger nach Geschichten, besonders nach solchen, die ich für die Lehre und das Schreiben nutzen kann. Seit ich ein Kind war, habe ich Geschichten geliebt, und abgesehen von der Zeit meines Medizinstudiums habe ich mich immer abends in den Schlaf gelesen. Obwohl ich von den großen Stilisten wie Joyce, Nabokov und Banville fasziniert bin, sind es die meisterhaften Geschichtenerzähler – Dickens, Trollope, Hardy, Tschechow, Murakami, Dostojewski, Auster, McEwan –, die ich wirklich bewundere.

Erlauben Sie mir, Ihnen eine Geschichte über den exakten Moment zu erzählen, in dem ich begriff, dass es an der Zeit war, mich von meiner Arbeit als Therapeut zurückzuziehen.

Vor ein paar Wochen, am vierten Juli, kam ich, ein paar Minuten vor 16 Uhr, von einer Feier in einem nahe gelegenen Park zurück und betrat mein Büro in der Absicht, eine Stunde mit der Beantwortung meiner E-Mails zu verbringen. Ich hatte mich kaum an meinen Schreibtisch gesetzt, als es an der Tür klopfte. Ich öffnete und fand mich einer attraktiven Frau in mittleren Jahren gegenüber.

»Hallo«, begrüßte ich sie. »Ich bin Irv Yalom. Wollen Sie zu mir?«

»Ich bin Emily. Ich bin eine Psychotherapeutin aus Schottland und habe heute um vier Uhr einen Termin bei Ihnen.«

Mir blieb fast das Herz stehen. Oh nein, einmal mehr hatte mich mein Gedächtnis im Stich gelassen.

»Kommen Sie doch bitte herein«, meinte ich, um einen nonchalanten Tonfall bemüht. »Lassen Sie mich kurz in meinen Kalender schauen.« Ich öffnete meinen Terminkalender und war schockiert, in meinem 16-Uhr-Slot dick und fett den Eintrag ›Emily A.‹ vorzufinden. Ich war heute Morgen nicht auf die Idee gekommen, meine Termine zu überprüfen. Warum auch. Bei klarem Verstand, wenn er denn klar gewesen wäre, hätte ich niemals einen Termin am vierten Juli vergeben. Der Rest der Familie feierte immer noch im Park, und ich war rein zufällig früher zurückgekehrt und in meinem Büro, als sie auftauchte.

»Verzeihen Sie bitte, Emily, aber da heute unser Nationalfeiertag ist, bin ich gar nicht auf die Idee gekommen, in meinen Terminkalender zu schauen. Sie haben einen weiten Weg hinter sich, nicht wahr?«

»Ziemlich weit, ja. Aber mein Mann musste aus beruflichen Gründen nach Los Angeles, deshalb wäre ich sowieso in dieser Ecke der Welt gewesen.«

Das erleichterte mich ein wenig: Zumindest hatte sie den weiten Weg von Schottland nicht eigens für eine Sitzung bei jemandem unternommen, der sie schlicht vergessen hatte. Ich wollte, dass sie sich wohlfühlte, und deutete auf einen Stuhl. »Bitte, setzen Sie sich, Emily, ich bin sofort für Sie da. Aber entschuldigen Sie mich für ein paar Minuten. Ich will nur eben meiner Familie Bescheid geben, damit wir nicht unterbrochen werden.«

Ich ging schnell hinüber zum Haus, das nur fünfzig Meter entfernt liegt, und ließ eine Nachricht für Marilyn zurück, um ihr Bescheid zu geben, dass ich einen unerwarteten Termin hätte, schnappte mir meine Hörhilfen (die ich nicht oft benutze, aber Emily hatte eine zarte Stimme) und kehrte zu meinem Büro zurück. Als ich wieder an meinem Schreibtisch saß, öffnete ich meinen Computer.

»Emily, ich bin gleich so weit, ich brauche nur noch ein paar Minuten, um Ihre E-Mail an mich noch einmal zu lesen.« Während ich meinen Computer durchsuchte und mich vergeblich darum bemühte, Emilys E-Mail zu finden, begann sie laut zu weinen. Ich schaute auf – und sah, wie sie mir ein gefaltetes Blatt Papier entgegenhielt, das sie aus ihrer Geldbörse gezogen hatte.

»Hier ist die E-Mail, nach der Sie suchen. Ich habe sie mitgebracht, weil Sie sie beim letzten Mal, als wir uns getroffen haben, damals vor fünf Jahren, ebenfalls nicht finden konnten.« Jetzt weinte sie noch lauter.

Ich las den ersten Satz ihrer E-Mail: »Wir haben uns in den letzten zehn Jahren bei zwei Gelegenheiten getroffen (für insgesamt vier Sitzungen), und Sie haben mir sehr geholfen …« Ich konnte nicht weiterlesen: Emily begann nun laut zu schluchzen, immer und immer wieder sagte sie: »Ich bin unsichtbar, ich bin unsichtbar. Wir haben uns viermal getroffen, und Sie erinnern sich nicht an mich.«

Schockiert legte ich ihre Nachricht beiseite und wandte mich ihr zu. Die Tränen liefen ihr übers Gesicht. Vergeblich suchte sie in ihrer Tasche nach einem Taschentuch und griff dann nach meiner Box mit Kleenex, die auf dem Tisch neben ihrem Stuhl stand, aber leider leer war, und so musste ich in die Toilette gehen, um ihr die paar Blätter Toilettenpapier zu besorgen, die noch auf der Rolle hingen. Ich betete inbrünstig darum, sie würde nicht mehr brauchen.

Als wir für eine Weile schweigend beieinandersaßen, brach die Realität über mich herein! Dies war der Moment, in dem ich begriff, wirklich begriff, dass ich ganz offensichtlich nicht mehr fit genug war, um meine Praxis weiterzuführen. Mein Gedächtnis wies zu viele Löcher auf. Also verabschiedete ich mich von meinem professionellen Habitus, schaltete den Computer aus und wandte mich ihr zu. »Es tut mir so unendlich leid, Emily. Was für ein Alptraum diese Sitzung bislang gewesen ist.«

Wir schwiegen erneut, bis sie ihre Fassung wiedergewonnen hatte, und ich erkannte, was zu tun war. »Emily, ich möchte Ihnen einige Dinge sagen. Erstens: Sie haben eine lange Reise hinter sich und sind mit Hoffnungen und Erwartungen an diese Sitzung hergekommen, und ich bin mehr als bereit, die nächste Stunde mit Ihnen zu verbringen und Ihnen alles zu geben, was ich Ihnen zu bieten habe. Aber weil ich Ihnen bereits so viel Kummer bereitet habe, werde ich unter keinen Umständen irgendeine Bezahlung für diese heutige Sitzung akzeptieren. Zweitens: Ich möchte etwas zu Ihrem Gefühl, unsichtbar zu sein, sagen. Bitte hören Sie mir zu und verstehen Sie, was ich Ihnen sagen muss: *Meine Vergesslichkeit hat nichts mit Ihnen und ganz allein mit mir zu tun.* Lassen Sie mich Ihnen etwas über meine gegenwärtige Lebenssituation erzählen.«

Emily hörte auf zu weinen, wischte sich ihre Augen mit einem Kleenex trocken, lehnte sich auf ihrem Stuhl vor und hörte mir aufmerksam zu.

»Zum einen muss ich Ihnen sagen, dass meine Frau, mit der ich seit fünfundsechzig Jahren verheiratet bin, ernsthaft an Krebs erkrankt ist und sich nun einer ziemlich unangenehmen Chemotherapie unterziehen muss. Ich bin extrem erschüttert davon, und meine Fähigkeit, mich auf meine Arbeit zu konzentrieren, ist eingeschränkt. Zum anderen möchte ich Ihnen sagen, dass ich mich kürzlich gefragt habe, ob es mein nachlassendes Gedächtnis überhaupt noch zulässt, als Therapeut zu arbeiten.«

Noch während ich sprach, hinterfragte ich mich selbst,

denn was ich damit eigentlich sagte, war: Es ist der Stress, den ich wegen der Krankheit meiner Frau habe – es liegt nicht an mir. Ich schämte mich, wusste ich doch zu gut, dass mein Gedächtnis schon Probleme bereitet hatte, bevor meine Frau krank wurde. Ich erinnere mich an einen Spaziergang mit einem Kollegen, der einige Monate zurückliegt und bei dem ich ihm von meinen Sorgen, was das Gedächtnis betrifft, erzählt habe. Ich beschrieb ihm meine Morgenroutine, und dass ich nach dem Rasieren vollkommen vergessen hatte, ob meine Zähne bereits geputzt waren oder nicht. Erst als ich entdeckte, dass die Zahnbürste nass war, wurde mir klar, dass ich sie bereits benutzt hatte. Ich erinnere mich, dass mein Kollege das (etwas zu brüsk für meinen Geschmack) mit den Worten kommentiert hatte: »Ja, Irv, so was passiert, wenn du die Dinge nicht niederschreibst.«

Emily, die aufmerksam zugehört hatte, meinte: »Dr. Yalom, das ist eines der Dinge, worüber ich mit Ihnen sprechen wollte. Ich mache mir über ähnliche Dinge Sorgen. Besonders beunruhigt bin ich über mein Problem, das ich mit Gesichtern habe. Ich habe Angst, dass ich Alzheimer entwickle.«

Ich ging direkt darauf ein. »In dieser Hinsicht kann ich Sie beruhigen, Emily. Ihr Zustand ist als Gesichtsblindheit oder Prosopagnosie bekannt, es ist *kein* Vorbote von Alzheimer. Möglicherweise könnte es interessant für Sie sein, einige Werke des wundervollen Neurologen und Autoren Oliver Sacks zu lesen, der sich mit einem ähnlichen Problem herumgeschlagen und brillant darüber geschrieben hat.«

»Das mache ich! Der Autor ist mir bekannt – ein wundervoller Schriftsteller. Ich mochte *Der Mann, der seine Frau mit einem Hut verwechselte* sehr. Er ist Brite, wissen Sie.«

Ich nickte. »Ich bin ein großer Fan von ihm. Ich habe ihm vor ein paar Jahren, als er unheilbar erkrankt war, einen Brief voller Verehrung geschrieben und ein paar Wochen später eine Nachricht von seinem Lebensgefährten erhalten, er habe Oliver Sacks meine Notiz nur wenige Tage vor seinem Tod noch vorgelesen. Aber lassen Sie mich Ihnen noch etwas sagen, Emily, ich weiß, wovon Sie sprechen, ich kenne das aus eigener Erfahrung. Meist stolpere ich darüber, wenn ich einen Film oder Fernsehen schaue – ich frage dann immer meine Frau: ›Wer ist diese Person?‹ Tatsächlich weiß ich, dass ich ohne meine Frau viele Filme gar nicht sehen könnte. Ich bin kein Experte für diese Störung, und ich denke, Sie sollten darüber mit einem Neurologen sprechen, aber bewahren Sie Ruhe, es ist *kein* Zeichen von beginnender Demenz.«

Und so setzte sich unsere Sitzung, oder vielleicht besser: unser persönliches Gespräch, für fünfzig Minuten fort. Ich kann es nicht mit Sicherheit sagen, aber mir schien, dass ihr meine Offenheit viel bedeutete. Was mich betrifft, so bin ich mir sicher, dass ich unsere gemeinsame Stunde nie vergessen werde, denn es war der Moment, in dem ich entschied, dass es an der Zeit war, mich von meiner lebenslangen Arbeit zu verabschieden.

Am nächsten Tag spukte Emily mir immer noch im Kopf herum, und ich schickte ihr eine E-Mail, in der ich mich noch einmal dafür entschuldigte, so unvorbereitet in unsere Sitzung gegangen zu sein, und in der ich meine Hoffnung ausdrückte, dass sie trotz allem von unserem Treffen profitiert hätte. Sie antwortete mir am nächsten Tag, sie sei sehr berührt von meiner Entschuldigung und für alle unsere Treffen sehr dankbar. Bei nüchterner Betrachtung, so schrieb sie, »waren es in der

Vergangenheit Ihre freundlichen Aktionen *zwischen* den Treffen, die mich besonders berührt haben: mir dreißig Dollar für ein Taxi zum Flughafen vorzustrecken, weil ich kein amerikanisches Geld bei mir hatte; mir einmal zu erlauben, Sie zu umarmen, als wir fertig waren; keine Bezahlung zu akzeptieren bei unserer letzten Sitzung und nun dieser berührende Entschuldigungsbrief. Es sind Mensch-zu-Mensch-, nicht so sehr Therapeut-zu-Klientin-Momente, und ebendiese Momente haben einen entscheidenden Unterschied für mich gemacht (und machen es auch für meine eigenen Klienten). Es ist sehr ermutigend, wenn man weiß, dass selbst, wenn man etwas falsch macht (das heißt, menschlich ist), es möglich ist, dies durch Authentizität und Freundlichkeit wieder zurechtzurücken.«

Ich werde Emily immer dankbar sein für ihren Brief. Er machte den stechenden Schmerz des bevorstehenden Ruhestands um einiges erträglicher.

KAPITEL 6

RÜCKSCHLÄGE UND ERNEUTE HOFFNUNGEN

Marilyn im Juni

Juni ist normalerweise der Monat der Familienfeste: Irvs Geburtstag am 13. Juni, Vatertag am 21. Juni und unser Hochzeitstag am 27. Juni. Dieser Juni hätte ein ganz besonderer werden sollen – wir feierten unseren fünfundsechzigjährigen Hochzeitstag! Damit schreiben wir gewissermaßen ein Stück Geschichte, nur wenige Amerikaner erreichen diesen Meilenstein. Die Menschen heiraten mittlerweile so viel später im Leben als früher – das heißt, wenn sie überhaupt heiraten. Wir hatten ein großes Fest für den 27. Juni geplant, haben aber nun beschlossen, es auf einen Termin zu verschieben, an dem es mir vermutlich wieder »besser« geht.

Im letzten Monat bin ich zu einer lokalen Selbsthilfegruppe für Multiple-Myelom-Patienten in der Bay Area gegangen, die in Stanford abgehalten wurde, und mit neuer Entschlossenheit zurückgekehrt, meine Erkrankung proaktiver anzugehen. Obwohl ich den Mut der jüngeren Patienten bewunderte, sich auf radikalere Behandlungsmethoden wie Stammzellen- und Knochenmarkstransplantationen einzulassen, bin ich, was mich betrifft, nicht bereit, diesen Weg zu gehen. Ich frage mich auch, ob der übermäßige Medikamenteneinsatz und die »Einheitsgrößen«-Verschreibungsmentalität nicht vielleicht zu meinem Schlaganfall im Februar geführt haben.

Aber es sieht danach aus, als würde die zurückgefahrene Chemotherapie, die ich seit letztem Monat erhalte, nicht anschlagen und als müsste ich wieder auf eine höhere Dosis zurückgehen. Ich fürchte diesen Wechsel, weil die Nebenwirkungen in der Vergangenheit so schwer waren und weil ich in der Zeit, die mir noch bleibt, nicht so stark beeinträchtigt sein möchte. Im Moment bin ich bereit, abzuwarten, ob die Rückkehr auf Velcade, Level 2 (ein Schritt unter der Höchstdosis), ausreichen wird, um die Krankheit aufzuhalten.

Es ist auch eine sehr schwierige Zeit für Irv. Psychiater zu sein war ein so integraler Teil seiner Persönlichkeit, und er kämpft mit der Realität des Ruhestands. Er wird sein Leben als Therapeut schwer vermissen, auch wenn ich weiß, dass Irv einen Weg finden wird, um seine professionelle Identität zu bewahren. Er beantwortet täglich Unmengen von E-Mails, bietet immer noch einmalige Konsultationen an und spricht via Zoom zu Therapeuten. Vor allem ist er immer auch am Schreiben.

Über seine körperliche Verfassung mache ich mir ebenfalls Sorgen, besonders über sein schlechtes Gleichgewichtsgefühl, das dazu führt, dass er im Haus einen Stock und draußen einen Rollator braucht. Der Gedanke, er könnte fallen und sich ernsthaft verletzen, ängstigt mich.

Wir geben ein feines Paar ab, ich mit meinem Myelom und er mit seinem Herzen und den Gleichgewichtsproblemen. Zwei alte Menschen beim letzten Tanz ihres Lebens.

———

Am Vatertag haben unsere Kinder und Enkelkinder einen fabelhaften Lunch auf der Terrasse draußen für uns vorbereitet, mit allem, was Irv so mag: Aubergine, Kartoffelbrei und Pastinaken, gegrilltes Hähnchen, Salat und Schokoladenkuchen. Wir haben so viel Glück, liebevolle Kinder zu haben, die sich um uns kümmern und auf die wir zählen können. Wie die meisten Eltern hoffen wir, dass unsere Kinder sich auch dann noch als »Familie« verstehen, wenn wir gegangen sind, aber das wird natürlich nicht mehr in unseren Händen liegen.

Im Moment geht es all unseren Kindern und Enkelkindern gut. Unsere älteste Enkelin Lily und ihre Frau Aleida sind glücklich in ihrer Ehe, beide haben Jobs, und kürzlich haben sie sich ein Haus in Oakland gekauft. Ich bin froh, dass sie in der Bay Area leben, wo gleichgeschlechtliche Ehen weitgehend akzeptiert sind. Unsere zweitälteste Enkelin Alana studiert in ihrem letzten Jahr Medizin in Tulane und strebt wie ihre Mutter eine Karriere als Geburtshelferin und Gynäkologin an. Lenore, unsere dritte Enkelin, wird demnächst ihr Biologiestudium an der Northwestern beginnen. Unser ältester Enkelsohn Jason hat das College in Japan abgeschlossen und arbeitet für ein Architektenbüro, das sich auf Bauprojekte in Übersee spezialisiert hat. Desmond, unser zweiter Enkelsohn, hat gerade sein Studium der Mathematik und Computerwissenschaften am Hendrix College in Arkansas abgeschlossen. Als Großmutter freue ich mich darüber, dass alle beruflich ihren Weg gehen.

Aber es fällt mir schwer zu akzeptieren, dass ich nicht mehr da sein werde, um meine drei jüngsten Enkelkinder heranwachsen zu sehen: den sechsjährigen Adrian, die dreijährige Maya und die einjährige Paloma, die Kinder von Ben und Anisa. In Adrians ersten Jahren haben er und ich uns über Kinderreime gefunden. Ich las sie ihm vor, und er lernte, sie vorzutragen und darzustellen. Ich sehe ihn vor mir, wie er den »großen Sturz« nachahmt, den er von Humpty Dumpty kennt, oder davonrennt wie der Teller und der Löffel in »Hey Diddle Diddle«. Nun, wo meine Lebenserwartung begrenzt ist, macht es mich traurig, dass ich Adrian, Maya und Paloma nicht mehr als Teenager erleben werde. Sie werden mich nicht kennen, außer als Teil aufblitzender Erinnerungsfetzen. Na ja, Adrian vielleicht schon, wann immer er einen Kinderreim hört.

———

Heute muss ich für meine Velcade-Injektion in die Ambulanz. Irv bringt mich, wie immer, und natürlich bleibt er an meiner Seite, bis es vorbei ist. Zunächst wird mir Blut abgenommen – eine eingespielte und gewöhnlich schmerzlose Prozedur –, und je nach Ergebnis wird die exakte Dosis Velcade berechnet, die nötig ist für jemanden von meiner Größe und meinem Gewicht. Dieses personalisierte Vorgehen beruhigt mich, besonders nach meinem fast tödlichen Schlaganfall.

Die Velcade-Spritze wird mir von einer Krankenschwester im Infusion Center gegeben. Das Pflegepersonal ist extrem effizient und freundlich. Es antwortet auf all meine Fragen und kümmert sich darum, dass ich mit warmen Decken und Apfelsaft versorgt bin, was mich vor einer Dehydration bewahren soll. Die Injektion erfolgt in die Bauchmuskulatur und dauert nur wenige Sekunden. Ausnahmsweise bin ich einmal froh darüber, an dieser Stelle etwas besser gepolstert zu sein.

Hinterher gehen Irv und ich ins Stanford Shopping Center zum Lunch. Während wir essen, realisiere ich, dass es mir tatsächlich Freude bereitet! Ich hoffe, die guten Gefühle halten an.

———

Entgegen meiner Befürchtungen habe ich bislang keine schweren, horrenden Nebenwirkungen nach der Velcade-Spritze entwickelt. Was unter anderem daran liegt, dass ich vor der Behandlung Steroide schlucke. Sie scheinen mich angstfreier und munterer als üblich zu machen. Ihr einziger Nachteil besteht darin, dass sie mich nachts wach halten, weshalb ich zusätzlich starke Schlaftabletten brauche.

An einem Abend kommen unsere Nachbarn Lisa und Herman auf eine Pizza vorbei. Bei Lisa wurde vor zehn Jahren Brustkrebs diagnostiziert, der inzwischen – nach einer heftigen Behandlung, zu der eine Mastektomie, Bestrahlung und Chemotherapie gehörten – in Remission ist. Es beruhigt mich zu hören, dass auch sie unter »Chemo-Brain« litt und

Schlafprobleme nach der Einnahme von Steroiden hatte. Ihre Erfahrungen lassen meine negativen Symptome »normal« erscheinen, möglicherweise sind sie auf lange Sicht nur vorübergehender Natur. Lisa führt mit ihren fünfundsechzig Jahren nun ein sehr gutes Leben, das von der Energie und Vorstellungskraft geprägt wird, die sie und ihr Mann in ihrer gemeinsamen Arbeit als Organisationspsychologen an den Tag legen.

Ich bin in der Lage, an meinem Computer zu sitzen, E-Mails zu beantworten, und schreibe wieder. Darüber hinaus sichte ich Material für die Stanford University Archives, denen wir seit mindestens einem Jahrzehnt Schriften und Bücher zukommen lassen. Irv hat das mir überlassen, weil es ihn nicht zu kümmern scheint, was mit seinen Arbeiten passiert. Wenn Irv mich fragt, wer denn jemals in seine Archive schauen soll, erinnere ich ihn daran, dass dies bereits zwei wichtige Personen getan haben: Sabine Gisiger für ihren Film *Yalom's Cure. Eine Anleitung zum Glücklichsein* und Jeffrey Berman für sein Buch mit dem Titel *Writing the Talking Cure* (*Über die Redekur schreiben*) über Irvs Werk.

Gerade gehe ich eine weitere Schublade voller Papiere durch, und es versetzt mir einen Stich ins Herz, als ich begreife, wie viel von dem Leben, das wir gelebt haben, mit uns sterben wird. Papiere in Archiven können nur Hinweise geben auf die Natur der Existenz, die dahintersteckt. Es liegt am Recherchierenden, Historiker, Biografen oder der Filmemacherin, was er oder sie aus dem Material macht, das so penibel in den Büchereikisten aufbewahrt wird. Einige der Dokumente, wie beispielsweise zwei Artikel, die Irv und ich gemeinsam über »Schuld« und »Witwen« geschrieben haben, waren komplett in Vergessenheit geraten, selbst bei uns. Wann und warum haben wir sie geschrieben? Wurden sie jemals veröffentlicht?

Einige Stücke aus der Vergangenheit bringen mich zum Lächeln, wie zum Beispiel ein Brief von Tillie Olsen aus dem Jahre 1998, in ihrer unverwechselbaren winzigen Handschrift. Tillie nahm an einem von mir in Stanford organisierten Programm öffentlicher Interviews teil, die zu einem Buch mit dem Titel *Women Writers of the West Coast* (*Schriftstellerinnen von der Westküste*) führten, mit wunderbaren Fotos von Margo Davis. Tillie konnte so unmöglich sein und gleichzeitig so brillant. Als sie eines Tages in einem meiner Stanford-Kurse sprach, schaute sie sich um und kommentierte: »Es ist nichts falsch an Privilegien. Jeder sollte sie haben.«

Vieles von dem, über das ich stolpere, kann einfach weg. Wer braucht Unterlagen von hundert verschiedenen Friedhöfen Amerikas? Dennoch schmerzt es mich, diese Papiere wegzuwerfen. Jedes Blatt steht für einen bestimmten Friedhof, den ich mit meinem Sohn Reid besucht habe, als wir für unser Buch *The American Resting Place* das Land bereisten. Millionen von Menschen haben Grabsteine über den sterblichen Überresten ihrer Familienmitglieder errichtet. Es liegt etwas Tröstliches in einem Stein, in den der Name eines geliebten Menschen, vermutlich für die Ewigkeit, eingraviert ist. Ich bin dankbar, dass das Buch in gedruckter Form überlebt.

Die eigenen Papiere durchzugehen ist vermutlich für jeden eine hoch emotionale Angelegenheit, und was mich betrifft – die ich so ganz und gar in der Sphäre des Schreibens zu Hause bin –, so erschüttert es mich mitunter bis ins Mark. Ich bin schockiert, einen Aufsatz zu finden, der den Titel »Was mir wichtig ist« trägt und den ich vor zehn Jahren anlässlich eines Vortrags in Stanford geschrieben habe. Der Inhalt des Vortrags kommt meinen gegenwärtigen Sorgen so nahe:

Ich bin heute Morgen mit dem Bild eines vierblättrigen Kleeblatts aufgewacht. Mir war sofort klar, dass es etwas mit meinem heutigen Vortrag zu tun hat. Träume und Traumbilder beim Aufwachen sind oft Mittel für mich, tiefer in mich hineinzublicken ... Dieses Bild war nur teilweise verblüffend, weil ich ja bereits geplant hatte, über drei Dinge zu sprechen – was von den drei der vier Blätter repräsentiert wurde –, aber ich hatte keine Ahnung, was das vierte Blatt in dieser Hinsicht zu bedeuten hatte ...

1. Wichtig sind mir meine Familie und meine engen Freunde. In dieser Hinsicht bin ich wie fast jeder und jede auf dieser Welt ...
2. Wichtig ist mir meine Arbeit, nun nicht mehr als Professorin, aber als Autorin, die sich an Leser und Leserinnen innerhalb und außerhalb des akademischen Zirkels wendet ...
3. Wichtig ist mir die Natur, eine andere Form von Schönheit und Wahrheit. In meinem ganzen Leben war sie eine Quelle der Freude, des Trostes und der Inspiration für mich ...
4. Und nun erinnere ich mich daran, was das vierte Blatt zu bedeuten hat. Es hat mit dem moralischen Impuls zu tun, mit der Suche nach Sinn und menschlicher Verbindung, und mit unserer Beziehung zur Natur, alldem, was wir mittlerweile unter dem Begriff der »Spiritualität« zusammenfassen ...

Es gibt keine Anleitung, die für alle passt; jeder und jede muss selbst herausfinden, was ihm oder ihr am wichtigsten ist. Aber auf dem Weg dorthin gibt es Hinweise und Schilder. Mir haben viele Quellen geholfen, die beste Version meines Selbst zu entwickeln, geschriebene und ungeschriebene: englische und amerikanische Dichter, die Bibel, Proust, Maxine Hong Kingston, der Anblick eines Wachtel-Schwarm und das Entfalten einer Rosenknospe. Ich trage die Erinnerung an Eltern und Lehrer und Kollegen in mir, die großzügig und warmherzig waren. Und ich trage eine Zeile aus Psalm 23 in meinem Herzen: »Gutes und Barmherzigkeit werden mir folgen mein Leben lang.« Ich strenge mich an, mich dieser Zeile würdig zu erweisen und sie an die nächste Generation weiterzugeben. Nun, da sich meine Zeit auf Erden dem Ende zuneigt, versuche ich, meine restlichen Tage in Übereinstimmung mit diesen Prinzipien zu verbringen.

———

Trotz aller Rückschläge gibt es immer noch Momente, die es wert sind, am Leben zu sein. Vor Kurzem kamen gute Freunde von Stanford und Marin County zum Abendessen vorbei, und ich war in der Lage, drei Stunden mit ihnen zu verbringen. Dazu beigetragen hat sicher, dass sowohl David Spiegel von der psychiatrischen Abteilung in Stanford als auch Michael Krasny, bestens bekannt für sein Programm »Forum« beim Radiosender KQED, versiert darin sind, jüdische Witze zu erzählen.

Wenn jetzt einige der unangenehmen Nebenwirkungen

meiner Krankheit zurückkehren, versuche ich mir ins Gedächtnis zu rufen, wie viel ich in der Gesellschaft dieser loyalen, witzigen Freunde gelacht habe. Kürzlich entdeckte ich ein riesiges Gerstenkorn an meinem rechten Auge. Mein Augenarzt meinte, ich solle es mit heißen Kompressen und antibiotischen Tropfen behandeln; er glaubte nicht, dass es etwas mit meiner Krankheit zu tun hatte. Aber mittlerweile sind zwei weitere Gerstenkörner aufgetaucht, und ich mache mir allmählich Sorgen. Irv sucht nach »Gerstenkorn und Multiples Myelom« im Internet. Und tatsächlich werden dort Gerstenkörner als Nebenwirkung bei Velcade aufgeführt.

Meine Internistin und meine Hämatologin sagen, ich solle es weiter mit den heißen Kompressen probieren, aber keine schlägt vor, das Velcade abzusetzen. Also bin ich erneut mit den Vorteilen eines lebensverlängernden Medikaments und seinen unerfreulichen Nebenwirkungen konfrontiert. Oder wie es ein Wissenschaftler in Katherine Ebans 2019 erschienenem Buch *Bottle of Lies* (*Ein Sack voller Lügen*) ausdrückt: »Jede Medizin ist Gift … Sie tut nur unter streng kontrollierten Bedingungen Gutes.« Oder, wie ich nur allzu gut nach dem Krebsmedikament-Desaster namens Revlimid erfahren durfte, das meinen Schlaganfall herbeiführte: Chemotherapie kann dein Leben verlängern, allerdings nur, wenn sie dich nicht schon vorher umbringt.

Ich frage mich, ob ich jemals in Remission gehe. Wird dieser Sommer mein letzter sein?

Ich greife zurück auf die Worte im Buch Prediger: »Ein jegliches hat seine Zeit … Geboren werden und sterben.«

KAPITEL 7

IN DIE SONNE SCHAUEN,
WIEDER EINMAL

Irv im August

Marilyn und ich haben einen wichtigen Termin bei Dr. M, der Onkologin, die für Marilyns Behandlung zuständig ist. Dr. M beginnt damit, uns zuzustimmen, dass die Nebenwirkungen der Chemotherapie zu schwerwiegend sind, als dass Marilyn sie tolerieren könnte, andererseits deuten die Laborergebnisse darauf hin, dass eine niedriger dosierte Chemotherapie ineffektiv wäre. Also schlägt sie einen anderen Ansatz vor, bestehend aus wöchentlichen Infusionen mit Immunglobulinen, die die Krebszellen direkt angreifen. Sie präsentiert uns die entscheidenden Daten: vierzig Prozent der Patienten leiden an bedeutsamen Nebenwirkungen der Infusion – Atemschwierigkeiten und Hautausschlägen –, wobei diese durch starke Antihistamingaben in den Griff zu bekommen sind. Zwei Drittel der Patienten, die in der Lage sind, die Nebenwirkungen zu ertragen, erfahren eine entscheidende Verbesserung.

Ich bin verunsichert von ihrer Botschaft: Was, wenn Marilyn zu dem Drittel der Patienten gehört, denen durch diese Vorgehensweise nicht geholfen werden kann? Dann gibt es keine Hoffnung.

Marilyn willigt ein, es mit dem Immunglobulin-Ansatz zu probieren. Aber sie, die nie ein Blatt vor den Mund nimmt, stellt eine mutige Frage: »Wenn sich dieser Weg als intolerabel oder ineffektiv herausstellen sollte, wären Sie dann damit einverstanden, dass ich das Gespräch mit einer Palliativbetreuung suche, um über eine ärztliche Suizidbeihilfe zu sprechen?«

Dr. M ist verschreckt und zögert für ein paar Sekunden, bevor sie Marilyns Bitte entspricht und uns an Dr. S verweist, die Leiterin der Palliativmedizin. Ein paar Tage später treffen wir Dr. S, eine bedachte, äußerst sachkundige und freundliche Frau, die die verschiedenen Möglichkeiten hervorhebt, die ihrer Abteilung zur Verfügung stehen, um die Nebenwirkungen der Medikamente, die Marilyn nehmen muss, zu mildern. Marilyn hört ihr geduldig zu, fragt aber schließlich: »Welche Rolle kann die Palliativmedizin dabei spielen, sollte es mir so schlecht gehen, dass ich gerne mein Leben beenden möchte?«

Dr. S zögert einen Moment und erwidert dann, sie würden ihr beistehen, wenn zwei Ärzte dies schriftlich bestätigten. Marilyn schien diese Information sehr zu beruhigen, und sie stimmt einem Monat der Immunglobulin-Behandlung zu.

Ich bin bestürzt und erschüttert, während ich hier sitze, bewundere aber gleichzeitig Marilyns Direktheit und Furchtlosigkeit. Die Optionen gehen langsam aus, und wir reden nun offen, fast beiläufig, darüber, wie Marilyn ihr Leben beendet. Ich verlasse das Treffen betäubt und durcheinander.

Marilyn und ich verbringen den Rest des Tages nahe beieinander: Mein erster Impuls besteht darin, sie nicht aus den Augen zu lassen, ihr nahe zu bleiben, ihre Hand zu halten und nicht loszulassen. Ich habe mich vor dreiundsiebzig Jahren in sie verliebt, und wir haben gerade unseren fünfundsechzigsten Hochzeitstag gefeiert. Ich weiß, dass es ungewöhnlich ist, einen anderen Menschen so sehr und über eine so lange Zeit zu bewundern. Aber selbst heute strahle ich noch, wann immer sie den Raum betritt. Ich bewundere alles an ihr – ihre Anmut, ihre Schönheit, ihre Güte und ihre Weisheit. Obwohl unser intellektueller Hintergrund ein anderer ist, lieben wir beide die Literatur und das Theater. Die Welt der Naturwissenschaften einmal ausgenommen, ist sie außergewöhnlich sachkundig. Wann immer ich eine Frage über irgendeinen Aspekt in den Geisteswissenschaften habe, kann ich meist auf sie bauen. Unsere Beziehung war nicht immer friedlich: Wir hatten unsere Differenzen, unsere Auseinandersetzungen, unsere Fehltritte, aber wir waren immer offen und ehrlich miteinander und haben unsere Beziehung immer und überall an die erste Stelle gesetzt.

Wir haben fast unser ganzes Leben miteinander verbracht, aber nun zwingt mich ihre Diagnose, mir ein Leben ohne sie vorzustellen. Zum ersten Mal scheint mir ihr Tod nicht nur real, sondern auch greifbar zu sein. Es ist entsetzlich für mich, mir ein Leben ohne Marilyn vorzustellen, und der Gedanke, mit ihr aus dem Leben zu scheiden, geht mir durch den Kopf. Ich habe darüber in den letzten Wochen mit meinen engsten Ärztefreunden gesprochen. Einer von ihnen gestand mir, dass auch er darüber nachgedacht habe, Selbstmord zu begehen, sollte seine Frau sterben. Einige meiner Freunde würden auch über Selbstmord nachdenken, sollten sie mit einer schweren Demenz konfrontiert werden. Wir führten sogar Gespräche über die Art und Weise, wie wir vorgehen würden, hohe Morphindosen etwa, gewisse Antidepressiva, Helium oder andere Vorschläge der Hemlock Society, einer Sterbehilfeorganisation.

In meinem Roman *Das Spinoza-Problem* schreibe ich über Hermann Görings letzte Tage und wie er dem Henker ein Schnippchen schlägt, indem er eine Zyanidkapsel schluckt, die er bei sich trägt. Alle Top-Nazis waren mit Zyanidkapseln versorgt, und viele (Hitler, Goebbels, Himmler, Bormann) starben auf die gleiche Weise. Das war vor fünfundsiebzig Jahren! Wie steht es damit heute? Wo besorgt man sich eine solche Kapsel heutzutage?

Aber ich halte mich nicht sehr lange bei diesen Fragen auf, da geraten mir schon die offensichtlichen düsteren Konsequenzen ins Blickfeld: die Auswirkungen, die mein Selbstmord auf meine Kinder und unseren ganzen Freundeskreis hätte. Und auf meine Patienten. Ich habe über so viele Jahre Witwen und Witwer in Einzel- oder Gruppensitzungen begleitet und mich der Aufgabe gewidmet, sie über dieses qualvolle erste Jahr nach dem Tod ihres Ehepartners zu bringen, manchmal waren es auch zwei Jahre. So oft sah ich voller Freude, wie es ihnen allmählich wieder besser ging und sie sich ihr Leben zurückeroberten. Mir das Leben zu nehmen wäre solch ein Betrug an ihrer Arbeit, an unserer Arbeit. Ich half ihnen dabei, das Leid und den Schmerz zu überwinden, und dann, selbst konfrontiert mit ihrer Situation, entscheide ich mich dafür, auszusteigen? Nein, unmöglich. Meinen Patienten zu helfen ist das Kernstück mei-

nes Lebens: es ist etwas, was ich nicht verraten kann und
werde.

———

Mehrere Wochen sind seit meiner Begegnung mit der schotti-
schen Patientin vergangen, die zu meinem Entschluss führte,
meine Arbeit als Therapeut umgehend zu beenden. Ich biete
immer noch einzelne Sitzungen an, vielleicht vier oder fünf
in der Woche, aber keine dauerhaften Therapien mehr. Dies
ist ein großer Verlust für mich: Ich war über eine so lange
Zeit als Therapeut tätig, dass ich mich jetzt ohne meine
Arbeit verloren fühle und nach einem sinnvollen Ziel suche.
Ich kann noch schreiben, und dieses gemeinsame Projekt mit
Marilyn ist ein Lebenselixier, nicht nur für sie, sondern auch
für mich. Auf meiner Suche nach Inspiration öffne ich eine
umfangreiche alte Datei, die den Titel »Schreibnotizen« trägt
und eine Sammlung meiner Ideen aus den letzten Jahrzehnten enthält.

Die Datei ist voller Geschichten, die aus der Therapie mit
meinen Patienten stammen. Je mehr ich lese, desto faszinier-
ter bin ich von all dem guten Material, mit dem sich junge
Therapeuten unterrichten ließen. Vertraulichkeit ist mir da-
bei sehr wichtig. Obwohl diese Akte nur für meine Augen
bestimmt ist, benutze ich nie die richtigen Namen meiner
Patienten. Je mehr ich also lese, desto mehr gerate ich ins
Grübeln. Wer waren diese Personen, die ich vor so langer
Zeit behandelt habe? Ich war viel zu erfolgreich darin, ihre
Identität zu verschleiern, und kann mir nun nicht mehr ihre

Gesichter vorstellen. Mehr noch, im Glauben, mein Gedächtnis wäre unverwüstlich, habe ich die Sache noch schlimmer gemacht, indem ich das Material, das ich bereits in früheren Büchern benutzt habe, nicht kenntlich machte. Hätte ich den Weitblick gehabt, an mich als vergesslichen alten Mann zu denken, der diese Akte in seinen späten Achtzigern durchsieht, hätte ich Anmerkungen hinterlassen wie etwa »benutzt 19xx oder 20xx in diesem-oder-jenem Buch«. Ohne diese Anmerkungen stehe ich vor einem ärgerlichen Problem: Welche Geschichten über welche Klienten habe ich schon geschrieben? Und in welchem Buch? Ich stand in Gefahr, mich selbst zu plagiieren.

Ohne Frage, es ist vonnöten, dass ich mir einige meiner Bücher erneut vornehme: Ich hatte seit Jahren in keins mehr hineingesehen. Als ich mich zum Bücherregal umdrehe, in dem meine Werke versammelt sind, sticht mir der knallgelbe amerikanische Buchumschlag von *In die Sonne schauen* in die Augen. Es ist ein relativ neues Buch, geschrieben vor etwa fünfzehn Jahren in meinen frühen Siebzigern. Die zentrale These des Buches lautet, dass die Angst vor dem Tod eine sehr viel größere Rolle im Leben unserer Patienten spielt als gemeinhin angenommen. Nun, da ich dem Ende meines eigenen Lebens näher bin und meine Frau mit einer tödlichen Erkrankung konfrontiert ist und einen Selbstmord in Erwägung zieht, frage ich mich, was dieses Buch für mich in der jetzigen Lage bereithält. Über so viele Jahre habe ich mich bemüht, meinen Patienten, die mit der Angst vor dem Tod kämpften, Trost zu bieten. Nun ist meine Zeit gekommen. Kann mir *In die Sonne schauen* helfen? Kann ich Trost in meinen eigenen Worten finden?

Eine seltsame Passage zu Beginn des Buches fällt mir ins Auge – Worte von Milan Kundera, einem meiner Lieblingsschriftsteller: Was am Tod am erschreckendsten sei, sei nicht der Verlust der Zukunft, sondern der Verlust der Vergangenheit. Tatsächlich sei der Akt des Vergessens eine Form von Tod, die im Leben stets gegenwärtig ist.

Dieser Gedanke ergibt unmittelbar Sinn für mich. Und zwar umso mehr, als mir zunehmend bewusster wird, dass ich wichtige Teile meiner Vergangenheit aus dem Gedächtnis verliere. Marilyn schützt mich davor durch ihr erstaunliches Erinnerungsvermögen. Aber wenn sie nicht da ist, gerate ich ins Wanken angesichts der Löcher in meinem Gedächtnis. Ich erkenne, dass ein großer Teil meiner Vergangenheit mit ihr sterben wird, wenn sie geht. Vor ein paar Tagen hat sie Material für die Stanford University Archives gesichtet. Dabei stieß sie auf einen Lehrplan für einen Kurs, der den Titel »Tod in Leben und Literatur« trug und den wir gemeinsam 1973 in Stanford gehalten hatten. Sie wollte sich mit mir austauschen über den Kurs, aber ich war ihr keine wirkliche Hilfe dabei: Er war vollkommen aus meinem Gedächtnis verschwunden. Ich erinnere mich weder an unsere Vorlesungen noch an eins der Gesichter unserer Studenten.

Also ja, wie Kundera es so treffend gesagt hat: der Akt des Vergessens ist eine Form des Todes, die im Leben stets gegenwärtig ist.

Ich kann den stechenden Schmerz der Traurigkeit spüren, wenn ich an meine verschwundene Vergangenheit denke. Ich bin der alleinige Hüter der Erinnerungen so vieler toter Menschen – der meines Vaters und meiner Mutter, meiner Schwester, so vieler Spielgefährten und Freunde und Patienten vor langer Zeit, die nur noch als flackernde Impulse in meinem Nervensystem existieren. Ich allein halte sie am Leben.

Vor meinem inneren Auge sehe ich meinen Vater klar und deutlich vor mir. Es ist ein Sonntagmorgen, und wie immer sitzen wir an unserem roten Ledertisch und spielen Schach. Er war ein gut aussehender Mann und kämmte sein langes schwarzes Haar in einem Schwung nach hinten. Ich imitierte seine Frisur, bis ich auf die Junior High School kam und meine Mutter und meine Schwester es mir verboten. Ich erinnere mich daran, dass ich die meisten unserer Schachpartien gewann, aber ich weiß bis heute nicht, ob mich mein Vater nicht vielleicht absichtlich gewinnen ließ. Ich erinnere mich für ein paar Momente an sein gütiges Gesicht. Dann verschwimmen seine Züge, und er verschwindet ins Vergessen. Wie traurig, daran zu denken, dass er für immer verschwinden wird, sobald ich sterbe. Dann wird es keinen Lebenden mehr geben, der sich an sein Gesicht erinnert. Dieser Gedanke – die vergängliche Natur unserer ganzen erfahrbaren Welt – macht mich schaudern.

Ich erinnere mich daran, wie ich meinem Therapeuten – und späteren Freund – Rollo May von diesen Schachspielen mit meinem Vater erzählte. Rollo sagte, er hoffe, dass ich *ihn* auf ähnliche Weise am Leben erhalten würde. Er meinte, dass viele Ängste zum großen Teil auf die Furcht vor dem Vergessen zurückgingen und dass *»anxiety about nothing tries to become anxiety about something«*. Dass also die Angst vor dem Nichts sich schnell mit der Angst vor Irgendetwas verbindet. Mit anderen Worten, die Angst vor dem Nichts bindet sich schnell an ein greifbares, konkretes Objekt.

Es erfüllt mich mit Freude, wenn mir Leser E-Mails

schreiben und mir sagen, wie sehr meine Bücher sie berührt und beeinflusst haben. Dennoch nagt das Wissen an mir, dass alles – jede Erinnerung, jede Einflussnahme – vergänglich ist. In einer Generation, oder wenn ich Glück habe, in zwei Generationen, wird keiner mehr meine Bücher lesen oder an mich denken. Gewiss wird niemand mehr Erinnerungen an mich als menschliches Wesen haben. Dies nicht zu verstehen, die Vergänglichkeit der Existenz nicht zu akzeptieren, bedeutet, in Selbsttäuschung zu leben.

———

Ein frühes Kapitel von *In die Sonne schauen* handelt von der »Erwachenserfahrung«, einer Art Weckruf oder Erweckungserlebnis, in der einem die eigene Sterblichkeit bewusst wird. Ich beschreibe ausführlich, wie Scrooge aus Dickens' *Eine Weihnachtsgeschichte* Besuch erhält vom Geist der »zukünftigen Weihnacht«. Der Geist bietet Scrooge einen Ausblick auf seinen Tod und zeigt ihm, wie wenig alle, die ihn kannten, sein Tod schert. Wachgerufen angesichts der selbstsüchtigen und solipsistischen Art, in der er bislang gelebt hat, durchläuft Scrooge einen grundlegenden positiven persönlichen Wandel. Eine andere bekannte Erwachenserfahrung widerfährt Tolstois Iwan Iljitsch, der auf seinem Totenbett erkennt, dass er deshalb so schlecht stirbt, weil er so schlecht gelebt hat. Dass er sich dies eingesteht, selbst kurz vor dem Ende seines Lebens, führt zu einer grundlegenden Transformation.

Ich kann den Einfluss solch lebensverändernder Erfahrungen bei vielen meiner Patienten bezeugen. Aber ich bin mir

nicht sicher, ob ich persönlich eine derartige einzelne dramatische Erwachenserfahrung durchgemacht habe. Falls dies der
Fall gewesen sein sollte, habe ich es vergessen. Ich kann mich
an keinen Patienten erinnern, der damals, als ich in meiner
medizinischen Ausbildung war, in meiner Obhut gestorben
wäre. Noch hielt ich oder irgendeiner meiner engsten Freunde
sich in der Nähe des Todes auf. Trotz allem habe ich häufig
an den Tod – meinen Tod – gedacht, und ich nahm an, dass
meine Befürchtungen universell waren.

Als ich beschloss, die Psychotherapie zu meinem Lebens-
inhalt zu machen, und 1957 meine entsprechende Facharztausbildung an der Johns Hopkins begann, war ich vom psy-
choanalytischen Denken zunächst enttäuscht und verwirrt,
besonders von der mangelnden Beachtung tiefergehender
Fragen, die mit der Sterblichkeit in Verbindung standen. In
meinem ersten Ausbildungsjahr war ich fasziniert von Rollo
Mays gerade erschienenem Buch *Existence* (*Existenz*). Ich las
es begierig in einem Rutsch, und ich folgerte daraus, dass das
Werk vieler Existenzphilosophen in höchstem Maße relevant
für mein Fachgebiet war. Mir war klar, dass ich unbedingt
eine philosophische Ausbildung brauchte, und so belegte ich
in meinem zweiten Jahr der Facharztausbildung gewissenhaft
einen einjährigen Einführungskurs in westlicher Philosophie,
der dreimal wöchentlich abends auf dem Campus an der
Johns Hopkins University stattfand. Dieser Kurs verstärkte
meinen Hunger auf Philosophie und führte zu einer breiten
Lektüre in diesem Bereich. Als ich Jahre später nach Stanford
kam, belegte ich eine Menge Philosophiekurse, und bis heute
bin ich mit zweien meiner Lieblingsdozenten, Dagfin Folles-
dal und Van Harvey, eng befreundet.

In meinen ersten Jahren als Therapeut machte ich mir Notizen zu Weckrufen, von denen mir meine Patienten berichteten. Über eine meiner Patientinnen schreibe ich in meinem Buch *In die Sonne schauen*. Ihr Mann war gestorben, während sie sich bei mir in Therapie befand. Kurz danach entschloss sie sich, aus ihrem großen Haus, in dem sie ihre Kinder großgezogen hatte, in ein kleines Zweizimmerapartment umzuziehen. Immer wieder wurde sie von Kummer übermannt, weil sie Dinge weggeben musste, die von Erinnerungen an ihren Ehemann und an ihre Kinder durchtränkt waren, und weil sie wusste, dass Fremde diese Dinge benutzen würden, ohne die Geschichten zu kennen, die damit verbunden waren. Ich erinnere mich daran, mich ihr damals sehr nahe gefühlt zu haben. Ich stellte mir vor, wie es wäre, in ihrer Position zu sein. Ich hatte ihren verstorbenen Mann, einen Professor in Stanford, gekannt, und ich konnte den Schmerz nachempfinden, den es bedeuten musste, sich von so vielen Erinnerungen an ein gemeinsames Leben zu trennen.

Als Mitglied des Lehrkörpers in Stanford fing ich an, nach Wegen zu suchen, um die Konfrontation mit dem Tod in die Psychotherapie einzubeziehen. Ich behandelte zahlreiche Patienten mit einer unheilbaren Erkrankung und zog in Erwägung, eine Therapiegruppe für todgeweihte Menschen zu leiten. Eines denkwürdigen Tages kam Katie W., eine bemerkenswerte Frau mit metastasierendem Krebs, in mein Büro, und dank ihrer Kontakte zur American Cancer Association, gelang es schließlich, eine Therapiegruppe für Patienten aufzubauen, die an Krebs im Endstadium litten. Ich und einige meiner Studenten und Kollegen leiteten solche Gruppen viele Jahre lang. Heutzutage sind diese Gruppen keine Seltenheit mehr, 1970 war es meines Wissens die erste überhaupt. In dieser Gruppe hatte ich meine ersten unvergesslichen Begegnungen mit dem Tod, als nach und nach sämtliche Teilnehmer an ihrem Krebs verstarben.

Angesichts dieser Erfahrungen schoss meine eigene Angst in mir hoch, weshalb ich beschloss, mich erneut in Therapie zu begeben. Wie es der Zufall wollte, war Rollo May gerade von New York nach Kalifornien gezogen und hatte eine Praxis in seinem Haus in Tiburon eröffnet, achtzig Minuten Fahrt von Stanford entfernt. Ich nahm Kontakt mit ihm auf, und wir trafen uns schließlich in den nächsten zwei Jahren wöchentlich. Er half mir sehr, obwohl ich glaube, dass meine Erörterungen des Todes ihm mehr als einmal zu schaffen machten (er war zweiundzwanzig Jahre älter als ich). Nach dem Ende der Behandlung freundeten wir uns alle an, er und ich, seine Frau Georgia und Marilyn. Jahre später rief Georgia an, um uns zu sagen, dass Rollo im Sterben lag, und bat uns zu kommen. Wir eilten zu ihnen nach Hause, wo wir gemeinsam mit Georgia an seinem Bett Wache hielten; Rollo starb etwa zwei Stunden nach unserer Ankunft. Es ist seltsam, wie klar mir jedes Detail dieses Abends vor Augen steht. Der Tod hat ein Händchen dafür, auf sich aufmerksam zu machen und sich für immer in die Erinnerung zu brennen.

———

Ich lese weiter in meinem Buch *In die Sonne schauen* und komme an eine Stelle, in der es um Schüler- und Collegetreffen geht, die einem immer das eigene Altern und unweigerlich den eigenen Tod ins Bewusstsein rufen. Ein Ereignis kommt mir in den Sinn, das gerade zwei Monate her ist.

Ich war auf einer Gedenkfeier für David Hamburg, dem früheren Chairman der psychiatrischen Abteilung von Stanford. David lag mir sehr am Herzen: Er bot mir meine erste und einzige akademische Stelle an und wurde ein wichtiger Mentor und ein wichtiges Vorbild für mich. Ich hatte erwartet, dass dieses Essen ein Wiedersehen mit vielen alten Kollegen und Freunden von der Psychiatrischen Fakultät Stanfords bedeuten würde. Doch obwohl viele zusammengekommen waren, nahmen nur zwei Mitglieder aus den frühen Jahren der psychiatrischen Abteilung am Gedächtnistreffen teil. Beide waren bereits hochbetagt – dabei waren sie erst Jahre nach mir nach Stanford gekommen. Was für eine Enttäuschung: Ich hatte so gehofft, das Dutzend junger Wilder wiederzusehen, die das Department vor über fünfundsiebzig Jahren mit mir betreten hatten, als die flügge gewordene medizinische Hochschule ihre Tore zum ersten Mal in Palo Alto geöffnet hatte. (Bis dahin war die Stanford Medical School in San Francisco beheimatet gewesen.)

Nachdem ich auf der Feier herumgeschlendert war, Konversation betrieben und mich nach alten Kollegen erkundigt hatte, ging mir auf, dass keiner der jungen Wilden mehr am Leben war, nur noch ich. Ich war der Einzige, der noch lebte! Ich begann sie in Gedanken durchzugehen – Pete, Frank, Alberta, Betty, Gig, Ernie, zwei Davids, zwei Georges. Die meisten Gesichter sah ich vor mir, aber einige Namen waren mir entfallen. Wir waren damals so junge, aufgeweckte, blauäugige Psychiater gewesen, so voller Hoffnungen und Ambitionen, alle am Anfang unserer Karrieren.

Ich kann nur staunen über die Macht der Verdrängung. Immer wieder vergesse ich, wie alt ich bin, und ich vergesse, dass meine alten Kollegen und Freunde alle tot sind und dass ich als Nächster dran bin. Ich identifiziere mich immer noch mit dem jungen Kerl in mir, bis mich die Realität irgendwann mit voller Wucht trifft.

Ich lese weiter, und ein Abschnitt auf Seite 52 von *In die Sonne schauen* weckt meine Aufmerksamkeit. Ich beschreibe darin ein Gespräch mit einer trauernden Patientin, die einen engen Freund verloren hatte und daraufhin eine krankmachende Todesfurcht entwickelte.

»Was genau fürchten Sie am Tod?«, fragte ich sie.

Sie antwortete: »All die Dinge, die ich nicht getan haben würde.«

Das fühlt sich außerordentlich wichtig an; es ist das Herzstück meiner therapeutischen Arbeit. Ich bin seit vielen Jahren davon überzeugt, dass es eine positive Korrelation zwischen der Angst vor dem Tod und dem Gefühl des ungelebten Lebens gibt. Mit anderen Worten: je geringer die Zufriedenheit im Leben, desto größer die Angst vor dem Tod.

———

Nur wenige Dinge konfrontieren uns mit der Sterblichkeit so sehr wie der Tod eines geliebten Menschen. In einem Abschnitt von *In die Sonne schauen* weiter hinten schreibe ich über den schrecklichen Alptraum einer Patientin ein paar Tage nach dem Tod ihres Mannes. »Ich bin auf der mit Fliegengittern versehenen Veranda eines einfachen Sommerhäuschens und sehe ein großes, bedrohliches wildes Tier mit einer gewaltigen Schnauze. Ich entschließe mich zu dem Versuch, das Tier mit einem Opfer zufrieden zu stellen, und werfe ein rotes Stofftier aus der Tür. Die Bestie nimmt den Köder, bleibt aber da. Ihre Augen brennen. Sie fixieren mich.« Die Bedeutung des Traumes lag auf der Hand. Ihr Mann war in einem roten Schlafanzug gestorben, und der Traum sagte ihr, dass der Tod unerbittlich ist: Der Tod ihres Mannes reichte nicht aus; sie war ebenfalls die Beute des Biestes.

Die Krankheit meiner Frau bedeutet, dass sie aller Wahrscheinlichkeit nach vor mir sterben wird. Aber meine Zeit wird bald danach kommen. Seltsamerweise empfinde ich keinen Schrecken angesichts meines Todes. Stattdessen schreckt mich der Gedanke an ein Leben ohne Marilyn. Ja, ich weiß, dass die klinische Forschung, darunter auch meine, zeigt, dass Trauer endlich ist, dass unser Schmerz abnimmt, sobald wir das Jahr einmal durchlaufen haben – die vier Jahreszeiten, die Geburts- und Todestage, die Ferien, die ganzen zwölf Monate. Und wenn wir diesen Zyklus zweimal durchwandert haben, werden die meisten von uns wieder zurück im Leben sein. Darüber habe ich geschrieben, aber ich bezweifle, dass es für mich ebenso laufen wird. Ich liebe Marilyn seit meinem fünfzehnten Lebensjahr, und ich kann mir nicht vorstellen, dass ich ohne sie wieder ganz am Leben teilhaben kann. Ich habe mein Leben in Gänze gelebt. All meine Ambitionen wurden befriedigt. Meine vier Kinder und die ältesten Enkel sind angekommen im Leben. Ich bin nicht mehr unverzichtbar.

In einer Nacht bin ich besonders durcheinander, weil ich von Marilyns Tod geträumt habe. Ich erinnere mich nur noch an ein Detail: Ich beschwere mich hartnäckig darüber, neben

Marilyn beerdigt zu werden (vor langer Zeit haben wir zwei nebeneinander liegende Grabstellen erworben). Stattdessen will ich, dass wir näher beisammen sind, dass wir im selben Grab liegen! Als ich Marilyn morgens davon erzähle, informiert sie mich darüber, dass dies nicht möglich ist. Vor Jahren haben sie und mein Fotografen-Sohn Reid für ihr Buch Friedhöfe überall in den Vereinigten Staaten besucht. Bei ihren Recherchen ist sie kein einziges Mal auf einen Sarg für zwei gestoßen.

KAPITEL 8

UM WESSEN TOD GEHT ES?

Marilyn im August

Ich habe gerade Irvs Kapitel über seine erneute Lektüre von *In die Sonne schauen* gelesen. Ich bin bewegt und verunsichert. Er betrauert bereits mein Ableben. Wie seltsam, dass ich diejenige sein werde, die wahrscheinlich zuerst sterben wird, wo es doch statistisch gesehen meist der Ehemann ist. Selbst die englische Sprache enthüllt etwas von dem erwarteten Unterschied zwischen den Geschlechtern. »Widower« (Witwer) für den Ehemann hat seine Wurzeln in »Widow« (Witwe) für die Ehefrau. Typischerweise ist die Wurzel männlich, wenn es zwei Geschlechtsformen für das gleiche Wort gibt. »Hero/heroine« (Held/Heldin) oder »poet/poetess« (Dichter/Dichterin). Aber an dieser Stelle spricht die weibliche Wurzel für die statistische Prävalenz, wonach Frauen ihre Männer überleben.

Ich kann nicht über Irvs Witwertum nachdenken. Es macht mich unendlich traurig, ihn mir allein vorzustellen, aber mein Fokus liegt, wie schon in den letzten acht Monaten,

auf meiner eigenen körperlichen Verfassung. Die monate-
lange Chemotherapie, die mich fast umgebracht hat, und die
verheerenden Nebenwirkungen dieser zweiten Medikation,
Velcade, fordern ihren Tribut. Mein neues Immunglobulin-
Regime ist momentan weniger lähmend, und es erlaubt mir
sogar, zumindest zeitweise, einige Momente der Freude mit
Irv, meinen Kindern, Enkelkindern und vorbeikommenden
Freunden zu empfinden. Aber wer weiß, ob diese Behandlung
anschlagen wird.

Wir haben uns bereits mit Dr. S getroffen, der Leiterin des
Palliativzentrums von Stanford, einer reizenden Frau, die die
große Verantwortung dafür trägt, Menschen am Ende ihres
Lebens zur Seite zu stehen. Wenn mir von Dr. M gesagt werden wird, dass die Behandlung mit Immunglobulinen keinen
Erfolg verspricht, werde ich mich wahrscheinlich für eine palliative Behandlung entscheiden und letztendlich für einen begleiteten Suizid. Ich möchte mich keinen dramatischen Maßnahmen mehr unterziehen. Aber wird diese Entscheidung die
meinige allein sein?

———

Als unsere lieben Freunde Helen und David uns etwas zum
Abendessen vorbeibringen, erzähle ich ihnen davon, dass eine
palliative Behandlung und ein begleiteter Suizid eine Erleichterung für mich wären, sollte meine gegenwärtige Behandlung nicht wirksam sein.

David kontert umgehend: »Dein Körper hat nur eine
Stimme.«

Mir scheint, wie so oft in diesem Jahr, dass mein Tod nicht mir allein gehört. Ich werde ihn mit jenen teilen müssen, die mich lieben, an erster Stelle mit Irv, aber auch mit anderen aus der Familie und engen Freunden. Obwohl mir mein Freundeskreis immer wichtig war, bin ich überrascht vom Ausmaß der Betroffenheit, die die Nachricht von meiner Krankheit bei vielen ausgelöst hat. Was für ein Glück ich doch habe, von so fürsorglichen Menschen umgeben zu sein!

Als die Liste der Telefonanrufe und E-Mails zu lang geworden war, um alles persönlich beantworten zu können, unternahm ich einen mutigen Schritt und schrieb eine kollektive Mail an rund fünfzig Freunde und Freundinnen. Dies ist die Nachricht:

Liebe Freunde und Freundinnen,

bitte verzeiht mir, dass ich euch diese Rundmail schicke, anstatt euch persönlich zu schreiben. Ich bin für all eure ermutigenden Worte in diesen letzten sechs Monaten dankbar – für eure Besuche, die Karten, Blumen, das Essen und die anderen Arten von Zuneigung, die ihr mir gezeigt habt. Ohne die Unterstützung durch meine Familie und meine Freunde hätte ich es nie geschafft, so weit zu kommen.

Aus verschiedensten Gründen beenden wir gerade die Chemotherapie und beginnen mit etwas Neuem, was sich Immunglobulin-Therapie nennt und nicht die katastrophalen Nebenwirkungen einer Chemotherapie hat, aber möglicherweise weniger effektiv ist. In ein oder zwei Monaten werden wir Genaueres wissen.

Falls und sobald ich in einer besseren Verfassung sein werde, werde ich hoffentlich mit jedem und jeder von euch persönlich sprechen und eine Zeit für einen Telefonanruf oder Besuch vereinbaren können. In der Zwischenzeit seid gewiss, dass eure Gedanken, und manchmal auch Gebete, mein Herz erfreuen und mich tragen, während ich gemeinsam mit dem medizinischen Team von Stanford daran arbeite, mein Leben zu verlängern.

Liebe Grüße an euch alle,
Marilyn

Es ist mir ein wenig unangenehm, dass ich solch eine Rund-mail verschicken musste. Dennoch bin ich froh, dass ich es getan habe: die zahlreichen Antworten, die ich daraufhin erhielt, gaben mir zusätzlichen Ansporn, alles zu versuchen, um am Leben zu bleiben.

Ich denke an meinen französischen Diplomatenfreund, der an einer sehr lähmenden Krankheit leidet. Er sagte mir einmal, dass er keine Angst vor dem Tod habe (*la mort*), aber sicherlich Angst vor dem Sterben (*mourir*). Auch ich habe keine Angst vor dem Tod an sich, aber der Prozess des Sterbens in kleinen Dosen pro Tag ist oft unerträglich. Ich habe mich nun seit Monaten an die Vorstellung meines bevorstehenden Todes gewöhnt. Da Irv und ich schon seit Jahrzehnten über das Thema Tod nachdenken – wir gemeinsam in unseren Kursen, er in seinen Büchern –, bin ich offensichtlich in der Lage, mich dem Ganzen mit einer gewissen Ruhe zu nähern, die meine Freunde überrascht. Manchmal frage ich mich, ob die Ruhe nur Fassade ist, ob dahinter nicht etwas anderes steckt, ob nicht auch ich verängstigt bin.

Kürzlich ist die Quelle meiner versteckten Angst in einen lebhaften Traum übergesprudelt. Ich telefoniere darin mit einer Freundin, und sie erzählt mir, dass ihr erwachsener Sohn vor einem Tag gestorben ist. Ich fange an zu schreien und erwache tränenüberströmt.

Im wirklichen Leben hat diese Freundin überhaupt keinen Sohn.

Über welchen Tod gerate ich also ins Weinen? Vermutlich über meinen eigenen.

KAPITEL 9

DAS ENDE VOR AUGEN

Irv im August

Marilyn und ich kommen an der Klinik für die Immunglobulin-Behandlung gegen 8 Uhr morgens an. Ich weiche neun Stunden nicht von ihrer Seite, während das Medikament per Infusion langsam in sie hineintröpfelt. Ich behalte sie genau im Blick, weil ich eine starke Reaktion auf das Mittel fürchte. Aber ich bin erfreut, als ich sehe, dass es ihr anhaltend gut geht, dass sie keine negative Reaktion auf das Medikament zeigt und die meiste Zeit ihres Aufenthalts in der Klinik verschläft.

Wieder zu Hause, ist der Abend, der folgt, himmlisch. Wir schauen die erste Folge einer alten BBC-Serie, *Martin Chuzzlewit*, mit Paul Scofield. Wir beide lieben Dickens (besonders ich – für sie steht Proust an erster Stelle). Viele Jahre habe ich, wann immer ich in den USA oder im Ausland unterwegs war, um einen Vortrag zu halten, etwas von meiner freien Zeit dazu genutzt, um in Antiquariate zu gehen, und so allmählich eine große Sammlung von Dickens' Erstausgaben zusammengetragen.

Während wir die Sendung verfolgen, bin ich fasziniert von der erstaunlichen Besetzung der Charaktere. Aber leider Gottes gibt es so viele Charaktere, die alle auf einmal eingeführt werden, dass meine Probleme mit der Gesichtserkennung mich verwirrt zurücklassen. Ohne Marilyn, die mir sagt, wer wer ist, könnte ich wohl nicht folgen. Nachdem wir den Fernseher ausgeschaltet haben, geht Marilyn ins Wohnzimmer, um sich den ersten Teil von *Martin Chuzzlewit* zu holen. (Dickens' große Romane wurden alle in zwanzig Teilen veröffentlicht. Pro Monat kam ein Teil heraus, der sofort von einer großen Flotte von gelben Fuhrwerken an ein riesiges Publikum ausgeliefert wurde, das begierig darauf wartete, die jüngste Ausgabe zu erwerben).

Marilyn öffnet den ersten Teil und beginnt, ungemein lebhaft, laut daraus vorzulesen. Während ich mich in meinem Stuhl zurücklehne und ihre freie Hand halte, ist mir wohlig vor Entzücken, ich lausche jedem einzelnen Wort. Es ist himmlisch: was für ein Geschenk, eine Frau zu haben, der es Freude macht, Dickens' Prosa laut vorzulesen. Ein magischer Moment für mich, einer der vielen wunderbaren Momente, die sie mir seit Jugendjahren geschenkt hat.

———

Aber ich weiß, dass dies nur eine kurze Gnadenfrist ist, bevor es wieder gilt, sich der düsteren Aufgabe zu stellen, sich mit der Sterblichkeit auseinanderzusetzen, und am nächsten Tag suche ich wieder Hilfe auf den Seiten von *In die Sonne schauen* und lande bei meiner Auseinandersetzung mit Epikur (341–270 v.

Chr.), der nicht-religiösen Gläubigen wie mir drei luzide und machtvolle Argumente an die Hand gibt, um die Furcht vor dem Tod zu lindern. Das erste Argument lautet, dass wir nichts zu fürchten haben, wenn wir tot sind, da die Seele sterblich ist und mit dem Körper verschwindet, wir folglich danach auch kein Bewusstsein mehr haben. Das zweite lautet, dass wir nichts zu fürchten haben, da die Seele sterblich ist und sich im Tod auflöst. Somit: »Wo der Tod ist, bin ich nicht. Warum also etwas fürchten, was ich niemals wahrnehmen werde?«

Beides scheint auf der Hand zu liegen und bietet einen gewissen Trost, aber es ist Epikurs drittes Argument, das immer den meisten Eindruck auf mich gemacht hat. Es postuliert, dass das Nichts, das wir nach dem Tod erfahren, jenem Nichts ähnelt, dem wir vor unserer Geburt unterlagen.

Einige Seiten später stoße ich auf meine Beschreibung des »Welleneffekts« – der Vorstellung, dass unsere Taten und Ideen Auswirkungen auf andere haben, also Wellen schlagen, vergleichbar einem Stein, den man in einen Teich wirft. Dieser Gedanke ist ebenfalls sehr wichtig für mich. Wenn ich meinen Patienten etwas gebe, dann weiß ich, dass es ihnen auf die ein oder andere Art gelingen wird, dieses Geschenk an andere weiterzugeben, und so setzen sich die Wellen fort. Dieses Thema ist meiner Arbeit inhärent, seit ich vor über sechzig Jahren mit der Psychotherapie begonnen habe.

Heutzutage leide ich nicht mehr übermäßig an Todesangst, das heißt, Angst vor meinem eigenen Tod. Wirklich beklemmend ist die Vorstellung, Marilyn für immer zu verlieren. Manchmal, für einen Moment, empfinde ich einen Anflug von Groll, dass sie das Privileg besitzt, als Erste zu gehen. Es erscheint so viel einfacher.

Ich weiche nicht von ihrer Seite. Ich halte ihre Hand, wenn wir einschlafen. Ich kümmere mich um sie auf jede erdenkliche Weise. Und in diesen letzten Monaten habe ich kaum eine Stunde verstreichen lassen, ohne dass ich mein Büro verlassen hätte, um den kurzen Weg zu unserem Haus zurückzulegen und nach ihr zu sehen. Ich erlaube es mir nicht oft, über meinen eigenen Tod nachzudenken, aber um dieses Buches willen werde ich meiner Fantasie freien Raum lassen. Wenn ich dem Tod gegenüberstehe, wird es keine Marilyn geben, die über allem wacht, immer verfügbar ist, immer an meiner Seite steht. Ja, meine vier Kinder und meine acht Enkelkinder und viele Freunde werden Zeit mit mir verbringen, aber leider werden sie nicht die Macht haben, die Tiefe meiner Isolation zu durchbrechen.

Ich versuche, mit dem Verlust von Marilyn zurechtzukommen, indem ich an all das denke, was ich verliere, und an all das, was bleibt. Ich habe keinen Zweifel daran, dass mit Marilyns Tod auch viel von meinem alten Leben verschwinden wird, und dieser Gedanke quält mich. Natürlich war ich an vielen Plätzen ohne Marilyn – bei Vorträgen, Workshops und vielen Schnorchel- oder Tauchgängen, auf den Reisen mit der Army in den Orient, meinem Vipassana-Retreat in Indien –, aber viele dieser Erfahrungen sind bereits aus meiner Erinnerung verschwunden. Kürzlich schauten wir uns einen Film an, *Die Reise nach Tokyo*, und Marilyn kam auf unsere Reise nach Tokio zu sprechen, während im Film viele Gebäude und Parks zu sehen waren. Ich erinnerte mich an nichts davon.

»Erinnerst du dich nicht«, meinte sie, »du warst für drei Tage oder länger als Berater im Kurosawa Krankenhaus tätig, und danach haben wir Kyoto besucht?«

Ja, ja, jetzt kam alles wieder zurück – die Vorträge, die ich hielt, die Gruppensitzung, die die dortigen Mitarbeiter als Rollenspiel vorbereitet hatten, die wundervollen Partys, die man für uns gab. Aber ohne Marilyn hätte ich mich wahrscheinlich an nichts davon erinnert. So viel von meinem Leben zu verlieren, während ich noch am Leben bin – das ist eine wirklich beängstigende Sache. Ohne sie werden die Inseln, die Strände, die Freunde überall auf der Welt, viele der wundervollen Reisen, die wir zusammen unternommen haben, verschwinden bis auf ein paar verbleichte Erinnerungen.

Ich fahre fort, *In die Sonne schauen* zu überfliegen, und komme zu einem Abschnitt, den ich gänzlich vergessen habe. Es ist ein Bericht über zwei letzte Treffen mit zwei wichtigen Mentoren: John Whitehorn und Jerome Frank, beides Professoren für Psychiatrie an der Johns Hopkins University. Als ich ganz frisch an der Fakultät in Stanford war, bekam ich zu meiner Überraschung einen Anruf von John Whitehorns Tochter. Sie erzählte mir, ihr Vater habe einen schweren Schlaganfall erlitten und dass er darum gebeten habe, mich zu sehen, bevor er starb. Ich hatte John Whitehorn sehr bewundert – er war mein Lehrer gewesen, und ich stand in professionellem Kontakt zu ihm. Aber es war nie, nicht einmal, zu einer persönlichen Begegnung gekommen. Er war immer steif und formell, es war immer Doktor Whitehorn und Doktor Yalom. Ich hörte nie, dass ihn irgendjemand mit seinem Vornamen ansprach, kein Fakultätsangehöriger, selbst Lehrstuhlinhaber anderer Abteilungen nicht.

Warum ich? Warum sollte er mich sehen wollen, einen Studenten, mit dem er niemals einen vertraulichen Moment geteilt hatte? Aber ich war so bewegt davon, dass er sich an mich erinnerte und nach mir gefragt hatte, dass ich ein paar Stunden später in einem Flugzeug nach Baltimore saß, wo ich mir dann ein Taxi direkt zum Krankenhaus nahm. Als ich sein Zimmer betrat, erkannte mich Dr. Whitehorn, war aber aufgeregt und verwirrt. Wieder und wieder flüsterte er leise: »Ich habe so verdammte Angst.« Ich fühlte mich hilflos und wünschte mir so sehr, ich könnte ihm irgendwie beistehen. Ich zog den Gedanken in Erwägung, ihn zu umarmen, aber keiner umarmte John Whitehorn. Dann, etwa zwanzig Minuten nach meiner Ankunft, verlor er das Bewusstsein. Tieftraurig verließ ich das Krankenhaus. Ich nahm an, dass ich ihm in irgendeiner Art etwas bedeutet hatte, vielleicht als Ersatz für seinen Sohn, der im Zweiten Weltkrieg gefallen war. Ich erinnere mich an seinen traurigen Blick, als er mir davon erzählt hatte, dass sein Sohn bei der Ardennenoffensive im Zweiten Weltkrieg ums Leben gekommen war – er hatte hinzugefügt, »in diesem gottverdammten Fleischwolf«.

Mein letzter Besuch bei Jerome Frank, meinem Hauptmentor an der Johns Hopkins, verlief deutlich anders. Während der letzten Monate seines Lebens litt Jerry Frank an schwerer Demenz, und ich besuchte ihn in seinem Wohnheim in Baltimore. Ich sah ihn dort sitzen und aus dem Fenster schauen und zog mir einen Stuhl heran, um mich neben ihn zu setzen. Er war ein liebenswürdiger, freundlicher Mann, und ich hatte mich in seiner Gegenwart immer wohl gefühlt. Ich fragte ihn danach, wie sein Leben nun war. »Jeder Tag ein neuer Tag«, antwortete er mir. »Ich wache auf, und zack.« Er fuhr sich mit der Hand über die Stirn. »Alles weg von gestern. Aber ich sitze in diesem Stuhl und schaue dem Leben zu. Es ist nicht so schlimm, Irv. Es ist gar nicht so schlimm.«

Das hat mich sehr beeindruckt. Lange fürchtete ich mich vor einer Demenz mehr als vor dem Tod. Aber nun wühlten mich Jerry Franks Worte »Es ist nicht so schlimm, Irv« auf und bewegten mich. Mein alter Mentor sagte: »Irv, du als du selbst hast nur dieses eine Leben. Genieß jeden Moment dieses erstaunlichen Phänomens, das man ›Bewusstsein‹ nennt, und versinke nicht in Selbstmitleid angesichts dessen, was du mal hattest!« Seine Worte wirken nach und lindern meine Angst vor Demenz.

Ein anderer Abschnitt aus *In die Sonne schauen* bietet ebenfalls Beistand. In einem Abschnitt mit dem Titel »Liebesglück« gehe ich darauf ein, wie ein »blauäugiges« Gefühl der Verliebtheit alle anderen Bedenken vom Tisch wischt. Man beobachte nur, wie ein erregtes Kind auf den Schoß seiner Mutter schlüpft und sich dort schnell trösten lässt und all seine Sorgen sich in Luft auflösen. Ich beschrieb dies als »das einsame Ich«, das sich im »Wir« auflöst. Der Schmerz der Isolation verflüchtigt sich. Das sagt mir wirklich etwas. Dass ich Marilyn fast mein Leben lang geliebt habe, hat mich ohne Zweifel davor geschützt, die tiefe Einsamkeit der Isolation erfahren zu müssen, und ein Großteil meines momentanen Schmerzes rührt von dieser antizipierten Einsamkeit.

Ich stelle mir mein Leben nach Marilyns Tod vor, und ich sehe mich Nacht für Nacht allein in meinem großen leeren Haus verbringen. Ich habe viele Freunde und Kinder und Enkelkinder, sogar einen Urenkel, und aufmerksame, freundliche Nachbarn, aber ihnen allen fehlt Marilyns Zauber. Die Aufgabe, sich einer solch fundamentalen Einsamkeit zu stellen, scheint erdrückend. Dann finde ich wieder Trost in Jerry Franks Worten: »Ich schaue aus dem Fenster und sehe dem Leben zu. Es ist nicht so schlimm, Irv.«

KAPITEL 10

ICH ZIEHE ÄRZTLICHE BEIHILFE ZUM SUIZID IN BETRACHT

Marilyn im August

Es ist meine dritte Immunglobulin-Behandlung am Stanford Hospital. Irv begleitet mich, er bleibt von elf Uhr bis fünf Uhr bei mir, abgesehen von ein paar Stunden, in denen er sich kurz ausruht und etwas zu sich nimmt. Während dieser Zeit kommt meine liebe Freundin Vida vorbei, um sich zu mir zu setzen und mir Trost zu spenden. Sie hat sich sehr um mich gekümmert während meiner Krankheit, mich oft besucht und mich mit köstlichem Essen versorgt, das leicht für den Magen war. Heute hat sie Hühnchen, Reis und gekochte Mohrrüben dabei.

Seltsamerweise ist der Tag, den ich im Krankenhaus verbringe, einer der angenehmsten in der Woche, es kommt zu keinen schlimmen Nebenwirkungen. Das Personal ist durchweg großartig, kompetent und effizient. Ich liege in einem komfortablen Bett und erhalte eine Infusion von Medikamenten, die langsam in meinen Körper tröpfeln. Wenn ich gehe, fühle ich mich ausgeruht und guten Mutes, was wahrscheinlich an den Stereoiden liegt, die man mir gibt, bevor die Infusion beginnt.

Als wir das Krankenhaus verlassen, denke ich gerührt daran, dass unser »Nesthäkchen« Ben in einem anderen Flügel dieses Krankenhauses vor exakt fünfzig Jahren auf die Welt gekommen ist. Morgen wird er mit seiner Frau Anisa und den drei Kindern vorbeikommen, um seinen fünfzigsten Geburtstag bei uns zu feiern. Wir haben bereits die Extrabetten in Irvs und meinem Büro vorbereitet, und ich werde alles tun, damit ich vor meinen Enkelkindern nicht als sterbende alte Lady dastehe.

Ben verbringt mit seiner Familie das Wochenende bei uns. Sonntags geben wir eine Party im nahe gelegenen Park, um seinen Geburtstag zu feiern. Obwohl die Einladungen erst vor einer Woche hinausgingen, sind die meisten seiner Freunde gekommen. Einige von ihnen kennt Ben seit der Grundschule, andere aus der High School und dem College und einige von den Sommern im Camp Tawonga in den Sierras. Was für eine Freude, diese »Jungs« zu sehen – die nun mittleren Alters sind und Frauen und Kinder, vom Kleinkind bis zum Teenager, dabeihaben. Ben hatte immer ein gutes Händchen für Freundschaften, und ich freue mich darüber, dass er und seine Freunde sich die Treue gehalten haben.

Was ich natürlich am meisten genieße, ist die Zeit, die ich mit den drei Kindern von Ben und Ani verbringe: Adrian mit seinen sechs Jahren, Maya mit ihren drei Jahren und Paloma, die ein Jahr ist. Die kleinen Mädchen sind unglaublich süß, und Adrian ist ein richtiger Charmebolzen, wenn er nicht seine fünf Minuten hat. Er hat den Vorteil – oder vielleicht den Nachteil –, extrem hübsch zu sein, er hat von seiner Mutter die großen blauen Augen und die blonden Haare geerbt, und er hat ein Gesicht wie ein Engel. Und als wäre das nicht genug, ist er auch noch klug und redegewandt. Aber wenn ihn einer seiner Wutanfälle packt, verwandelt er sich sprichwörtlich in einen Teufel. Ich bin beeindruckt von der Geduld seiner Eltern mit ihm und ihrer hart erarbeiteten Überzeugung, die von den besten psychiatrischen Empfehlungen getragen wird, dass sich sein anstößiges Verhalten auswachsen wird. Bevor sie uns verlassen, gibt mir Adrian einen Abschiedskuss und sagt: »Wir sehen uns dann an Thanksgiving.« In meinem Hinterkopf frage ich mich, in welcher Verfassung ich wohl an Thanksgiving sein werde. Ich frage mich, ob ich dann überhaupt noch da sein werde.

An dem Tag, an dem sie gehen, plagen mich wieder die alten Dämonen Übelkeit und Durchfall. Wahrscheinlich hat das Essen Schuld, das ich wider besseres Wissen auf Bens Party zu mir genommen habe. Als es dazu kommt, fühle ich mich so elend, dass ich mir wünschte, ich könnte dieses Leben einfach friedlich verlassen, ohne weiter leiden zu müssen. Meine Sorgen, die ich mir wegen anderer Menschen mache, befinden sich im Sturzflug, das gilt selbst für meine Trauer darüber, meine Lieben niemals mehr zu sehen.

Später dann bekomme ich die körperliche Situation durch entsprechende Medikamente in Griff, aber meine Ängste bleiben bestehen und münden in einen schrecklichen Traum, als ich ein Nickerchen halte. Ich telefoniere darin mit einer Kollegin, die im realen Leben mehrere Kämpfe mit Brustkrebs ausgefochten hat. Wir beide arbeiten an einem gemeinsamen

Projekt, dessen Unterlagen ich auf meinem Computer zu finden versuche. Ich tippe auf verschiedene Dateien, komme aber auf nichts, was nur im Entferntesten unserem Projekt ähnelt. Irgendwann drücke ich auf ein Symbol auf meinem Desktop, aber anstelle eines sich öffnenden Dokumentes kommt es zu einer so ohrenbetäubenden Rückkoppelung, dass ich die Stimme meiner Kollegin am anderen Ende der Leitung nicht mehr hören kann. Das Geräusch wird lauter und lauter, und es gibt keine Möglichkeit, den Ton abzustellen. Ich gerate in Panik und versuche, den Computer auszustecken, aber selbst das funktioniert nicht. Der Lärm scheint von überall her zu kommen. Ich renne durch das Haus zu all den anderen Steckdosen und schreie im Gehen: »Helft mir, helft mir, den Stecker zu ziehen.«

Es dauert nicht lange, bis mein Psychiater-Ehemann den Traum analysiert hat und ihn als meinen Wunsch deutet, ein qualvolles Leben zu beenden.

————

Irv bringt mich erneut ins Krankenhaus für meine wöchentliche Immunglobulin-Infusion. Alles verläuft absolut reibungslos, einschließlich des langen Nickerchens, das ich halte, infolge des Benadryl als Teil der Pre-Medikation. Als ich aufwache, sitzt Irv an meiner Seite und fragt, wie es mir geht. Gewöhnlich sage ich so etwas wie »Okay« oder »So lala«, um ihm mein Elend zu ersparen. Aber heute entscheide ich mich, vor dem Hintergrund unseres morgigen Gespräches mit Dr. M, etwas offener zu sein als üblich.

»Nun, wenn du die Wahrheit wissen willst, habe ich schon lange das Gefühl, dass ich einen zu hohen Preis dafür bezahle, am Leben zu sein. Ich habe neun Monate Chemotherapie hinter mir und nun die Immunglobulin-Behandlung, und der Tribut, den dies von meinem Körper fordert, hat mich verändert. An jedem Morgen und nach jedem Nickerchen wache ich nun mit einer Abneigung dagegen auf, aufzustehen. Wie viel länger muss ich am Leben bleiben, bis man mir erlaubt zu sterben?«

»Aber manchmal hast du doch gute Momente – etwa, wenn wir draußen sitzen und Händchen halten oder abends Fernsehen schauen.«

»Gute Momente ... c'est beaucoup dire. Wenn es mir nicht wegen meiner Magenprobleme hundsmiserabel geht, ertrage ich meine körperliche Verfassung und freue mich, bei dir zu sein. Du bist für mich der Hauptgrund, am Leben zu bleiben. Du weißt, als sie damals das Multiple Myelom bei mir diagnostiziert haben, lächelten die Ärzte und meinten, dass man mit dieser Krankheit jahrelang leben könne, vorausgesetzt, Chemotherapie oder andere Behandlungsformen schlügen an. Sie sagten nicht, dass ich im Sterben läge und dass die Behandlungen einen anhaltenden Tribut von meinem Körper einfordern würden. Nach und nach habe ich begriffen, dass ich nie mehr dieselbe sein werde – dass ich durch Tage unermesslichen Elends gehen würde, während mein Körper verfallen und immer schwächer werden würde. Wenn ich dich nur für ein paar Minuten in meinen Körper versetzen könnte, würdest du mich verstehen.«

Irv schwieg lange. Dann konterte er: »Genügt es nicht, dass du noch am Leben bist? Dass es, wenn du gehst, nichts mehr geben wird? Und ich bin nicht so weit, dich gehen zu lassen.«

»Irv, ich denke, dass ich in diesen letzten neun Monaten meinen Frieden mit dem Tod gemacht habe. Schließlich bin ich siebenundachtzig Jahre alt, und ich hatte ein großartiges Leben. Wenn ich vierzig oder fünfzig oder sechzig wäre, dann wäre es eine Tragödie, aber jetzt, für mich, ist der Tod eine unvermeidliche Realität. Ob ich in drei Wochen sterbe oder später – ich denke, ich kann die Tatsache akzeptieren. Ja, natürlich werde ich traurig sein, meine Liebsten verlassen zu müssen, besonders dich.«

――――――

Es gibt zwei Dinge in Irvs Schreiben, die einen Einfluss darauf gehabt haben, wie ich nun den Tod sehe. Die erste Sache ist, was er über das ungelebte Leben geschrieben hat. Ich gehöre zu den Glücklichen, die sterben werden, ohne etwas bereuen zu müssen, somit sollte ich dem Tod leichter gegenübertreten können. Gewiss empfinde ich nichts als Dankbarkeit für Irv, meine Kinder, meine Freunde, die Stanford-Ärzte und die materiellen Umstände, die es mir ermöglichen, meine letzten Tage in angenehmer Umgebung zu verbringen.

Die zweite Sache in Irvs Schreiben, die mir dauernd im Kopf herumgeht, ist Nietzsches Satz »Stirb zur rechten Zeit«. Das ist es, womit ich mich gerade beschäftige. Welches ist für mich die richtige Zeit zu sterben? Macht es Sinn für mich, mein Leben zu verlängern, wenn das bedeutet, weiterhin mit so viel körperlichem Elend zu leben? Was, wenn Dr. M uns mitteilt, dass die Immunglobulin-Behandlung nicht anschlägt? Was, wenn sie uns irgendeine andere Behandlung vorschlägt? Ich würde darauf folgendermaßen reagieren: Ich würde mich dafür entscheiden, die Palliativärzte übernehmen zu lassen, damit sie es mir ermöglichen, so schmerzfrei wie möglich zu sterben. Und ich würde um ärztliche Suizidbeihilfe bitten.

Mir scheint, dass die Entscheidung darüber, ob ich lebe oder sterbe, vorwiegend die meine sein sollte. Und ich beginne zu spüren, dass die »rechte Zeit zum Sterben« keine hypothetische Spanne von Monaten und Jahren ist, sondern es eher früher als später dazu kommen wird. Ich habe sogar damit begonnen, mich von Dingen und Menschen zu lösen. Als unsere Enkeltochter Lily uns kürzlich besuchte, schenkte ich ihr etwas, das ich liebte – eine Seite aus einer mittelalterlichen Handschrift, die ich auf den Quais in Paris gekauft hatte, als ich dort studierte. Alana schenkte ich einen sehr besonderen Mantel, den sie schon lange bewunderte. Und Anisa gab ich eine silberne Kette mit einem Herz aus kleinen Diamanten. Es sah so schön an ihr aus.

Aber mehr noch: ich versuche mich ein wenig von den Menschen zu lösen, die ich am meisten liebe. Es war gut, dass ich kürzlich Bens Kinder gesehen habe, zu spüren, dass es ihnen gut geht. Dennoch möchte ich mir über sie oder andere aus der Familie nicht zu viele Sorgen machen – Irv ist der Einzige, über den ich mir Gedanken machen muss. Natürlich hängt eine Menge von dem ab, was Dr. M zu sagen hat, aber ich weiß, dass ich Irv werde bitten müssen, nicht allzu viel Druck auf mich auszuüben, mich seinem Standpunkt anzuschließen – dass es sich lohnt, am Leben zu bleiben, koste es, was es wolle.

KAPITEL 11

EIN ANGESPANNTER COUNTDOWN BIS DONNERSTAG

Irv im September

Jeden Mittwoch sitze ich stundenlang an Marilyns Kranken-hausbett und hoffe, dass sie die intravenöse Infusion vertra-gen wird. Zu meiner großen Überraschung und Erleichterung zeigt sie bislang keine unmittelbaren negativen Reaktionen auf das Medikament, und unsere Mittwoche sind bislang ziemlich friedvoll verlaufen. Jede Woche wird Marilyn bei ihrer Ankunft am Zentrum zunächst Blut abgenommen, da-nach warten wir eine Stunde auf die Laborergebnisse, von denen ihre Dosis an diesem Tag abhängt. Dann beginnt, in einem kleinen Privatzimmer, ihre Infusion, und Marilyn nickt schnell ein. Ich sitze vier bis sechs Stunden an ihrem Bett, lese Zeitung, beantworte E-Mails auf meinem Laptop und lese einen Roman auf meinem iPad. (Thomas Hardys *Tess* nimmt mich so in Beschlag, dass die Stunden nur so dahinfliegen.)

An diesem Mittwoch beschließe ich die Lane Medical Library zu besuchen, während Marilyn schläft. Ich will einige kürzlich erschienene psychiatrische Zeitschriften durchsehen – etwas, was ich zu lange nicht mehr getan habe, wie ich zugeben muss. Ich erinnere mich, dass ich im Laufe von dreißig Jahren als Fakultätsmitglied an der psychiatrischen Abteilung von Stanford unzählige Stunden in der Lane Library verbracht habe, und rufe mir genüsslich den großen Leseraum in Erinnerung, wo die neuesten Ausgaben zahlloser medizinischer Fachzeitschriften auslagen und von zahllosen Medizinstudenten, Mitarbeitern und Fakultätsmitgliedern genutzt wurden.

Man sagt mir, dass es durchs Krankenhaus zur Bibliothek nur zehn Minuten Fußweg sind. Die Lane Library in der medizinischen Hochschule hängt mit dem Krankenhaus zusammen. Die behandelnde Krankenschwester von Marilyn zeigt mir die Richtung an, in die ich gehen muss, und ich schlendere davon. Aber nichts im Krankenhaus ist, wie es war. Ich verirre mich sofort und frage mehrmals nach dem Weg, bis sich jemand mit einem offiziellen Abzeichen des alten Knackers mit dem Gehstock erbarmt, der so wacklig durch die Krankenhausgänge streift, und ihn persönlich zur Bibliothek geleitet. Selbst dann müssen wir an verschiedenen Checkpoints vor jeder Station anhalten, wo ich den Wachen meinen Fakultätsausweis zeigen muss.

Nachdem ich meinen Ausweis an der Bibliothek vorgezeigt habe, gehe ich hinein und freue mich schon auf den guten alten Lesesaal. Aber dazu sollte es nicht kommen: *Es gibt keinen Lesesaal.*

Stattdessen sehe ich nur Reihen um Reihen von Schreibtischen, die von Menschen besetzt sind, die auf Computer starren. Ich schaue mich nach einer Bibliothekarin um. Es gab immer zahllose Bibliothekare und Bibliothekarinnen, die einem hilfreich zur Seite standen, aber ich sehe nicht einen oder eine davon – bis ich eine offiziell wirkende, mürrische Frau ausmache, die sich weit hinten in einer Ecke des Raumes über einen Computer beugt.

Ich gehe zu ihr hinüber und stelle meine Frage: »Könnten Sie mir sagen, wo sich der Lesesaal befindet? Als ich das letzte Mal hier war – was eine Weile her ist, wie ich gestehen muss –, nahm er fast diese ganze Etage ein und hatte die neuesten Ausgaben Dutzender Journale ausliegen. Ich suche nach ein paar aktuellen psychiatrischen Fachzeitschriften.«

Sie wirkt verwirrt und starrt mich an, als wäre ich ein Wesen aus einem anderen Jahrhundert (was ich ja auch bin). »Wir haben hier keine gedruckten Zeitschriften. Es ist alles online.«

»Sie meinen, dass es in dieser ganzen medizinischen Bibliothek keine einzige gedruckte Ausgabe einer neuesten psychiatrischen Zeitschrift gibt?«

Mit einem immer noch zutiefst verstörten Gesichtsausdruck entgegnet sie: »Mag sein, dass im unteren Stockwerk was zu finden ist«, und widmet ihre Aufmerksamkeit wieder dem Computer.

Auf meinem Weg nach unten sehe ich wiederum nichts als über Computer gebeugte Menschen. Hinten im Raum entdecke ich dann jedoch das große Magazin alter gebundener Zeitschriften. Ich finde den Bereich, der das *Journal of the American Psychiatric Association* enthält, aber die Regale stehen zu eng beieinander, als dass ich den Gang betreten könnte. Einige Minuten später habe ich ein großes »Aha«- Erlebnis: die Regale sind beweglich. Ich drücke stark genug dagegen, bis sich etwas tut im Magazin, und als der Gang breit genug ist, schlüpfe ich in den schmalen Raum und beginne nach den gebundenen psychiatrischen Journalen zu suchen. Dann höre ich plötzlich Stimmen und spüre die bedrohliche Bewegung von rollenden Regalen. Ich erinnere mich, dass ich beim Betreten des Magazins ein großes Schild mit folgender Aufschrift gesehen (aber ignoriert) habe: ZU IHRER EIGENEN SICHERHEIT: ARRETIEREN SIE DIE ROLLEN.

Plötzlich dämmert mir die Bedeutung dieses Schildes, und ich begreife, dass ich zerdrückt werden könnte und ich schleunigst von hier verschwinden sollte. Ich verlasse das Magazin fluchtartig und mache mich – mit Hilfe eines anderen zuvorkommenden Krankenhausangestellten – auf den Weg zurück zu Marilyn. Noch mal wage ich mich nicht mehr von ihrem Krankenbett.

Zusätzlich zu ihren Medikamenten bekommt Marilyn mittwochs Steroide, die ihr helfen sollen, die wöchentliche Infusion zu tolerieren und die folgenden achtundvierzig Stunden gut zu überstehen. Aber freitags entwickelt sie unweigerlich unangenehme Symptome wie Brechreiz, Diarrhöe, Schüttelfrost und große Müdigkeit. Diese vier Wochen Behandlung sind sehr langsam vergangen, und ich kann mich auf nichts anderes konzentrieren als auf Marilyn und unseren baldigen Besuch bei der Onkologin. Ich bin angespannt und deprimiert. Ich wundere mich kontinuierlich, wie gut Marilyn das alles bewältigt. Ihr Zustand variiert von Tag zu Tag. Bei einer Gelegenheit, ich war gerade vom Einkaufen zurück, hörte ich sie von ihrem üblichen Sitzplatz auf dem Wohnzimmersofa aus nach mir rufen. Sie war sichtlich am Zittern und bat mich, ihr warme Decken zu bringen, was ich auch sofort tat. Zwei Stunden später fühlte sie sich besser und nahm ihr übliches Abendbrot, bestehend aus Hühnersuppe und Apfelsaft, zu sich.

Als unser Donnerstaggespräch näher rückt, werde ich zunehmend unsicherer darüber, was Dr. M wirklich gesagt hatte. An was ich mich erinnerte, war, dass mindestens ein Drittel der Patienten die neue Behandlung nicht vertrugen. Die gute Nachricht ist natürlich, dass Marilyn diese Hürde genommen hat. Dann hatte Dr. M gesagt, soweit ich mich erinnerte, dass zwei Drittel der Patienten positiv darauf reagierten. Aber was war mit dem einen Drittel, bei dem es nicht so ist? Hatte sie darüber etwas gesagt? Implizierte das, dass es dann keine weitere Behandlungsoption mehr gab? Soweit ich wusste, hatte ich es unterlassen, in Marilyns Gegenwart danach zu fragen.

Am Dienstagabend, zwei Tage vor unserem Gespräch, wächst meine Angst. Ich rufe meine Tochter Eve und meinen Kollegen und Freund David Spiegel an. Beide waren beim letzten Gespräch mit Dr. M dabei. Ich frage sie, an was sie sich noch erinnern können von dem Gesagten. Sie erinnern sich *nicht* daran, dass Dr. M gesagt hat, es gebe keine verbleibenden Optionen mehr, sollte die Behandlung fehlschlagen, aber sie erinnern sich durchaus daran, dass Marilyn Dr. M unterbrach und meinte, dass sie sich keiner weiteren Behandlung unterziehen werde und um eine Palliativbetreuung bitten würde.

Während all dieser Mühsal bleibt Marilyn äußerlich ruhig, viel ruhiger als ich, und oft versucht sie, meine Sorgen wegen ihrer Krankheit zu beschwichtigen. Aber immer wieder kommt Marilyn auf die ärztliche Suizidbeihilfe zu sprechen. *Du kannst nicht einfach um Sterbehilfe bitten, solange es noch effektive Behandlungsmethoden gibt*, denke ich, aber ich will sie nicht mit der Realität erschlagen. Sie wird das selbst begreifen. Ich erinnere sie weiter an all die kostbaren Momente, die sie immer noch erlebt. Den Spaß, den wir neulich abends hatten, als wir in den TV-Apps mit unserer Enkeltochter Lenore nach einem guten japanischen Film gesucht haben. Unsere kostbaren Momente, in denen wir uns einfach an den Händen halten. »Denke an diese Momente«, sage ich zu ihr. »Denke daran, wie gesegnet wir sind, dieses kostbare Bewusstsein zu erfahren. Ich liebe jede Minute davon; wir werden keine zweite Chance bekommen. Wie kannst du das einfach wegwerfen?«

»Du hörst mir nicht zu«, entgegnet sie. »Ich begreife die Kostbarkeit des Bewusstseins, aber ich schaffe es nicht, dir klarzumachen, wie elend ich mich die meiste Zeit fühle. Du hast das nie erlebt. Wenn du nicht wärst, hätte ich schon längst einen Weg gefunden, um es zu beenden.«

Ich höre ihr zu. Hat sie recht?

Ich denke an die Zeiten zurück, in denen es mir elend erging. Am schlimmsten war es vor Jahrzehnten, als wir von einer Reise auf die Bahamas zurückkamen, wo ich mir eine tropische Infektion eingefangen hatte, die mich für Monate zu Boden streckte. Ich ging zu den besten Tropenmedizinern, ohne jeden Erfolg. Ich litt oft an Schwindel, Übelkeit und lag wochenlang im Bett. Schließlich meldete ich mich bei einem Fitnessstudio an, fand einen Trainer und zwang mich nach sechs Monaten Kranksein zur Genesung. Aber in all dieser Zeit dachte ich nicht einmal an Selbstmord, erklärte ich Marilyn. Ich vertraute darauf, dass meine Krankheit vorübergehen würde, und das Leben war zu kostbar. Danach plagten mich jahrelang Anfälle von Lagerungsschwindel – eine schreckliche Erfahrung –, aber irgendwie habe ich es überstanden und seit vielen Jahre keinen Schwindel mehr verspürt. Aber es ist töricht, meine Krankheit mit der ihren zu vergleichen. Marilyn mag recht haben, vielleicht unterschätze ich das Ausmaß ihrer Qual. Ich muss mich darum bemühen, das Leben aus ihrer Perspektive zu sehen.

———

Schließlich ist Donnerstag – der Tag unseres Gesprächs mit Dr. M, in dem wir erfahren werden, ob Marilyns Immunglobulin-Therapie funktioniert. Weil ich dabei bin, meinen Glauben an meine Fähigkeit als guter Zuhörer zu verlieren, bitte ich diesmal unsere engen Freunde David Spiegel und seine Frau Helen Blau darum, uns zu begleiten. Das Treffen ist eine Enttäuschung – ein Teil der Laborergebnisse liegt noch nicht vor. Es gibt zwei Labormarker, die uns darüber informieren würden, wie Marilyn auf die Behandlung anspricht. Einer davon war geringfügig positiv, der andere ist noch nicht in Auftrag gegeben worden.

Ich stelle Dr. M einige Fragen und sage, dass ich dieser Sitzung sehr entgegengefiebert habe, in der Erwartung, zu erfahren, ob das Immunglobulin bei Marilyn wirkt oder nicht. Erwartete ich diese Information heute zu Recht?

Dr. M sagt, dass ich in der Tat richtig liege, dass es ihr Fehler gewesen sei, diese Laboruntersuchung nicht in Auftrag gegeben zu haben. Sie wird es unverzüglich nachholen. Wir sollen nach dem Gespräch direkt zum Labor gehen für eine Blutabnahme, und Dr. M verspricht, Marilyn morgen die Ergebnisse am Telefon mitzuteilen.

»Und eine letzte Frage für heute«, sage ich. »Falls dieser Immunglobulin-Ansatz nicht funktioniert, gibt es dann weitere Optionen?«

»Die gibt es«, erwidert Dr. M.

Ich schaue zu Marilyn hinüber und bemerke, wie sie den Kopf schüttelt, wenn auch nur leicht, aber ich verstehe die Botschaft: *Vergiss es. Ich bin fertig damit. Ich werde mich keiner weiteren Behandlung mehr unterziehen.*

Gegen Ende unserer Sitzung spricht Marilyn mehrere Minuten darüber, warum sie den Tod nicht fürchtet, sie zitiert einige Passagen aus meinem Buch *In die Sonne schauen* und erwähnt auch Nietzsches Satz »Stirb zur rechten Zeit«. Sie erklärt, dass sie es nicht bedauert, wie sie ihr Leben geführt hat. Während ich zuhöre, bin ich so stolz: auf sie, ihr Ausdrucksvermögen, ihre Haltung. Was für ein außerordentliches Glück ich doch habe und wie gesegnet ich doch bin, Marilyn als meine Lebenspartnerin zu haben. Dr. M ist ebenfalls bewegt von ihren Worten, gegen Ende unserer Sitzung umarmt sie Marilyn und sagt ihr, wie sehr sie geliebt wird.

———

Ich weiß, dass ich in den letzten Wochen ziemlich viel geträumt habe, aber ich konnte mich seltsamerweise an keinen einzigen Traum erinnern. Aber in der Nacht nach unserem Gespräch schlafe ich unruhig und kann mich deutlich an ein Bruchstück eines langen, erschreckenden Traums erinnern. Ich trage einen großen Koffer und stehe zum Trampen an einer verlassenen Straße. Etwas Unangenehmes ist dem vorausgegangen, aber ich kann mich nicht daran erinnern, was. Dann fährt ein Wagen zur Seite, und ein Mann winkt mich heran, er will mit mir darüber reden, ob er mich mitnehmen soll. Da ist etwas Erschreckendes, fast Diabolisches an seinem Gesicht: Ich traue ihm nicht und fotografiere mit meinem iPhone heimlich sein Nummernschild und e-maile es an einen Bekannten. Ich weigere mich, in seinen Wagen zu steigen: So stehen wir schweigend für eine Weile, bis er schließlich davonfährt. Das Letzte, an das ich mich erinnere, ist, wie ich im Dunklen allein an der Straßenseite stehe. Keine Autos, nirgends. Ich weiß nicht, was ich tun oder wohin ich gehen soll.

Je verzweifelter ich den Traum zu deuten versuche, desto mehr entgleitet er mir. Aber die Stoßrichtung des Traums scheint klar: Ich bin allein, heimatlos, verängstigt, vom Leben gezeichnet und kurz vor dem Ende. Ich verneige mich vor dem Traummacher in mir.

Wir bekommen die Laborresultate nicht am nächsten Tag, einem Freitag, was bedeutet, wir müssen bis Montag warten. Meine Aufregung verunsichert Marilyn, die sich daran erinnert, dass Dr. M gesagt hat, sie würde uns anrufen, sobald sie die Laborresultate vorliegen habe. Ich rufe meinen Freund David Spiegel an, dessen Erinnerung sich mit der von Marilyn deckt. Ich verliere noch mehr das Vertrauen in meine Fähigkeit, zuzuhören und etwas im Gedächtnis zu behalten.

Ich werde so ungeduldig, dass ich meine Stanford Fakultäts-ID dazu nutze, um die Laborresultate auf meinem Computer einzusehen. Marilyn erzähle ich nichts davon. Die Komplexität des Berichts ist beängstigend, aber es scheint mir, dass die Ergebnisse keine signifikanten Verbesserungen zeigen. Verzweifelt verschweige ich es vor Marilyn. Ich schlafe auch in dieser Nacht schlecht, und früh am folgenden Morgen erhält Marilyn eine E-Mail von Dr. M, in der sie erklärt, dass die Laborergebnisse vorsichtig optimistisch stimmen. Sie fügt einen Screenshot bei, der zeigt, dass es in den letzten Wochen zu einer substantiellen Reduktion einiger negativer Indikatoren gekommen ist.

Meine Fehlinterpretation der Laborergebnisse erinnert mich einmal mehr daran, dass mein medizinischer Abschluss lange zurückliegt: Ich bin nur dem Namen nach Arzt und vollkommen unvorbereitet darauf, die gegenwärtige medizinische Praxis oder Laborergebnisse zu verstehen. Ich werde in Zukunft die Finger davon lassen.

KAPITEL 12

EINE KOMPLETTE ÜBERRASCHUNG

Marilyn im September

Ich erwarte einen Besuch von Ivory, einer Freundin, die gerade aus Kopenhagen zurück ist. Ivory möchte mir eine sehr spezielle Schokolade vorbeibringen, die nur in Dänemark produziert wird. Ich kenne Ivory durch die literarischen Salons für Schriftstellerinnen, zu denen ich jahrelang eingeladen habe. Sie war eine derjenigen, die immer dabei waren, sowohl im laufenden akademischen Jahr als auch zum Sommersalon, zu dem wir auch die Partner der Schriftstellerinnen einluden.

Es ist ein Hochgenuss, in die Schokolädchen aus Haselnuss zu beißen, die Ivory für Irv und mich öffnet. Ich freue mich so, diese Frau wiederzusehen. Ich kenne sie, seit sie mit ihrem ersten Kind schwanger war, das nun neun Jahre alt ist. Ivory betreibt einen kleinen Verlag, der Bücher online anbietet und auf Bestellung druckt. (Sie hat mein Buch über Frauenerinnerungen an die Französische Revolution, das vergriffen war, unter dem Titel *Compelled to Witness* (*Zur Zeugenschaft verpflichtet*) wiederveröffentlicht, wo es nun ein neues Leben in High School Geschichtskursen führt und sogar etwas Gewinn abwirft!)

Ivory erzählt mir gerade von einigen ihrer neuen Projekte, die ihre Verlagsambitionen finanziell auf solidere Beine stellen würden, als es an der Tür klingelt. Bevor jemand öffnen kann, geht die Eingangstür auf, und ein vertrautes Gesicht erscheint. Dann ein weiteres. Und noch eins. Bis etwa zwanzig Teilnehmerinnen meines früheren Salons das Wohnzimmer füllen! Ich bin *bouche bée* – komplett überrascht und erstaunt! Wie hat Ivory dieses Zusammentreffen nur organisiert bekommen, ohne dass ich nur auch den geringsten Schimmer davon hatte?

Wie sich herausstellt, lief die Planung seit Monaten, nachdem ich die Salons wegen meiner Krankheit hatte aufgeben müssen. Dieser kollektive Besuch ist ein symbolischer Ersatz für den Salon, zu dem ich gewöhnlich gegen Ende des Sommers in unser Zuhause in Palo Alto eingeladen habe. Aber dies war noch nicht alles.

Ivory überreicht mir ein wunderschön gestaltetes Buch mit dem Titel *Letters to Marilyn* (*Briefe an Marilyn*). Wie viel Arbeit sie in die Produktion des Buches und das Zusammentreffen der Salonnières gesteckt hat, ist offensichtlich! Das Buch enthält dreißig Briefe von Salonnières; einige von ihnen können heute leider nicht dabei sein. Ich öffne es willkürlich an irgendeiner Stelle und bin plötzlich wie erschlagen von der Bedeutung, die mir diese Frauen in ihrem Leben zuschreiben. Ein Brief beginnt: »Du weißt möglicherweise nicht, wie wichtig du für mich bist, seit wir uns das erste Mal begegnet sind!« Ein anderer: »Welche Welten du mir eröffnet hast!« Und wieder ein anderer: »Ich fühle mich so privilegiert und glücklich, dich zu kennen!«

Wie lässt sich aufrichtig und mit Würde auf solche Aussagen reagieren? Ich bin überwältigt. Aber zu dem Gefühl der Dankbarkeit gesellt sich, tief innen, das Gefühl, dass ich solch einen Regen von Lobpreis nicht verdiene. In den letzten Monaten haben mir schon so viele Menschen in Briefen und mit Blumen und durch Essensgaben ihre Wertschätzung ausgedrückt und ihre tiefe Sorge. Dennoch ist diese Gruppe hier besonders – eine Gruppe von Schriftstellerinnen, Professorinnen, unabhängigen Wissenschaftlerinnen, Fotografinnen und Filmemacherinnen, die seit über einem halben Jahrhundert Teil meines Lebens ist. Stina Katchadourian, die ich seit 1966 kenne, beginnt ihren Brief so: »Freundin, Vertraute, Mentorin, weise Frau, Bleistift-in-der-Hand-Frau, Immer-für-einen-da-Frau, Fels, Fast-Verwandte, Schwester.« Dieser Brief bringt mich wie viele andere Briefe zum Weinen, und ich bewahre sie alle auf, um sie wieder und wieder zu lesen.

Briefe an Marilyn ist eine »Limitierte Ausgabe von einem Exemplar«, herausgegeben von Ivory Madison und gestaltet von Ashley Ingram. Auf dem Cover findet sich ein Foto von mir, das vor über fünfunddreißig Jahren aufgenommen wurde, es zeigt mich, wie ich an meinem Schreibtisch sitze. Ich bin voreingenommen, aber meiner Meinung nach hat es nie ein schöneres Limitierte-Ausgabe-Buch gegeben. Und mit Sicherheit kein bedeutungsvolleres für eine Person, die sich dem Ende ihres Lebens nähert.

Eine Stunde ist schnell vorbei, und ich spreche mit jeder persönlich. Es bedeutet mir besonders viel, mit Barbara Babcock zusammenzusitzen, Professorin für Rechtswissenschaften an der Stanford University. Sie hat sich einer Chemotherapie für Brustkrebs unterziehen müssen und ist eine meiner ersten Vorbilder in Sachen Tapferkeit gewesen. Wir trafen uns schon lange in regelmäßigen Abständen, bevor bei mir ein Multiples Myelom diagnostiziert wurde. Entweder in Restaurants oder, wenn es ihr schlecht ging, bei ihr zu Hause. Seit ich mit meiner Behandlung begonnen habe, hatten wir uns allerdings nicht mehr gesehen. Wir sprechen über unser gegenseitiges Elend und auch über die liebevolle Unterstützung unserer Ehemänner.

Ich freue mich so, Myra Strober zu sehen, die mir immer eine liebe Freundin und Kollegin war, seit sie mich 1976 zur Leiterin des ehemaligen CROW (Center for Research on Women) machte. Ohne Myra wäre die zweite Hälfte meines Lebens eine vollkommen andere gewesen. Und ich bin so dankbar dafür, dass sie heute kommen konnte, trotz ihrer Hüftoperation, die erst wenige Wochen zurückliegt, und der schweren Parkinson-Erkrankung ihres Mannes.

Diese zwei Frauen, Barbara und Myra, eint die Auszeichnung, die ersten Frauen gewesen zu sein, die 1972 von der Stanford Law School (Barbara) und der Stanford Business School (Myra) eingestellt worden sind. Jede von ihnen war in ihrer langen Karriere vielen anderen Frauen eine Mentorin, und jede von ihnen hat eine Autobiografie geschrieben über ihre persönlichen und beruflichen Erfahrungen.

Unter den vertrauten Gesichtern ist auch Meg Clayton. Ich bitte sie, uns etwas über ihren neuen historischen Roman *The Last Train to London (Der letzte Zug nach London)* zu erzählen, der bald auf Englisch erscheinen wird und anschließend in neunzehn Sprachen! Ich hatte das Privileg, Megs Verwandlung in eine wirklich bedeutende Autorin über die letzten paar Jahre begleiten zu dürfen. Meg zitiert in ihrem Brief an mich

»Let Evening Come« von Jane Kenyon; Jahre zuvor hatte es der verstorbene John Felstiner genau in diesem Wohnzimmer, in dem wir jetzt zusammensitzen, laut rezitiert. Dieses Gedicht passt nun haargenau auf meine Lebenssituation. In Auszügen heißt es dort:

> Let the fox go back to its sandy den.
> Let the wind die down. Let the shed
> go black inside. Let evening come.
> To the bottle in the ditch, to the scoop
> in the oats, to air in the lung
> let evening come.
> Let it come, as it will, and don't
> be afraid. God does not leave us
> comfortless, so let evening come.

Als alle fort sind, sitze ich eine lange Zeit da und denke über die überströmende Liebe von heute nach. War ich wirklich so freundlich und großzügig, wie meine Freundinnen behaupteten? Falls es stimmen sollte, habe ich charaktermäßig viel von meiner Mutter geerbt, der süßesten, großherzigsten Person, die ich je gekannt habe. Meine Mom war freundlich zu jedem. Selbst als sie bereits in ihren Achtzigern war, pflegte sie noch an den Türen ihrer Nachbarn zu klingeln, um zu fragen, ob sie ihnen etwas vom Einkaufen mitbringen sollte. Als wir sie später in einem Pflegeheim in unserer Nähe in Palo Alto unterbrachten, hatte sie immer Süßigkeiten parat, für den Fall, dass die Enkelkinder vorbeikamen. Sie erzog mich zu einem geselligen Wesen und brachte mir bei, »eher zu geben als zu nehmen«. Meine Mutter lehrte mich, darüber nachzudenken, bevor ich etwas tat, und zu bedenken, welche Auswirkungen meine Worte und Taten auf die Gefühle anderer hatten. Natürlich habe ich mich nicht immer daran gehalten. Es gab Zeiten, in denen ich aus Gedankenlosigkeit – oder manchmal auch mit Absicht – selbstsüchtig auf Kosten einer anderen Person war, wie ich mich erinnere. Glücklicherweise haben meine heutigen Freundinnen nur meine bessere Seite gesehen.

Dennoch ist da ein irgendwie düsterer Gedankengang, der in dieses schöne, liebliche Bild von mir hineinbricht: Sicherlich ist einiges von diesem Lobpreis mit der simplen Tatsache verbunden, dass ich krank bin und nicht mehr lange da sein werde. Vielleicht war dies bereits das letzte Mal, dass ich viele dieser Frauen gesehen habe. Waren sie hier, um mir »die letzte Ehre zu erweisen«? Nun, selbst wenn das stimmen sollte, nehme ich es hin. Es war ein wunderbarer Tag, einer von jenen, die ich für den Rest meines Lebens bewahren werde, egal, wie kurz oder wie lange das noch sein möge.

KAPITEL 13

JETZT WEISST DU ES ALSO

Irv im Oktober

Seit unserem letzten Gespräch mit Dr. M, die uns gesagt hat, dass die endlich vorliegenden Laborergebnisse darauf hindeuten, dass Marilyn Fortschritte macht, hat sich unser Leben grundlegend verändert. Marilyn ist zu mir zurückgekehrt. Sie wird nicht so bald sterben – und wie ich inzwischen vermute, wird sie mich wahrscheinlich überleben. Ich habe meine alte Marilyn zurückbekommen, und wir haben ein paar wunderbare Tage verbracht.

Wie gewöhnlich begleite ich sie mittwochs für einige Stunden ins Krankenhaus, wo sie ihre Infusion erhält. Für ein oder zwei Tage ist sie danach munterer, mehr sie selbst. Gewöhnlich fühlt sie sich an den Donnerstagen gut, aber in dieser Woche ist es anders: Sie ist in außerordentlich guter Stimmung. Sie ist die Marilyn, die ich vor ihrer Krankheit gekannt habe, die Marilyn, die ich seit Langem nicht mehr gesehen habe.

Am Freitag, zwei Tage nach ihrer Infusion, fühlt sie sich

immer noch gut genug, um in ein Restaurant zum Dinner zu gehen. Dies ist vermutlich erst das dritte Mal seit Ausbruch ihrer Krankheit vor einigen Monaten, dass wir auswärts essen. Wir entschließen uns für unser übliches Restaurant, Fuki Sushi, auf das ist Verlass, und es liegt nur ein paar Blocks von unserem Zuhause entfernt. Sie haben unproblematische Gerichte dort, wie Zosui- und Miso-Suppe, die Marilyn nicht auf den Magen schlagen. Wir waren hier bestimmt fünfhundertmal in den letzten fünfzig Jahren. In einem Jahr bekamen wir sogar ein Geschenk: ein Set von Steakmessern als Dank dafür, eine ihrer loyalsten Kunden zu sein.

Am folgenden Morgen, einem Samstag, erwacht Marilyn mit einem breiten Lächeln im Gesicht. »Ich hatte einen lebhaften Traum – den lustigsten seit Monaten, wenn nicht sogar Jahren.

Ich bin in meinem Elternhaus in Washington, D.C., und ich schleiche mit einem Mann, dessen Gesicht ich nicht erkennen kann, die Treppe hoch in mein Schlafzimmer. Er geht ins Bett mit mir, und wir fangen an, uns zu lieben, aber stattdessen pinkelt er ins Bett. Ich muss aufstehen und die Laken wechseln. Dann gehe ich nach unten, um mir eine Tasse Tee zu machen, und als ich wieder oben auf der Treppe bin, höre ich auf der anderen Seite des Flures irgendein Geräusch im Zimmer meiner Mutter. Ich klopfe an die Tür und öffne sie ein wenig. Und wen sehe ich da vollkommen nackt auf dem Bett meiner Mutter sitzen und mich breit angrinsen, unseren Sohn Ben.

Meine Mutter schaut mich an und sagt: ›So, jetzt weißt du es also!‹

Ich entgegne: ›In meinem Schlafzimmer gibt es auch jemanden. Jetzt weißt du es auch.‹«

Wir lachen beide über diesen absurden Traum und versuchen uns erfolglos einen Reim darauf zu machen. Marilyn träumt davon, jung zu sein, in ihrem Elternhaus, in dem sie aufgewachsen ist. Aber sie hat eine Affäre mit einem unbekannten Mann, einem inkontinenten Mann, der ins Bett pinkelt, die Tat eines alten Mannes. Und dann die eigenartige urkomische Begegnung mit ihrer Mutter, einer sehr netten, liebevollen Frau, die im Bett liegt mit unserem erwachsenen Sohn Ben.

Inzest, Zeitreise, absurder Humor, Lebensphasen und eine Rebellion gegen das Altern – es ist alles da!

Später an diesem Tag erzählt mir Marilyn von ihrer Vermutung, der Traum wäre dadurch getriggert worden, dass sie Ben mit mir im Bett sitzen sah, während wir miteinander sprachen. Es war dieselbe Art Lächeln auf seinem Gesicht, das sie im Traum sah. Natürlich kommen wir auf Freuds ödipale Interpretation des Mutter-Sohn-Inzests zu sprechen, den Marilyn maskiert hat, indem sie ihn ihrer Mutter zusprach. Was den älteren Liebhaber betrifft, so war damit wahrscheinlich ich gemeint, auch wenn ich bisher noch nicht ins Bett gepinkelt habe.

Marilyn ist den ganzen Tag so aufgekratzt, dass ich spüre, wie sich mein Geist neu kalibriert: Ich habe meine Marilyn zurück! Aber leider nicht für lange: Am nächsten Nachmittag ist ihr wieder übel, und sie ist so erschöpft, dass sie es kaum schafft, vom Sofa aufzustehen. Dieser plötzliche Umschwung von einem Tag auf den anderen scheint unerklärlich, und ich fühle mich wieder hilflos. Ich sage ihr, und meine das auch so, dass ich wünschte, ich könnte ihre Krankheit und ihre Übelkeit und ihre Müdigkeit auf mich nehmen.

Diese großen Schwankungen dauern an. Am nächsten Tag

fühlt sie sich wieder wie sie selbst, und alles in allem scheint es ihr langsam besser zu gehen. Marilyns Krankheit hat alles andere überschattet, aber nun habe ich Zeit, mein eigenes Leben zu überdenken. Ich habe sehr wenige Gleichaltrige um mich herum – all meine besten und ältesten Freunde und Bekannten sind tot. Abgesehen von Marilyn leben und atmen nur noch wenige Freunde aus tiefster Vergangenheit. Da gibt es meinen Cousin Jay, der drei Jahre jünger ist. Ich kenne ihn seit meiner Geburt. Er lebt in Washington, D.C., und wir telefonieren mindestens vier- oder fünfmal in der Woche. Aber keiner von uns hat es mit dem Reisen, und es ist unwahrscheinlich, dass ich ihn noch einmal leibhaftig wiedersehen werde. Einmal in der Woche telefoniere ich mit Saul Spiro, der als junger Assistent mit mir an der Johns Hopkins war. Er lebt in Washington State, ist aber zu krank zum Reisen. Erst gestern habe ich im *Stanford Report* gelesen, dass Stanley Schrier gestorben ist, ein langjähriger Freund und früherer Nachbar. Er war der Hämatologie-Professor, der uns an Dr. M überwiesen hat. In seinem Nachruf erfahre ich, dass er neunzig war, zwei Jahre älter als ich. Zwei Jahre – das erscheint mir richtig: Ich werde wahrscheinlich noch zwei Jahre leben. Aber falls Marilyn nicht mehr da wäre, würde ich nicht mehr so lange bleiben wollen.

Ich bin nun im Ruhestand und habe die Arbeit, die ich liebe, aufgegeben. Ich vermisse meine therapeutische Praxis schmerzlich. Dass ich als Therapeut in Rente gegangen bin, liegt erst wenige Monate zurück, und ich sehe wöchentlich immer noch drei oder vier Patienten für eine einzige Sitzung. Aber mein Arbeitsleben als Therapeut ist beendet, und ich trauere darum. Ich vermisse die tiefe Vertrautheit des therapeutischen Prozesses. Nur Marilyn lässt mich nun noch in die tiefsten und dunkelsten Kammern ihrer selbst blicken, keiner sonst.

Während ich darüber nachdenke, wie ich die Tiefe und das Ausmaß meines Verlustes am besten beschreiben kann, kommt mir das Gesicht einer Patientin in den Sinn. Wie seltsam, dass diese spezielle Person in meinem Kopf erscheint: Ich habe sie nur einmal vor vielen Jahren gesehen. Aber vor ein paar Wochen, als ich meine unveröffentlichten Schriften durchging, war ich auf diese Seiten einer Geschichte gestoßen, die ich begonnen hatte, über sie zu schreiben.

Am Tag meines siebzigsten Geburtstags betrat Phyllis, eine ernste, gut aussehende, ältere Frau mein Büro. Sie fühlte sich sichtlich unwohl, wie ein Vögelchen saß sie am äußersten Rand ihres Stuhles, jeden Moment bereit, davonzufliegen.

»Guten Tag, Phyllis. Ich bin Irv Yalom, und ich weiß aus Ihrer E-Mail nur, dass Sie schlecht schlafen und oft ängstlich sind. Sollen wir damit beginnen? Erzählen Sie mir mehr davon.«

Aber Phyllis war zu angeschlagen, um sofort loszulegen. »Ich brauche eine Minute oder zwei – ich rede nicht oft über mich, über mein verborgenes Selbst.« Sie scannte mein Büro, und ihre Augen blieben an einem signierten Foto des großen Baseballspielers der New York Yankee, Joe DiMaggio, hängen.

»Er war einer meiner Kindheitshelden«, kommentierte ich.

Phyllis brach in ein breites Lächeln aus. »Joe DiMaggio – den kenne ich – ich meine, natürlich nicht persönlich. Ich wuchs in San Francisco in North Beach auf, nicht weit von da, wo er lebte, und nur ein paar Blocks von der Kirche entfernt, wo er und Marilyn Monroe geheiratet haben.«

»Aber ja, ich verbrachte in North Beach ebenfalls viel Zeit, hatte oft Lunch in DiMaggios Restaurant, ich glaube, es war das Restaurant seines Bruders Dominic. Mittlerweile wurde es umgetauft in ›Original Joe's‹. Haben Sie ihn je spielen sehen?«

»Nur im Fernsehen. Ich mochte es, ihm dabei zuzusehen, wie er die Bases ablief. So viel Anmut. Ich sah ihn ein paarmal in der Marina Area spazieren gehen. Da lebt er inzwischen.«

Weil ich bemerkte, dass sie sich auf ihrem Stuhl zurückgelehnt hatte, sich also entspannte, beschloss ich, dass es Zeit war, an die Arbeit zu gehen. »So, erzählen Sie mir von sich selbst, Phyllis, und sagen Sie mir, was Sie heute zu mir bringt.«

»Nun, ich bin dreiundachtzig und habe den Großteil meines Lebens als Anästhesieschwester verbracht. Bin vor einigen Jahren in Rente gegangen. Ich lebe allein. War nie verheiratet. Recht einsam, werden Sie sicherlich denken. Keine Familie, außer einem entfernten Halbbruder, und ich leide an ziemlicher Schlaflosigkeit und Angstzuständen.« Ihre Lippen zitterten, während sie mich anlächelte. Sie schien sich fast dafür entschuldigen zu wollen, mir so viel Arbeit zu machen.

»Ich sehe, dass es Ihnen nicht leichtfällt, offen über sich zu reden, Phyllis. Ich vermute, es ist das erste Mal, dass Sie mit einem Therapeuten sprechen?«

Sie nickte.

»Sagen Sie mir doch, warum jetzt? Was hat Ihnen bei Ihrem Entschluss, mich anzurufen, geholfen?«

»Nichts Akutes. Die Dinge verschlimmern sich nur immer mehr, besonders die Schlaflosigkeit und die Einsamkeit. Ich habe viele Ihrer Bücher gelesen. Dachte einfach, ich könnte Ihnen trauen. Erst kürzlich *Die Schopenhauer-Kur*. Sie schienen mir flexibel und freundlich und nicht in einer Zwangsjacke zu praktizieren. Am wichtigsten, Sie kamen mir nicht wie jemand vor, der vorschnell urteilt.«

Es war klar, dass sie mit jeder Menge von Schuldgefühlen zu kämpfen hatte. Ich sagte mit sanfter Stimme: »Sie haben recht. Ich bin nicht voreingenommen. Ich bin auf Ihrer Seite. Ich bin da, um Ihnen zu helfen.«

Phyllis kam zur Sache und begann von ihrer traumatischen Kindheit zu erzählen. Ihr Vater verschwand, als sie drei war. Sie hörte nie mehr von ihm, und ihre Mutter würde seinen Namen nie mehr erwähnen. Ihre Mutter war, wie sie sagte, eine bösartige, kaltherzige, narzisstische Frau, und als einer der vielen Männer, die ihre Mutter nach Hause brachte, sie zu missbrauchen versuchte, riss Phyllis mit fünfzehn von zu Hause aus, sie prostituierte sich, lebte mit einer Reihe von Männern und schaffte es dann auf wundersame Weise, sich durch die High School, das College und die Krankenpflegeschule zu bringen. Sie hatte ihr ganzes Erwachsenenleben als Anästhesieschwester gearbeitet.

Sie lehnte sich auf ihrem Stuhl zurück, nahm einige tiefe Atemzüge und fuhr fort: »So, das ist kurz gesagt mein Leben. Nun zum schwierigen Teil. Vor einigen Jahren rief meine Schwester bei mir an, um mir zu erzählen, dass unsere Mutter Lungenkrebs im Endstadium habe, sie hing am Sauerstoff und lag nun komatös in einer Palliativeinrichtung. ›Sie steht kurz vor dem Tod‹, sagte meine Schwester in meiner Erinnerung, ›und ich war in den letzten drei Tagen bei ihr, ich kann nicht mehr. Bitte, Phyllis, könntest du kommen und heute Nacht bei ihr bleiben? Sie ist nicht bei Bewusstsein – du musst nicht mit ihr reden.‹

Ich stimmte zu – meine Schwester und ich hatten einige Jahre zuvor wieder zueinander gefunden und sogar damit begonnen, uns alle ein, zwei Monate zum Lunch zu treffen. Ich entsprach also ihrer Bitte, aber ich tat es für meine Schwester, nicht für meine Mutter. Ich hatte meine Mutter jahrzehntelang nicht mehr gesehen, und sie ging mir, wie ich Ihnen schon gesagt habe, am Arsch vorbei, ich stimmte nur zu, in dieser Nacht bei ihr zu sitzen, um meiner Schwester eine Pause zu gönnen. Um etwa drei Uhr morgens – ich erinnere mich noch so genau daran, als wäre es gestern – wurde ihr Atem unregelmäßig, sie begann zu röcheln, und es zeigte sich Schaum vom Lungenödem auf ihren Lippen. Ich habe das bei mehr als genug Patienten gesehen, und ich wusste, ihr letzter Atemzug war gekommen. Ich war mir sicher, dass es jede Minute so weit war.«

Phyllis' Kopf war gebeugt. Sie pausierte für einige Sekunden und wisperte dann, mit einem Blick zu mir: »Ich muss Ihnen etwas sagen – kann ich Ihnen vertrauen?«

Ich nickte.

»Ich drehte den Sauerstoff ab ... drehte ihn ab, kurz vor dem letzten Atemzug.«

Wir schwiegen für eine Weile. Dann sagte sie. »War es Mitleid oder Rache? Das frage ich mich seitdem.«

»Oder vielleicht etwas von beidem«, erwiderte ich. »Oder vielleicht ist es auch an der Zeit, diese Frage loszulassen. Wie schrecklich muss es für Sie gewesen sein, dies alles für so viele Jahre für sich zu behalten. Wie geht es ihnen damit, es endlich mit jemandem zu teilen?«

»Es ist zu beängstigend, um auch nur darüber zu reden.«

»Versuchen Sie, dranzubleiben. Ich schätze es, dass Sie mir dieses siedende Geheimnis anvertraut haben. Was würde helfen? Gibt es etwas, was Sie mich fragen möchten, etwas, was ich sagen könnte, das Sie befreien oder Ihnen in irgendeiner Weise helfen würde?«

»Ich muss Ihnen sagen, dass ich keine Mörderin bin. Ich habe so viele Patienten in ihren letzten Momenten begleitet. So viele Patienten. Sie hatte nur noch einen Atemzug. Vielleicht zwei.«

»Lassen Sie mich Ihnen sagen, was ich denke ...«

Phyllis' Augen schossen hoch zu meinen – als ob ihr Leben von meinen nächsten Worten abhinge.

»Ich denke an dieses kleine Mädchen, dieses hilflose, missbrauchte, ohnmächtige Mädchen, dem Schicksal so ausgeliefert, genau wie den Forderungen und Launen anderer. Wie tragisch, dass Sie diejenige sein mussten, die in den letzten Momenten Ihrer Mutter bei ihr sein mussten. Und wie verständlich, dass Sie die Kontrolle gewinnen mussten.«

Obwohl wir noch zwanzig Minuten hatten, bevor die Stunde vorbei war, sammelte Phyllis ihre Sachen zusammen, stand auf, legte ihren Scheck auf den Tisch, sagte lautlos »Danke« und ging. Ich hörte nie wieder von ihr.

———

Diese Begegnung vor so vielen Jahren vermittelt, was ich für den Rest meines Lebens vermissen werde: das Gefühl von Einsatz, das Vertrauen, das man mir entgegenbringt, die Möglichkeit, tiefe und düstere Momente mit einem anderen

Menschen zu teilen. Und, vor allem, die Möglichkeit, einer anderen Person so viel anbieten zu können. Darum drehte sich mein Leben für so viele Jahre. Ich weiß das zu schätzen. Ich werde es vermissen. Was für ein Kontrast zu einem passiven Leben, in dem ich gepflegt werden muss und Unterstützung brauche – ein Leben, das, wie ich fürchte, nicht allzu fern ist.

Marilyn fragt mich, warum ich diese Geschichte gewählt habe und nicht eine der anderen aus meinen zahlreichen Notizen. Ich gebe die gleiche Antwort – dass sie die intimen Begegnungen repräsentiert, die ich nicht länger mit meinen Patienten teilen werde. Sie meint, es könne auch mit den Fragen zu tun haben, denen man sich gegen Ende des Lebens gegenübersieht, mit dem Moment, in dem jemand schließlich den Stecker zieht. Vielleicht hat sie recht.

KAPITEL 14

TODESURTEIL

Marilyn im Oktober

Dr. M rief gestern an, um mir mitzuteilen, dass ich die Immunglobulin-Therapie nicht fortsetzen sollte. Die letzten Laborergebnisse zeigen, dass es nicht funktioniert, und auf eine seltsame Art und Weise bin ich erleichtert. Ich werde die toxischen Nebenwirkungen der Medikamente, die mir seit Anfang des Jahres verabreicht wurden, nicht mehr ertragen müssen. In dieser Woche waren sie schlimmer als sonst, und ich habe mich unentwegt gefragt: »Ist es das wert, das Leben um solch einen Preis zu verlängern?«

Natürlich weiß ich nicht, welche Pein es für mich bereithält, wenn ich der Krankheit einfach ihren Lauf lasse. Die Leute von der Palliativmedizin versichern mir, dass sie ihr Möglichstes tun werden, damit ich nicht groß leiden muss, aber ich möchte nicht einmal ansatzweise darüber nachdenken, wie das aussehen wird. Für den Moment reicht es mir völlig, mich mit dem Tod auseinanderzusetzen.

Im Alter von siebenundachtzig Jahren zu sterben ist keine

Tragödie, besonders wenn ich an all die jüngeren Leute denke, die gehen müssen. Diese Woche ist es die Reporterin Cokie Roberts gewesen. Sie ist mit fünfundsiebzig gestorben, und ich spürte eine Art Verwandtschaft mit ihr, denn sie hat ebenfalls den Wellesley College Alumnae Achievement Award erhalten. Mein Porträt hängt in einer prächtigen Halle im College neben dem ihren und jenen der vielen anderen berühmten Alumnae, wie beispielsweise Hillary Clinton und Madeleine Albright. Es erfüllt mich mit Stolz, dass auch ich Teil der feministischen Bewegung war, die in den letzten zwei Generationen die Frauenrechte vorangetrieben hat. Das war meine Zeit. Was in der Zukunft geschehen wird, nach meinem Tod, liegt nicht mehr in meiner Hand.

Ich vermute, ich habe so lange über den Tod nachgedacht, dass er mich jetzt nicht überrascht. Inzwischen sind alle meine Kinder informiert, und ich werde getragen von ihrer Liebe. Mein Sohn Reid und seine Frau Loredana kümmerten sich um uns über das Wochenende, sie legten einen großen Vorrat an Hühnersuppe und Apfelkompott für mich an. Eve eilte aus Berkeley herüber und half uns, die schlechten Neuigkeiten zu verdauen. Victor wird die Nacht morgen bei uns verbringen, und Ben wird gegen Ende der Woche kommen.

Falls ich der Sache gewachsen bin, werde ich mit Irv und Eve zu Bens neuer Produktion in San Francisco gehen – *Dionysus Was Such a Nice Man* (*Dionysus war solch ein netter Mann*). Irgendwie hat Ben es geschafft, seine Theaterkompagnie bis in die einundzwanzigste Saison zusammenzuhalten. Das Stück erhielt eine hervorragende Kritik im *San Francisco Chronicle*, und ich freue mich so für ihn; ich würde wirklich gerne hingehen, aber es hängt von meiner Kraft und meinem

Zustand ab. Das ist meine neue Formel: konzentrier dich auf dich und deine täglichen Bedürfnisse. Es ist an der Zeit, zuzulassen, dass der Rest der Welt sich um sich selbst kümmert.

Natürlich mache ich mir Sorgen um Irv. Er sorgt nun seit Monaten für mich, und ich fürchte, dass ihn das verschleißt. Zu meinen Gesundheitsproblemen kommen seine eigenen, er braucht jede Hilfe, die er kriegen kann. Unsere Freundin Mary, die sich um ihren Mann drei Jahre gekümmert hat, bevor er starb, hat mir von der Notlage der Pflegenden erzählt. Sie war in der Lage, eine Gruppe von Gleichgesinnten mit ähnlichen Problemen zu finden, sie trugen ihre Last gemeinsam. Selbst heute noch, zwei Jahre nach dem Tod ihres Ehemanns, trifft sie sich regelmäßig mit diesen Frauen.

Es ist unwahrscheinlich, dass Irv jemals die Hilfe eines solchen Unterstützungssystems annehmen würde, ganz zu schweigen von der Tatsache, dass alle Pflegenden in Marys Fall Frauen waren. Seit vielen Jahren trifft sich Irv jede Woche mit einer Gruppe von Psychiatern, um persönliche Probleme zu besprechen, und ich glaube, das hilft ihm. Obwohl er natürlich rational weiß, dass ich sterben werde, hält er immer noch an einer Form von Verdrängung fest. Als ich mich laut gefragt habe, ob ich wohl an Weihnachten noch da sein werde, hat er mich nur ungläubig angesehen – natürlich würde ich wie immer bei unserem Familientreffen den Vorsitz führen. Ich weiß nicht, ob es besser ist, ihn an die kurze Zeit, die mir noch bleibt, zu erinnern oder ihn in der Verdrängung zu lassen.

———

Die Vorstellung des Todes schreckt mich nicht. Ich glaube nicht an ein Weiterleben, das über eine »Wiedereingliederung in den Kosmos« hinausgeht, und ich kann die Vorstellung akzeptieren, dass ich nicht mehr existieren werde. Mein Körper wird sich letztlich in der Erde auflösen. Als meine Mutter vor zwanzig Jahren starb, wurde sie auf dem Alta Mesa Friedhof beerdigt. Er liegt in Fußnähe unseres Hauses. Wir haben damals auch zwei Grabstellen für uns erworben, ganz in ihrer Nähe. Die häufigen Besuche auf diesem Friedhof gaben Anstoß zu dem *The American Resting Place*-Buchprojekt mit meinem Sohn Reid und ermöglichten mir eine völlig neue Sicht auf den Umgang mit Bestattungen und Einäscherungen.

Heutzutage sind in Amerika Einäscherungen üblicher als herkömmliche Bestattungen, und ökologische Anliegen treten mehr und mehr in den Vordergrund. In Washington State beispielsweise kann man sich so beerdigen lassen, dass sich der eigene Körper in Kompost verwandelt. In Kalifornien kauft ein Start-up Wald auf und ermöglicht es Menschen, einen bestimmten Baum zu düngen. Ich mag die Vorstellung, in einem einfachen Holzsarg beerdigt zu werden und in Fußnähe unseres Hauses zu liegen, direkt gegenüber von der High School, die unsere vier Kinder besucht haben. Wenn sie in der Zukunft mein Grab besuchen, werden sie umgeben sein von Kindheitserinnerungen.

Jetzt, wo ich mich dem Ende nähere, wie soll ich von meinen Freunden Abschied nehmen? So viele Menschen sind gut zu mir gewesen während meiner Krankheit, und ich will nicht aus ihrem Leben verschwinden, ohne ihnen gesagt zu haben, wie viel sie mir bedeuten. Ein Anruf, um Lebewohl zu sagen, erfordert viel Kraft. Ein Brief fühlt sich substantieller an, aber werde ich die Zeit und das Stehvermögen haben, jedem und jeder einzelnen Person zu schreiben? In einer gewissen jüdischen Tradition schreibt man, wie Elana Zaiman in ihrem Buch *The Forever Letter* (*Der Brief für die Ewigkeit*) erläutert, einen letzten Brief an seine Liebsten, um ihnen zu sagen, was man für sie empfindet und welche bedeutsamen Worte der Weisheit man ihnen noch mitgeben will. Welche Art von Weisheit ich auch immer erworben haben möge in meinem Leben: Es ist nichts, was ich jetzt in einen kurzen Brief packen könnte. Ich hoffe, ich kann wenigstens meinen eigenen Erwartungen gerecht werden und auf eine Art und Weise sterben, die anderen so wenig Schmerz wie möglich verursacht – und auch nicht mir selbst.

Mein Weg, meinen Freunden und Freundinnen Lebewohl zu sagen, wird sich wohl auf einen späten Nachmittagstee konzentrieren. Ich habe bereits damit begonnen, einige meiner engsten Freunde zu sehen, und werde andere in den nächsten Wochen dazu einladen. Ich hoffe, es wird genug Zeit sein, damit ich mich persönlich von jedem, der mein Leben bereichert und mich in diesen schwierigen letzten Monaten unterstützt hat, verabschieden kann.

Es ist unheimlich, sich einzugestehen, dass es jetzt schnell gehen muss, wenn ich etwas tun will. Mir fällt ein, dass ich eine Kiste für jedes Kind beschriften sollte, in die ich Sachen lege, die möglicherweise für das jeweilige Kind oder dessen Kinder oder Enkelkinder von Interesse sind. Ich stelle mir vor, wie diese Kiste auf irgendeinem Speicher landet und schließlich von einem fernen Nachfahren entdeckt wird, wenn Irv und ich nur noch Namen auf einer Ahnentafel sind. Was werden sie mit diesem Etwas machen, das als »Irvs High School

Freundschaftsnadel, geschenkt Marilyn 1948« etikettiert ist? Werden sie sich an einem Fotoalbum von unserem fünfzigsten Hochzeitstag erfreuen? Sollte ich ein Sammelalbum der Kritiken meines Buches *Eine Geschichte der Brust*, veröffentlicht 1997, hineintun?

Es fällt so schwer zu begreifen, dass all die Bücher und Papiere und Dinge, die mein Leben begleitet haben, für meine Kinder und Enkelkinder nur wenig Bedeutung haben werden. Tatsächlich werden sie wohl eine Last für sie darstellen. Ich weiß, dass ich ihnen einen Gefallen tue, wenn ich so viel »Kram« wie möglich loswerde.

———

Als Irv und ich das letzte Mal bei Dr. M sind, stelle ich ihr zwei Fragen: Wie lange werde ich wahrscheinlich noch leben, und wie gehen wir das mit der Sterbehilfe an?

Ihre Antwort auf die erste Frage ist: »Das lässt sich natürlich nie mit Sicherheit sagen, aber ich würde auf so etwas um die zwei Monate tippen.«

Dies ist ein Schock. Ich dachte, ich hätte ein wenig mehr Zeit. Dies wird mir kaum die Zeit geben, noch einmal all meine engen Freunde und Freundinnen zu sehen und die Idee einer Kiste von bedeutungsvollen Dingen für jedes Kind weiterzuverfolgen.

Glücklicherweise haben wir bereits in nur zwei Wochen eine »Feier« für alle Kinder und deren Nachkommenschaft angesetzt. Der Grund der Feierlichkeiten war ursprünglich der sechzigste Geburtstag unseres Sohnes Victor, wie auch die dreier weiterer Familienmitglieder mit Oktobergeburtstagen – als da sind die drei Frauen unserer Söhne, Marie-Helene, Anisa und Loredana. Nun bezeichne ich dieses Ereignis, in Abwandlung eines Filmtitels, als »Vier Geburtstage und ein Todesfall«. Es hilft, sich seinen Sinn für Humor zu bewahren.

Was die Sterbehilfe angeht, so braucht es hierzu die Unterschrift von zwei Ärzten, denn laut den Kriterien muss der Patient dem Tode nah sein und keine Aussicht auf Genesung mehr haben. Ich glaube, Dr. M von der Hämatologie und Dr. S von der Palliativmedizin werden für mich in den letzten Wochen meines Lebens unterschreiben. Ich bin überrascht zu hören, dass der Tod durch das Schlucken eines Medikamentencocktails erfolgen wird, nicht durch eine Injektion oder eine einzige Pille.

Nun, bislang bin ich relativ ruhig. Nach zehn Monaten, in denen ich mich meist schrecklich gefühlt habe, ist es eine Erleichterung zu wissen, dass mein Elend ein Ende haben wird. Auf eine merkwürdige Weise habe ich das Gefühl, für alle Sünden oder Missetaten meines Lebens »bezahlt« zu haben. Das religiöse Konzept von Verurteilung und Bestrafung oder Belohnung nach dem Tod hat sich seinen Weg in mein Gefühl eines säkularen Äquivalents gebahnt: Ich habe das Gefühl, körperlich genug gelitten zu haben, bevor ich sterbe. Und wer weiß, was noch auf mich wartet, bevor ich Irv zum letzten Mal küsse?

KAPITEL 15

ABSCHIED VON DER CHEMOTHERAPIE – UND DER HOFFNUNG

Irv im Oktober

Ich habe den Tag gefürchtet, an dem wir Dr. M treffen würden, um ein ausführliches Gespräch über das Ende der Behandlung zu führen. Dr. M erscheint pünktlich zu unserer Verabredung und beantwortet alle unsere Fragen auf sachkundige und freundliche Art. Ich erkundige mich danach, warum Marilyn nicht auf die Behandlung angesprochen hat: Wir hatten von so vielen, darunter auch Bekannten, gehört, die Jahre oder Jahrzehnte mit einem Multiplen Myelom gelebt haben. Ihr Blick ist traurig, als sie erwidert, dass die Wissenschaft nicht wisse, warum manche Patienten mit dieser Erkrankung nicht auf die Behandlung ansprechen oder sie, wie in Marilyns Fall, solch toxische Nebenwirkungen haben, dass eine Therapie unmöglich wird.

Dann bringt Marilyn, die sich nie vor klaren Worten scheut, die Sache auf den Punkt und fragt: »Wie viel Zeit habe ich noch? Was glauben Sie, wie lange werde ich noch leben?«

Ich bin erschüttert – und beneide Dr. M nicht, ich möchte nicht in ihrer Haut stecken. Aber sie scheint unbeeindruckt und gibt eine ehrliche Antwort: »Das lässt sich nicht mit Sicherheit sagen, aber ich würde auf ein oder zwei Monate tippen.«

Ich schnappe nach Luft. Das tun wir beide: Wir hatten auf drei bis sechs Monate gehofft, das war die Zeit, von der wir ausgingen. Seltsam, wie Angst die Wahrnehmung verzerrt. Ich stehe unter einem solchen Schock, dass mein Verstand in einen anderen Gang wechselt und ich mich zu fragen beginne, wie oft Dr. M wohl in solche Gespräche verwickelt ist. Ich schaue sie an: Sie ist eine attraktive, leise und mit Bedacht sprechende, einfühlsame Person. Ich hoffe, sie hat jemandem, mit dem sie über den Stress reden kann, dem sie täglich ausgesetzt sein muss. Ich wundere mich über die Beweglichkeit meines Geistes, der gefangen ist im Akt, sich selbst zu schützen. Sobald ich die Worte »ein oder zwei Monate« hörte, wechselte ich abrupt meinen Fokus zu etwas anderem und begann über Dr. Ms tägliche Erfahrungen nachzudenken. Mein Geist wirbelt vom einen Ort zum nächsten: Ich kann den Gedanken nicht ertragen, dass meine Marilyn möglicherweise nur noch einen Monat am Leben ist.

Marilyn, bemerkenswert wie immer, scheint unbeeindruckt. Sie möchte gern über die Sterbehilfe reden und fragt Dr. M dann, ob sie einverstanden sei, eine der beiden Ärztinnen zu sein, die sie für die Unterschrift braucht. Ich bin in einem Schockzustand. Ich denke nicht zusammenhängend. Es macht mir Sorgen, als ich erfahre, dass sie Pillen schlucken muss zum Sterben. Ich hatte immer gedacht, es geschähe durch eine Infusion. Während ich mir einige Pillen in den Mund werfen und problemlos hinunterschlucken kann, kann Marilyn nur eine Pille nach der anderen schlucken, bewusst und langsam. Was wird passieren, wenn die Zeit gekommen ist? Ich überlege, dass ich einen Stößel und Mörser benutzen könnte, um die Pillen zu zerstoßen und eine Emulsion aus dem Pulver herzustellen. Dann beginne ich mir vorzustellen, wie ich das Ganze an ihre Lippen bringe, aber das verlangt mir zu viel ab, und die Bilder verschwimmen einfach.

Ich beginne zu weinen. Ich denke daran, wie ich mich immer um Marilyn gekümmert habe – sie war gerade mal eins fünfzig groß und wog kaum fünfzig Kilo, als ich ihr zum ersten Mal begegnet bin, vor vierundsiebzig Jahren. Ich stelle mir plötzlich vor, wie ich ihr die tödlichen Pillen gebe und sie daran würgt, an einer nach der anderen. Ich wische diese entsetzliche Szene aus meinem Kopf und ersetze sie sofort durch Bilder von Marilyn, wie sie eine Abschiedsrede hält, einmal am McFarland, unserer Junior High School, und einmal am Roosevelt, unserer High School. Ich war größer und stärker und kannte die Welt der Naturwissenschaften und versuchte mich immer, immer um Marilyn zu kümmern, ich versuchte immer, sie zu schützen. Und doch, jetzt zittere ich bei der Vorstellung, diese tödlichen Pillen in der Hand zu halten und sie ihr Stück für Stück geben zu müssen.

Am folgenden Morgen wache ich um fünf Uhr auf, mit einer bahnbrechenden Einsicht. »Verstehst du nicht«, sage ich zu mir selbst, »gestorben wird nicht in der Zukunft: Marilyn *ist* bereits am Sterben.« Sie isst sehr wenig und scheint unheilbar müde. Ich kann sie nicht einmal dazu bringen, die fünf

Minuten zum Briefkasten an unserer Einfahrt zu gehen. Sie stirbt *jetzt* – es ist nichts, was in der Zukunft passieren wird. *Es passiert jetzt.* Wir sind mittendrin. Manchmal stelle ich mir vor, wie es wäre, die Pillen selbst zu nehmen und mit ihr zu sterben. Ich stelle mir vor, wie meine Psychiaterfreunde miteinander darüber diskutieren, ob sie mich in die Psychiatrie bringen sollen, weil ich selbstmordgefährdet bin.

KAPITEL 16

VON DER PALLIATIVBETREUUNG ZUR STERBEBEGLEITUNG

Irv im November

Nachdem sie nichts mehr anzubieten hat, überweist Dr. M Marilyn in die Palliativmedizin, jenem medizinischen Zweig, der sich ganz darauf konzentriert, den Schmerz zu reduzieren und es den Patienten so angenehm wie möglich zu machen. Marilyn und ich haben, unterstützt von unserer Tochter Eve, ein langes Gespräch mit Dr. S, der Leiterin der Palliativmedizin, einer warmen und liebenswürdigen Frau, die die Krankengeschichte durchgeht, eine körperliche Untersuchung vornimmt und Medikamente für Marilyns Symptome verschreibt – ihre anhaltende Übelkeit, ihre störenden Hautläsionen und die extreme Müdigkeit.

Marilyn beantwortet all ihre Fragen geduldig, kommt aber bald auf das Thema zu sprechen, das ihr am wichtigsten ist: Sterbehilfe. Dr. S beantwortet alle Fragen von Marilyn auf behutsame und fürsorgliche Weise, macht aber deutlich, dass sie diesen Schritt nicht befürwortet. Nachdrücklich sagt sie, ihre Aufgabe sei es, dafür zu sorgen, dass ihre Patienten nicht leiden müssen, und es ihnen zu ermöglichen, gut und schmerzfrei zu sterben.

Mehr noch, Dr. S informiert uns darüber, dass ärztlich begleiteter Suizid ein komplexer Schritt ist, der einen beträchtlichen bürokratischen Schriftverkehr erfordert. Sie informiert uns, dass die Art des Todes – die Einnahme von tödlichen Pillen – selbst herbeigeführt werden muss: der Ärztin ist es nicht erlaubt, der Patientin dabei zu helfen, diese Pillen zu nehmen. Als ich erwähne, dass Marilyn ziemliche Probleme mit dem Tablettenschlucken hat, erwähnt Dr. S die Möglichkeit, die Pillen zu pulverisieren und sie in einen Drink zu mischen. Aber sie gibt zu, dass sie darin wenig Erfahrung hat, sie ist nur einmal bei einem ärztlich begleiteten Suizid dabei gewesen.

Marilyn bleibt jedoch hartnäckig und fragt Dr. S, ob sie damit einverstanden sei, eine der beiden erforderlichen unterschreibenden Ärztinnen zu sein. Dr. S atmet tief ein, zögert, erklärt sich dann damit einverstanden, wiederholt aber, dass sie hoffe, dies werde nicht notwendig sein. Anschließend wirft sie die Frage auf, ob sie Marilyn an ein Hospiz verweisen solle. Sie erklärt, dass das Hospizteam regelmäßig bei uns vorbeikommen würde, um sicherzustellen, dass Marilyn schmerzfrei ist und es ihr so gut wie irgend möglich geht. Sie wird Kontakt mit zwei Hospizen in der Nähe aufnehmen, die uns jemanden vorbeischicken werden, der uns darüber informiert, was ihr Haus jeweils anbieten kann, und wir können uns für eines von beiden entscheiden.

Beide Abgesandte der Hospize, die uns daheim besuchen,

sind gut informiert und freundlich. Wie sollen wir uns zwischen ihnen entscheiden? Marilyn erfährt, dass der Ehemann einer engen Freundin vor Kurzem exzellent vom *Mission Hospice* versorgt wurde, also entscheiden wir uns für *Mission*. Wenig später bekommen wir Besuch von der Hospizschwester und der Sozialarbeiterin und zwei Tage danach von Dr. P, dem Hospizarzt. Er verbringt anderthalb Stunden bei uns. Wir waren beide beeindruckt von ihm und beruhigt, nachdem wir ihn gesehen hatten. Ich halte ihn für einen der fürsorglichsten, empathischsten Ärzte, denen ich je begegnet bin. Insgeheim hoffe ich, dass er verfügbar sein wird und sich um mich kümmern kann, wenn meine Zeit zu sterben gekommen ist.

Etwa fünfzehn Minuten, nachdem wir unser Gespräch mit Dr. P begonnen haben, kann Marilyn sich nicht mehr zurückhalten und stellt erneut die Frage nach der ärztlichen Suizidbeihilfe. Dr. P's Antwort fällt überraschenderweise anders aus als alle, die wir bislang erhalten haben: Er steht der Vorstellung äußerst positiv gegenüber, wobei er den Terminus »ärztlich begleitetes Sterben« bevorzugt. Er versichert Marilyn, dass er ihr persönlich beim Sterben beistehen wird, wenn die Zeit dafür gekommen ist. Sollte sie sich wirklich dafür entscheiden, so beruhigt er sie, würde er bei ihr bleiben und eine Emulsion der Pillen vorbereiten, sodass sie sie durch einen Strohhalm schlürfen und problemlos schlucken kann. Er erzählt uns, dass er bereits über hundertmal in entsprechenden Fällen dabei war, und er befürwortet diese Wahl aus vollem Herzen, wann immer der Patient sehr leidet und keine Hoffnung auf Genesung besteht.

Diese Worte haben einen stark beruhigenden Effekt auf

Marilyn – auf beide von uns, auch wenn es ihren Tod für mich gleichzeitig realer macht. *Marilyn wird bald sterben. Marilyn wird bald sterben. Marilyn wird bald sterben.* Dieser Gedanke ist zu viel für mich, und ich schiebe ihn weiterhin von mir weg. Die Verleugnung regiert. Ich schaue weg. Ich werde und will nicht wirklich hinschauen.

———

Ein paar Tage später übernachten zwei unserer Kinder bei uns, unsere Tochter Eve, die Älteste, und unser Sohn Ben, der Jüngste. Ich wache früh auf, spaziere in mein Büro hinüber und verbringe zwei Stunden damit, über ein Kapitel des Korrekturabzugs der neuen Ausgabe meines Lehrbuchs zur Gruppentherapie zu gehen. Gegen halb elf Uhr gehe ich zurück ins Haus wo Marilyn am Tisch sitzt und gerade ihr Frühstück beendet, ihren Tee trinkt und die Morgenzeitung liest.

»Wo sind die Kinder?«, frage ich. Kinder, wirklich! Meine Tochter ist vierundsechzig, und mein Sohn ist fünfzig. (Meine beiden anderen Söhne sind zweiundsechzig und neunundfünfzig.)

»Oh«, sagt Marilyn mit ruhiger, sachlicher Stimme, »sie sind beim Bestatter, die Trauerfeier besprechen, und dann werden sie auf den Friedhof gehen, nach unseren Grabstätten schauen. Wir werden direkt neben meiner Mutter liegen.«

Zu meiner Überraschung breche ich in Tränen aus, ich weine mehrere Minuten lang. Marilyn umarmt mich, während ich versuche, mich wieder in den Griff zu bekommen. Zwischen Schluchzern sage ich: »Wie kannst du so leichtherzig darüber sprechen? Ich kann den Gedanken nicht ertragen, dass du stirbst. Ich werde mit dem Gedanken nicht fertig, in einer Welt ohne dich zu leben.«

Sie zieht mich an sich und sagt: »Irv, vergiss nicht, dass ich nun schon seit zehn Monaten in Schmerz und Elend lebe. Ich habe dir immer wieder gesagt, *dass ich den Gedanken daran nicht ertragen kann, noch länger so zu leben.* Ich heiße den Tod willkommen, ich heiße es willkommen, frei von Schmerz und Übelkeit, frei von diesem Chemo-Brain und dieser andauernden Müdigkeit, frei von diesem ständigen grässlichen Gefühl zu sein. Bitte versteh mich: vertrau mir – ich bin mir sicher, dass du ähnlich empfinden würdest, hättest du all diese Monate in meinem Zustand verbracht. Ich lebe nun nur noch wegen dir. Ich bin am Boden zerstört bei dem Gedanken, dich zu verlassen. Aber, Irv, es ist an der Zeit. Bitte, du musst mich gehen lassen.«

Es ist nicht das erste Mal, dass ich diese Worte höre. Aber es ist vielleicht das erste Mal, dass ich sie zu mir durchdringen lasse. Vielleicht erfasse ich zum absolut ersten Mal, dass ich haargenau so empfinden würde wie Marilyn, wäre ich durch dieselben letzten Monate gegangen wie sie! Wenn ich mit so viel Verzweiflung gelebt hätte, würde ich den Tod willkommen heißen, genau wie Marilyn.

Für einen Moment, nur für einen Moment, spüre ich, wie einige meiner alten Ärzte-Sprüche Gestalt annehmen und darum kämpfen, den Gegenbeweis anzutreten: Du musst keine Schmerzen haben. Es gibt Morphin für deine Schmerzen, wir haben Steroide für deine Müdigkeit, wir haben ... wir haben ... Aber ich darf solchen unglaubwürdigen Worten keine Stimme geben.

Wir halten einander einfach, sind beide am Weinen. Zum ersten Mal redet Marilyn über mein Leben nach ihrem Tod. »Irv, es wird nicht so schlimm sein. Die Kinder werden immer zu Besuch kommen. Deine Freunde werden die ganze Zeit vorbeischauen. Wenn du dich zu alleine fühlst in diesem großen Haus, kannst du immer noch unsere Haushälterin Gloria und ihren Mann fragen, ob sie nicht mietfrei in meinem Büro wohnen wollen, dann sind sie immer da, wenn du sie brauchst.«

Ich unterbreche sie: Ich hatte mir geschworen, dass ich Marilyn nie mit meinen Sorgen über mein Leben ohne sie belasten würde. Ich umarme sie und sage ihr zum tausendsten Mal, wie sehr ich sie liebe und verehre und wie sehr ich jedes klitzekleine Stück Erfolg in meinen Leben ihr zu verdanken habe.

Wie immer erhebt sie Einwände und spricht von meinem Talent, den vielen Welten, die ich mit meinem Schreiben geschaffen habe. »Du hattest es in dir. Deine Kreativität. Ich habe dir nur dabei geholfen, sie freizusetzen.«

»Mein Erfolg beruht auf meinem Verstand, meiner Vorstellungskraft – ja, ich weiß das, mein Herz. Aber ich weiß auch, dass du es warst, die das Fenster zur kreativen Welt für mich geöffnet hat. Wenn du nicht gewesen wärst, hätte ich genau das Gleiche getan wie alle meine Kumpel an der medizinischen Hochschule: Ich hätte eine Praxis in Washington, D.C. eröffnet. Obwohl das ein gutes Leben gewesen wäre, hätte kein einziges meiner Bücher das Licht der Welt erblickt. Du hast mich in die höheren Formen der Literatur eingeführt – erinnere dich daran, wie ich in nur drei Jahren durchs College gerauscht bin und sämtliche für das Medizinstudium erforderlichen Kurse absolviert habe. Du warst meine einzige Verbindung zu den Klassikern, zu großer Literatur, zur Philosophie: du hast meinen engen Blick auf die Welt erweitert. Du hast mich mit den großen Schriftstellern und Denkern vertraut gemacht.«

―――――

An diesem Abend kommen unsere engen Freunde Denny und Josie vorbei. Sie bringen selbst gemachtes Essen mit. Denny ist ein Kollege, einer der besten Psychotherapeuten, die ich kenne, und auch ein renommierter Jazzpianist. Als Denny und ich einen kleinen Spaziergang machen, breite ich vor ihm aus, was vor mir liegt. Er kennt die überragende Bedeutung, die Marilyn für mein Leben hat, genau (seine Frau hat für ihn die gleiche). Ich wusste, dass er Marilyns Entscheidung für einen ärztlich begleiteten Suizid gutheißen würde: Er hatte sich oft dahingehend geäußert, dass jeder seiner Meinung nach das Recht haben sollte, seinem Leben ein Ende zu setzen, wenn die Schmerzen unerträglich wären und die Hoffnung auf eine Genesung ausgeschlossen.

Ich sage ihm, dass dies eine schreckliche Zeit für mich ist, dass Marilyn keine Behandlung mehr erfährt für ihr Multiples Myelom, aber dass es eines nicht allzu fernen Tages unvermeidlich zurückkommen werde. Tag für Tag warte ich voller Angst darauf. Dass ich nie den Beginn des Ganzen vergessen werde, als Marilyn mich aufweckte und vor Rückenschmerzen schrie, die von einem gebrochenen Wirbel in Folge des Myeloms herrührten.

Denny ist ungewöhnlich still: Normalerweise reagiert er schnell und beredt, er ist einer der ausdrucksstärksten und intelligentesten Männer, die ich kenne. Sein Schweigen erschreckt mich: Ich fürchte, ich habe ihm zu viel auferlegt.

Am folgenden Morgen erwähnt Marilyn wie nebenbei, als wir beim Frühstück sitzen, dass sie im Rücken Schmerzen verspürt. Ich schnappe leise nach Luft: Ich dachte natürlich an ihren gebrochenen Wirbel und ihren schrecklichen Schmerz von damals – ihr erstes Symptom des Multiplen Myeloms. Ich fühle, wie Angst in mir aufsteigt: Ich habe das Wiederaufflammen ihres Multiplen Myeloms gefürchtet. Treten meine schlimmsten Befürchtungen jetzt ein? Ich habe seit Dutzenden von Jahren keine körperlichen Untersuchungen mehr vorgenommen, aber ich hätte einfach meine Hände auf ihren Rücken legen und ein wenig Druck auf ihre Wirbel ausüben und den Ort ihrer Schmerzen lokalisieren können. Aber ich konnte mich nicht dazu überwinden. Kein liebender Ehemann sollte in solch einer Situation sein. Außerdem würde meine Tochter, ebenfalls Ärztin, in Kürze vorbeikommen, und ich könnte sie darum bitten, den Rücken ihrer Mutter zu untersuchen. Der Gedanke wäre schrecklich, dass es nur noch Morphin gegen die Schmerzen geben könnte … und den Tod.

Ich beginne, mit mir selbst ins Gericht zu gehen. Schließlich habe ich mit so vielen trauernden Menschen gearbeitet, und die große Mehrheit von ihnen hat den gleichen Verlust erlitten, dem ich mich jetzt gegenübersehe. Ja, ohne Zweifel: Ich erlebe mein Leiden als schlimmer als das ihre, indem ich immer wieder betone, wie einzigartig mein Verlust ist – wie lange und wie sehr ich meine Frau geliebt habe.

Ich habe mit so vielen Hinterbliebenen gearbeitet, denen es

eines Tages besser ging – ich weiß, es dauert, zwischen einem und zwei Jahren –, aber es wird dazu kommen. Und doch sabotiere ich meine Anstrengungen, mich zu trösten, indem ich mich sofort auf meine vielen Belastungen fokussiere – mein Alter, meine Gedächtnisprobleme, meine körperlichen Probleme, besonders die mit dem Gleichgewicht, wodurch es schwierig ist, ohne Gehstock oder Rollator zu gehen. Aber ich habe eine schnelle Erwiderung auf dieses dunkle Selbst: Irv, meine Güte – schau auf deine Pluspunkte: dein Verständnis des Geistes und wie viel du darüber weißt, wie sich schmerzliche Momente überwinden lassen. Und, Irv, du hast so viel Unterstützung – vier liebende und hingebungsvolle Kinder und acht Enkelkinder, die dir niemals eine Bitte abschlagen würden. Und denk an die große Zahl von Freunden, von denen du umgeben bist. Du hast die finanziellen Mittel und bist in der Lage, weiter in deinem wunderbaren Haus zu wohnen oder in irgendeiner Wohnanlage. Und, Irv, am wichtigsten von allem, du hast genau wie Marilyn nichts zu bereuen – du hast ein langes und befriedigendes Leben hinter dir, du hast weit mehr Erfolg gehabt, als du dir je erträumt hättest, du hast so vielen Patienten geholfen, Millionen von Büchern in dreißig Ländern verkauft und erhältst Tonnen von Fan-Post täglich.

Also, sage ich mir selbst, es ist der Zeit, mit dem Gejammere aufzuhören. Warum übertreibst du deine Verzweiflung, Irv – ist es eine Bitte um Hilfe? Versuchst du immer noch, Marilyn zu zeigen, wie sehr du sie liebst? Mein Gott, sie weiß das inzwischen. Und die Tiefe deiner Traurigkeit führt nur dazu, dass sie sich noch schlechter fühlt. Ja, ja, ich spreche darauf an. Ich weiß, dass sie nicht will, dass ich in tödliche

Verzweiflung versinke – sie will, dass ich glücklich bin und gedeihe –, sie will nicht, dass ich mit ihr sterbe. Ich muss meinen Schmerz nicht weiter ausagieren. Zeit, mir selbst einen Tritt in den Hintern zu geben.

Es ist eine endlose Prozession von Freunden und Bekannten, die Marilyn sehen wollen, und ich übernehme die Verantwortung dafür, dass sie sich nicht übernimmt inmitten der schieren Anzahl von liebevollen Besuchern. Ich agiere als Zeitmesser und beschränke Besuche, so höflich wie möglich, auf dreißig Minuten. Meine Tochter hat eine Website aufgesetzt, die es Marilyns Freunden und Freundinnen ermöglicht, über ihren Zustand auf dem Laufenden zu bleiben.

Marilyn macht unermüdlich weiter. Wenn uns Freunde zum Dinner besuchen, bewundere ich sie dafür, wie sie die Konversation am Laufen hält, sich nach dem Leben der anderen erkundigt und sich darum sorgt, dass es allen gut geht. Es ist wahr, dass ich mit meinen Studenten und Patienten gut reden und arbeiten kann, aber ihre Sozialkompetenz ist einfach unübertroffen. Unsere Kinder kommen oft einzeln oder zu mehreren vorbei und übernachten bei uns. Ich genieße ihre Anwesenheit stets, und es gibt immer anregende Diskussionen, oft Schachspiele und manchmal Binokel.

Aber sosehr ich meine Kinder auch liebe, so sehr schätze ich meine Abende mit Marilyn allein. Seit mehreren Monaten bin ich für die Mahlzeiten verantwortlich: Marilyns Magen ist äußerst empfindlich, und sie isst jeden Tag das gleiche einfache Gericht – Hühnerbrühe mit Reis und Gelben Rüben. Mir selbst bereite ich ebenfalls etwas Einfaches zu oder lasse mir gelegentlich etwas von einem Restaurant liefern. Dann kommen die Fernsehnachrichten, verbunden mit Marilyns

Gebet, dass Trump noch zu ihren Lebzeiten des Amtes enthoben wird. Oft suchen wir nach einem Film – keine leichte Aufgabe, weil Marilyns Gedächtnis zu gut ist und sie fast immer einen neuen Film bevorzugt – und schauen die eine Hälfte an dem einen Abend und die andere am nächsten.

Nach unserem heutigen Dinner schauen wir uns einen alten Film mit Gary Grant und Raymond Massey an, *Arsen und Spitzenhäubchen*. Wir halten Händchen. Ich kann nicht damit aufhören, sie zu berühren. Während ich dem Film folge, bestaune ich Marilyn, der Gedanke, dass uns nur noch kurze Zeit bleibt, lässt mich nicht los. Ich weiß … wir wissen … dass sie schon bald sterben wird, höchstwahrscheinlich in den nächsten vier Wochen. Es scheint surreal. Wir warten einfach darauf, dass das Multiple Myelom seinen verheerenden Schaden auf ihr Lächeln und ihren wunderschönen Körper anrichtet. Ich ängstige mich um sie, und ich bin beeindruckt von ihrer Haltung und ihrer Courage. Kein einziges Mal habe ich sie sagen hören, dass sie Angst hat oder bestürzt ist darüber, von dieser Krankheit heimgesucht worden zu sein.

Ich bin mir meines eigenen Verfalls extrem bewusst. Zu oft habe ich meinen Terminplan durcheinandergebracht, und oft schaue ich auf die falsche Seite meines Kalenders. Heute dachte ich, eine Patientin würde um drei Uhr kommen, und sie kam um vier Uhr. Ich dachte, wir würden uns auf Zoom treffen, aber sie erschien persönlich. Ich spüre, dass ich beginne, durchzudrehen. Ich fühle mich unfähig. Mit einer Ausnahme: sobald ich tatsächlich eine Beratung mit einem Patienten beginne, spüre ich mein altes Selbst, und fast immer habe ich das Gefühl, dass ich jedem Patienten, den ich sehe, auch in nur einer einzigen Sitzung, etwas Wertvolles zu geben habe.

Es kommt mir so vor, als ob mein Gleichgewicht, meine Fähigkeit zu gehen und mein Gedächtnis, dass all dies sich rapide verschlechtert. Und nun beginne ich mich zum ersten Mal zu fragen, ob ich in diesem Haus wirklich alleine leben kann, wenn Marilyn gestorben ist. Wie schade, dass wir nicht zusammen sterben können. Wo und wie ich leben werde, sorgt, wie ich seit Kurzem weiß, für erheblichen Gesprächsstoff bei meinen Kindern. Letzthin sagte meine Tochter Eve, sie würde gerne den Ofen und die Herdplatten von Gas auf Elektrik umstellen, weil sie fürchtete, ich könnte versehentlich die Platten anlassen und das Haus abfackeln. Ich war verärgert von ihrer Vorgehensweise, weil sie mich wie ein Kind behandelte und Entscheidungen über meine Küche traf, aber ein Teil von mir gibt ihr Recht. Wenn sie und alle meine anderen Kinder meinen, dass ich nicht alleine hier im Haus bleiben kann, bin ich verärgert und sträube mich – aber nicht allzu sehr, weil ich fürchte, dass sie recht haben. Es geht hier nicht um Einsamkeit – es geht hier um Sicherheit.

Ich habe mich nicht eingehend mit meiner Zukunft beschäftigt und mich auch nicht ernsthaft damit auseinandergesetzt, jemanden einzustellen, der bei mir wohnt. Ich denke, dass ich mich deshalb weigere, allzu viel Zeit auf diese Gedanken zu verschwenden, weil ich es als Verrat an Marilyn betrachte. Ich habe darüber in den letzten paar Tagen mit Freunden geredet, von denen mich alle in meiner Neigung bestärkten, in dem Haus zu bleiben, das ich so sehr liebe. Ich lebe und arbeite seit Jahrzehnten in dieser Nachbarschaft hier und bin umgeben von Familie und Freunden, und momentan bin ich entschlossen, in meinem Zuhause zu bleiben. Ich denke, dass ich an drei Abenden in der Woche Gesellschaft haben werde, von Freunden oder meinen Kindern, und für den Rest der Zeit mit dem Alleinsein hervorragend zurechtkomme.

Grundsätzlich bin ich kein besonders geselliger Mensch – meine Frau hat diese Rolle in der Familie immer ausgefüllt. Ich erinnere mich an meine erste Begegnung mit Marilyn: Ich war ein Teenager, der sich auf der Bowlingbahn herumtrieb (Ich hatte eine Neigung zum Spielen – wovon noch immer etwas geblieben ist). Jemand, kein enger Freund und ein ziemlich verrufener Kerl, schlug vor, wir sollten zu einer Party im Haus von Marilyn Koenick gehen. Es war so voll dort, dass wir nur über das Fenster hineinkamen. Inmitten der Menge stand Marilyn und hielt Hof. Ich warf einen Blick auf sie und bahnte mir meinen Weg durch die Menge, um mich ihr vorzustellen. Dies war eine ziemlich ungewöhnliche Sache von meiner Seite: Niemals zuvor oder danach bin ich im Sozialen so wagemutig gewesen. Aber es war in der Tat Liebe auf den ersten Blick! Ich rief sie sofort am nächsten Tag an – mein erster Telefonanruf bei einem Mädchen.

Während ich an ein Leben ohne Marilyn denke, flammen Kummer und Angst auf. Mein Geist handelt primitiv: es ist, als ob es ein Verrat ist, wenn ich an ein Leben ohne Marilyn denke – ein verräterischer Akt, der ihren Tod beschleunigen könnte. »Verräterisch« klingt nach dem richtigen Ausdruck: Wenn ich Pläne für mein Leben nach Marilyns Tod mache, fühlt es sich wie Verrat an. Ich sollte ganz von ihr erfüllt sein, von unserer Vergangenheit, unserer Zeit, die wir gerade miteinander verbringen, von unserer allzu kurzen Zukunft.

Plötzlich eine Eingebung! Ich frage mich, wie die Dinge lägen, wenn es andersherum wäre. Angenommen, ich wäre derjenige, der sterben würde, und Marilyn wäre diejenige, die sich liebevoll um mich kümmert, wie sie es immer getan hat? Angenommen, ich wüsste, dass ich nur noch ein paar Wochen zu leben hätte. Würde ich mir Sorgen machen, wie es Marilyn ohne mich ergehen würde? Absolut! Ich würde mir sehr viele Sorgen machen, und ich würde mir nur das Beste für ihr weiteres Leben wünschen. Ein unmittelbar therapeutischer Gedanke. Ich fühle mich gleich besser.

KAPITEL 17

HOSPIZBETREUUNG

Marilyn im November

Hospiz. Ein Wort, das ich immer mit den letzten Atemzügen eines Sterbenden verbunden habe. Und doch, hier bin ich und mache Termine mit dem Hospizteam. Ich laufe noch herum. Bade noch selbstständig. Schreibe und lese noch. Führe noch klare Gespräche mit Besuchern. Trotz andauernder Müdigkeit funktioniere ich noch.

Ein Besuch von Dr. P, dem Arzt des *Mission Hospice*, bestärkt mich sehr. Es ist außerordentlich leicht, mit ihm zu sprechen, er ist sachkundig und empathisch. Er verfügt über eine lange Erfahrung bei der Betreuung von Patienten, die am Ende ihres Lebens stehen, er kümmert sich darum, dass ihr Schmerz so weit wie möglich gelindert wird, und er wendet dafür eine Vielzahl von Medikamenten und andere Behandlungsformen an, einschließlich Meditation und Massage. Falls ich keine unerträglichen Schmerzen habe, kann ich, wie ich denke, mit ein wenig Würde bis ans Ende weitermachen. Darüber hinaus habe ich großes Vertrauen in ihn: Er war persönlich beim Tod von über hundert Patienten anwesend, und er hat mir versichert, dass er sich um alles kümmert. Ich fühle mich sehr wohl und beruhigt dabei, mich in seine Hände zu begeben.

Wir haben auch die Krankenschwester und die Sozialarbeiterin gesehen, die meinen Fall betreuen. Von jetzt an wird die Krankenschwester einmal die Woche vorbeikommen, um nachzusehen, wie es mir geht und wie meine Krankheit voranschreitet. Auch sie ist sehr kompetent und empathisch, und es beruhigt mich, wenn ich daran denke, dass sie wöchentlich vorbeischaut. Ich habe sogar einen Telefonanruf einer Ehrenamtlichen aus dem Hospizteam erhalten, die angeboten hat, zu mir nach Hause zu kommen und mir eine Massage zu geben. Weil ich Massagen liebe, habe ich sofort zugesagt und einen Termin vereinbart. Ich bin neugierig, jemanden zu treffen, der ehrenamtlich und unentgeltlich für die Hospizbetreuung arbeitet. Es macht mich fast verlegen, wie viel Aufmerksamkeit auf diesen siebenundachtzig Jahre alten, sterbenden Körper verschwendet wird, wo so viele andere Menschen überhaupt keine Pflege bekommen.

Die Leute, auch Irv, bewundern mich ständig dafür, dass ich so ruhig bleibe. Ja, alles in allem fühle ich mich ruhig. Nur gelegentlich, in Träumen, kommt meine Angst zum Vorschein. Aber alles in allem habe ich die Tatsache akzeptiert, dass ich bald tot sein werde. Die Trauer – die tiefe Trauer, meiner Familie und meinen Freunden Adieu sagen zu müssen – scheint meine Fähigkeit, das alltägliche Leben einigermaßen guten Mutes zu bewältigen, nicht zu beeinträchtigen. Das ist kein schöner Schein: Nach neun Monaten toxischer Behandlungen und einem meist miserablen Zustand, genieße ich diese Gnadenfrist, wie kurz sie auch sein mag.

Einer der angesehensten Geisteswissenschaftler in Stanford, Professor Robert Harrison, nannte den Tod die »Kulmination« des Lebens. Er mag »Kulmination« im katholischen Sinne des Wortes verstanden haben, als seinen Frieden mit Gott machen und die Sterbesakramente empfangen. Kann die Vorstellung von Kulmination auch für jemanden von Bedeutung sein, der kein gläubiger Mensch ist? Falls ich das Elend zu großer Schmerzen vermeiden kann, falls ich die einfachen Freuden des Lebens von Tag zu Tag genießen kann, falls ich mich von meinen liebsten Freunden verabschieden kann – entweder persönlich oder schriftlich –, falls ich mein bestes Selbst entwickeln und ihnen die Liebe, die ich für sie empfinde, zeigen kann und mein Schicksal mit Würde annehme, dann, ja dann wird vielleicht der Moment des Sterbens eine Form von Kulmination sein.

Ich denke daran zurück, auf welche Weise der Tod in der Geschichte betrachtet wurde, oder zumindest in der Geschichte, die ich kenne. Ich erinnere mich aus meinem Buch *Das Herz. Eine besondere Geschichte der Liebe* an ein eindringliches Bild aus dem Ägyptischen Totenbuch. Die alten Ägypter beurteilten die Passage vom Leben in den Tod vor über dreitausend Jahren auf sehr dramatische Weise. Das Herz, das als Sitz der Seele betrachtet wurde, würde auf einer Waage gewogen werden. Wäre es rein genug und wöge es weniger als die Feder der Wahrheit, dann würde der Verstorbene Eingang finden ins Jenseits. Aber falls es schwer wäre von schrecklichen Taten, würde es tiefer als die Feder auf der Waage sinken und der tote Mann oder die tote Frau von einem fratzenhaften Ungeheuer verschlungen werden.

Nun, selbst wenn ich nicht wirklich an diese Art von Richterspruch glaube, so glaube ich tatsächlich, dass Menschen, die im Sterben liegen – wenn sie zum Nachdenken Zeit haben –, dazu neigen, das Leben, das sie gelebt haben, zu bewerten. Gewiss ist das bei mir der Fall. Und ohne selbstzufrieden im falschen Sinne sein zu wollen, habe ich den Eindruck, dass ich keinen Schaden angerichtet habe und mich dem Ende ohne viel Bedauern und wenig Schuld nähern kann. Die vielen E-Mails, Karten und Briefe, die ich erhalten habe, berichten mir davon, dass ich für etliche Menschen in vielfacher Weise bedeutsam gewesen bin. Das ist sicherlich einer der Gründe, dass ich die meiste Zeit ruhig bin und mir die Möglichkeit eines »guten Todes« vorstellen kann.

Das Anliegen, gut zu sterben, geht zurück auf griechische und römische Schriftsteller wie Seneca, Epiktet und Marc Aurel. Jeder versuchte, Sinn in einem Universum zu finden, in dem die individuelle Existenz als kleiner Lichtspalt zwischen zwei Ewigkeiten von Dunkelheit galt, eine vor dem Leben und eine danach. Sie gaben Ratschläge, wie es sich am besten sowohl sozial als auch rational handelnd leben ließe. Diese Philosophen wollten nicht, dass wir den Tod fürchten, sie wollten, dass wir seine Unvermeidlichkeit im großen Plan der Dinge akzeptieren.

Obwohl christliche Vorstellungen von Gott und einem Leben nach dem Tod die Gedanken dieser »heidnischen« Autoren verdrängten, hat sich die Idee des guten Sterbens über die Jahrhunderte gehalten und beeinflusst noch immer viele zeitgenössische Werke, wie etwa kürzlich *The Art of Dying Well (Die Kunst gut zu sterben)* von Katy Butler (2019). Sherwin Nulands *Wie wir sterben: Ein Ende in Würde?* (1995) vermittelt uns einen klaren und mitfühlenden Blick darauf, wie das Leben aus dem Körper weicht.

Natürlich ist Sterben immer eine persönliche Angelegenheit, wie Dr. P sagt; es gibt keinen Tod, der auf alle passt, das trifft selbst auf Menschen zu, die die gleiche Krankheit haben. Vielleicht werde ich einfach immer schwächer werden, oder eines meiner Organe versagt; falls ich stark sediert werden muss, sterbe ich möglicherweise schmerzfrei im Schlaf. Da ich die Option auf ärztlich begleiteten Suizid habe, solange ich klar im Kopf bin und meine Wünsche ausdrücken kann, setze ich vielleicht ein Datum für meinen Tod fest. Nicht nur der Hospizarzt und die Krankenschwester sollen dabei sein, ich werde auch meinen Mann und die Kinder darum bitten.

Momentan werde ich vom Hospizteam geleitet, das ganz auf die Bedürfnisse von Sterbenden eingestellt ist. Sie scheinen meine Fragen vorherzusehen, bevor ich sie noch stellen kann, und aufgrund ihrer Arbeit mit anderen Menschen, die vor mir gestorben sind, helfen sie mir dabei, Antworten zu formulieren. Ich kann das *Mission Hospice* jederzeit anrufen, tags wie nachts, um Anweisungen für die Medikation zu erhalten, die bereits in meinem Schrank und Kühlschrank liegt. Sie werden jemanden schicken im Falle eines Notfalls. Wir haben bereits schriftlich ausdrücklich festgehalten, dass ich keine extremen lebensverlängernden Maßnahmen will. Wenn das Ende kommt, wie immer es aussehen mag, sollte ich einen gewissen Einfluss haben.

Dennoch – obwohl ich mich nicht vor dem Tod an sich fürchte, verspüre ich immer noch eine anhaltende Traurigkeit darüber, mich von meinen Liebsten trennen zu müssen. Allen philosophischen Abhandlungen und medizinischen Gewährleistungen zum Trotz gibt es kein Heilmittel für die simple Tatsache, dass wir einander verlassen müssen.

KAPITEL 18

EINE TRÖSTLICHE ILLUSION

Irv im November

Es ist nun sechs Wochen her, seit Dr. M erklärt hat, Marilyn habe nur noch ein oder zwei Monate zu leben. Trotz dieser Zeitspanne geht es Marilyn recht gut, und sie ist äußerst lebendig. Unser Sohn Ben versandte eine E-Mail mit folgenden Worten an die ganze Familie: »Hallo an alle – es schaut so aus, als ob unsere geliebte Mutter, entgegen ihrer gegenteiligen Bekundungen, an Thanksgiving da sein wird! Sie hat mich gebeten, euch zu sagen, dass wir alle in Palo Alto zur Feier zusammenkommen sollen.«

Marilyn hört gerade eine aufgezeichnete Vorlesung über Marc Aurel. Sie hatte eine ausgezeichnete Woche: kaum Übelkeit, ein wenig Appetit und etwas mehr Energie. Sie verbringt immer noch einen Großteil des Tages damit, dösend oder die große Eiche im Garten bewundernd auf der Couch im Wohnzimmer zu liegen. Und zweimal in dieser Woche war sie bereit, die dreißig Meter zum Briefkasten zu gehen.

Marilyns Krankheit führt dazu, dass ich mir meiner eigenen

Sterblichkeit bewusster werde. Ich habe mir ein paar Dinge bei Amazon bestellt – Doppel-A-Batterien, Ohrenstöpsel, Splenda –, und zwar in denselben Mengen wie immer. Kurz bevor ich auf den »Kaufen«-Knopf drücke, zügele ich mich selbst: »Irv, du kannst keine weitere Lieferung von dreißig Doppel-A-Batterien oder eine Box mit tausend Paketen von Splenda bestellen. Du bist zu alt: ausgeschlossen, dass du noch so lange leben wirst.« Ich entscheide mich für eine kleinere, sparsamere Bestellung.

Es gibt kein größeres Vergnügen für mich, als Händchen mit Marilyn zu halten. Ich kann nicht genug von ihr bekommen. So ist es seit der Junior High. Die Leute zogen uns damit auf, dass wir mittags immer Händchen hielten in der Roosevelt High School Cafeteria – siebzig Jahre später tun wir es immer noch. Es fällt mir schwer, die Tränen zurückzuhalten, während ich das schreibe.

———

Ich höre Marilyn und unsere Tochter Eve in einem der freien Schlafzimmer lachen und schwatzen. Neugierig, was sie machen, stoße ich zu ihnen. Sie gehen Marilyns Schmuck durch – ihre Ringe, Halsketten und Broschen – und entscheiden Stück für Stück, welches der Kinder und Enkelkinder, Schwiegertöchter und guten Freundinnen was bekommen soll. Sie scheinen ihr Gespräch zu genießen.

Die Minuten verstreichen, und obwohl es erst zehn Uhr ist, werde ich müde und lege mich auf eines der Betten, während ich weiter zuschaue. Nach ein paar Minuten beginne ich zu zittern. Obwohl der Raum über zwanzig Grad hat, ziehe ich die Decke über mich. Die ganze Szene fühlt sich makaber an: Ich kann mir nur schwer vorstellen, dass ich eben so leichtherzig vorgehen könnte, wenn ich all diese Meilensteine meines Lebens weggeben müsste. Marilyn hat zu jedem Stück eine Geschichte – wo sie es bekommen hat oder wer es ihr geschenkt hat. Ich habe das Gefühl, als ob alles verschwindet. Der Tod verschlingt das ganze Leben, die ganze Erinnerung.

Schließlich bin ich so überwältigt von Trauer, dass ich das Zimmer verlassen muss. Minuten später sitze ich wieder an meinem Computer und tippe diese Worte – als ob dies den Lauf der Zeit anhalten würde. Und dient nicht dieses ganze Buchprojekt demselben Zweck? Ich versuche, die Zeit einzufrieren, indem ich die gegenwärtige Szene skizziere und sie damit hoffentlich in irgendeine ferne Zukunft transportiere. Es ist alles eine Illusion. Aber eine tröstliche Illusion.

KAPITEL 19

FRANZÖSISCHE BÜCHER

Marilyn im November

Ich bin in meinem Büro und blicke auf die leeren Regale. Auf diesen Regalen standen sonst immer meine französischen Bücher. Es müssen an die sechshundert gewesen sein, sie stapelten sich in zwei Reihen vom Boden bis zur Decke. Irv und ich sind Büchermenschen, seit ich denken kann. Wir kamen als Teenager über Bücher zusammen und versinken immer noch in ihnen. Unser Haus birst vor Büchern, und ich scheine die Einzige zu sein, die weiß, wo die meisten davon zu finden sind, aber selbst ich habe meine Aussetzer.

Gestern kam Marie-Pierre Ulloa, meine jüngere Freundin aus der französischen Abteilung in Stanford, mit ihrem Mann vorbei, sie packte meine französischen Bücher ein und trug sie davon. Sie werden ein neues Zuhause in ihrer Bibliothek finden und für Wissenschaftler und Studenten verfügbar sein. Es tut mir gut zu wissen, dass diese Bücher nicht in alle Winde verweht werden.

Und doch bin ich voller Trauer. Diese Bücher repräsen-

tieren einen bedeutsamen Teil meiner Geschichte, siebzig
Jahre Eintauchen in französische Literatur und Kultur. Das
älteste Buch – das ich behielt – ist eine Ausgabe von *Cyrano
de Bergerac*, die mir von meiner französischen Lehrerin Mary
Girard überreicht wurde, als ich 1950 die High School ab-
schloss. Sie schrieb folgende Widmung:

*A Marilyn, avec des souvenirs affectueux du passé
et de très bons voeux pour l'avenir.*

Für Marilyn, mit liebevollen Erinnerungen an die
Vergangenheit und den besten Wünschen für die
Zukunft.

Es war Madame Girard, die vorschlug, ich solle aufs Wellesley College gehen, damals bekannt für sein exzellentes
Französisch-Institut, und zudem eine Laufbahn als Französi-
schlehrerin in Erwägung ziehen.

Wie sollte sie (oder ich) ahnen, dass ich schließlich in Ver-
gleichender Literaturwissenschaft promovieren und für einen
guten Teil meines Lebens eine Professur für Französisch inne-
haben würde.

Meine Bücher waren nach historischen Gesichtspunkten
geordnet, angefangen mit dem Mittelalter ganz oben auf
dem ersten Regal bis hin zum Boden der zweiten Reihe, wo
sich eine Schar von Autorinnen des 20. Jahrhunderts versam-
melte, wie Colette, Simone de Beauvoir, Violette le Duc und
Marie Cardinal. Die Verlagerung von vorwiegend männlichen
Schriftstellern in den früheren Jahrhunderten zu aktuelleren
weiblichen Schriftstellern gibt meinen eigenen Geschmack

wieder, zeigt aber auch die gewachsene Bedeutung von Frauen in der heutigen Literatur.

Ich erinnere mich an die Auseinandersetzung, zu der es kam, als Simone de Beauvoirs *Das andere Geschlecht* von meinen guten Freundinnen Constance Borde und Sheila Mulovaney-Chevallier neu übersetzt wurde. Die Übersetzung wurde von einigen Kritikern als »zu literarisch« erachtet, und ich fühlte mich verpflichtet, sie in einem Brief an die *New York Times* zu verteidigen. Ihre Übersetzung, mit einer Widmung an mich, ist ebenfalls ein Buch, von dem ich mich nicht trennen konnte.

Fast alle anderen Bücher sind nun gegangen, haben leere Regale und eine große Leere in meinem Herzen hinterlassen. Dennoch, der Gedanke, dass Marie-Pierre diese Bücher mit anderen teilen wird, gibt mir Hoffnung, dass sie Wellen schlagen werden im Leben von anderen. Marie-Pierre schlug vor, dass ich meine Bücher mit einem Exlibris versehe, woraus zu ersehen ist, dass sie aus der Bibliothek von Marilyn Yalom stammen, also habe ich Irv darum gebeten, mir welche zu besorgen.

Was wird mit meinen anderen Büchern geschehen, darunter Arbeiten zu Frauenfragen, Biografien, deutsche Bücher und solche über Schach? Ich werde einige meiner Kollegen und Kolleginnen anrufen und sie fragen, ob sie etwas davon haben wollen. Und ich werde solche Probleme einfach Irv und den Kindern überlassen müssen. Mehr und mehr muss ich mir eingestehen, dass ich kein Bewusstsein mehr haben werde und nichts in der Sache zu sagen, wenn ich gestorben bin.

———

Etwas ziemlich Unerwartetes hat sich in Zusammenhang mit meiner Verbindung zu Frankreich, französischen Büchern und meinen französischen Freunden ergeben. Als ich letztes Jahr in Paris war, verbrachte ich einige Zeit mit meinen guten Freunden Philippe Martial und Alain Briottet. Beide hatten den Zweiten Weltkrieg auf dem Land überlebt, Philippe in der Normandie unter deutscher Besatzung und Alain in der sogenannten »freien Zone« im Süden. Alain hatte kürzlich ein Memoire veröffentlicht über die Zeit seines Offiziersvaters in deutscher Gefangenschaft nach dem Waffenstillstand von 1940.

Ich schlug ihnen vor, ein Buch mit dem Titel *Die Unschuld der Opfer* herauszubringen, Erinnerungen von Kindern an den Zweiten Weltkrieg, ein Buch, das unsere eigenen Geschichten beinhalten sollte wie auch die von anderen, die ich von Freunden erbitten würde. Kindheitsgeschichten konzentrieren sich nur selten exklusiv auf die Schrecken des Krieges. Kinder erinnern sich daran, was sie gegessen haben – oder was sie nicht gegessen haben, und besonders an den Hunger, den sie litten. Sie erinnern sich an die Freundlichkeit von Fremden, die sie bei sich zu Hause aufgenommen haben, und das kostbare Spielzeug, das sie zu Notzeiten an ihrem Geburtstag oder zu Weihnachten erhielten. Sie erinnern sich, wie sie mit anderen Kindern gespielt haben, von denen einige aus ihrem Leben verschwanden, weil sie woandershin gebracht wurden oder weil sie starben. Sie erinnern sich an das Geräusch von Sirenen und die grellen Leuchtraketen, die den nächtlichen Himmel erhellten. Kinderaugen nehmen das alltägliche Kriegsgeschehen in sich auf, und wenn diese in der Rückschau wieder geöffnet werden, würde das dem Rest von uns helfen, die brutale Realität zu sehen.

In *Die Unschuld der Opfer* wollte ich die Kindheitsgeschichten von sechs Menschen versammeln, Kollegen und
Freundinnen von mir, von denen es Berichte aus erster Hand
gab und mit denen ich jahrzehntelange Gespräche geführt
hatte. Ich hatte diese Menschen nicht zu Kriegszeiten gekannt, als wir tatsächlich Kinder waren. Ich hatte sie als
Erwachsene kennengelernt und bewunderte ihre Fähigkeit,
mit ihrer Vergangenheit zurechtzukommen und rücksichts-
volle und kompetente Erwachsene zu werden. Indem sie sich
erinnerten, ließ sich etwas über die Umstände erfahren, die
ihnen beim Überleben halfen. Welche erwachsene Person
bot Sicherheit und leitete sie durch die schlimmsten Zeiten?
Welche persönlichen Eigenschaften waren entscheidend dafür, funktionstüchtige Erwachsene zu werden? Wie gingen sie
mit ihren traumatischen Kriegserinnerungen um? Nun, wo
viele dieser Menschen schon tot sind – und der Rest von uns
es in naher Zukunft sein wird –, empfinde ich es als eine besondere Verpflichtung, diese Geschichten zu erzählen.

Sobald ich wieder zurück in Kalifornien war, begann ich
sofort an dem Manuskript zu arbeiten. Überraschenderweise
kam ich sehr weit damit, selbst nach meiner Diagnose eines
Multiplen Myeloms und der daran anschließenden Behandlung. Als ich die Behandlung beendete, beschloss ich, das
Manuskript an meine Agentin Sandy Dijkstra zu schicken,
um zu sehen, was sie darüber dachte.

Die Dinge gingen dann sehr schnell! Sandy schickte Material an die Stanford University Press, und innerhalb einer
Woche machten sie dort ein exzellentes Angebot – nicht nur
für *Die Unschuld der Opfer*, sondern auch für dieses Buch
mit Irv. Es fühlt sich an wie ein Geschenk der Götter. Nun ist

alles, was ich zu tun habe, am Leben zu bleiben, um an diesen zwei Büchern mit meiner Lektorin Kate Wahl zu arbeiten. Sie hat das Manuskript bereits gelesen und viele Vorschläge gemacht. Ich hoffe, ich bin der Arbeit gewachsen. Thanksgiving ist schon in zwei Wochen, und alle Kinder kommen her, ich muss mir so viel Energie wie möglich bewahren – für sie und meine *beiden* Buchprojekte.

KAPITEL 20

DAS ENDE KOMMT IN SICHT

Irv im November

Ich bin am heutigen Morgen vorwiegend in meinem Büro gewesen, drei Minuten dauert der Spaziergang zurück zum Haus, und bin schockiert, als ich Marilyns Arbeitszimmer betrete. Die Hälfte ihrer Bücherregale ist leer. Man hat mich nicht vorgewarnt. Es macht absolut Sinn, ihre Bücher Studierenden zur Verfügung zu stellen, aber ich weiß, wäre ich an ihrer Stelle gewesen, ich hätte es nicht gekonnt. Ich möchte einfach keine Vorausschau darauf bekommen, wie es sein wird, wenn die meisten meiner mir wichtigen Besitztümer nach meinem Tod verschwinden.

Dies ist einer der Hauptgründe, warum ich mich dagegen wehre, in eine kleinere Seniorenbehausung zu ziehen: meine Bücher wegzugeben fühlte sich zu schmerzvoll an. Ich werde diese Aufgabe meinen Kindern überlassen, und sie werden ganz sicher vernünftige und kluge Entscheidungen treffen. Wieder zurück in meinem Büro, schwenke ich auf meinem Schreibtischstuhl herum und schaue mir die Wand von

Büchern hinter mir ausführlich an. Da sind sieben Elemente mit jeweils sieben Regalbrettern, die etwa dreißig Bücher enthalten – alles in allem eintausendfünfhundert Bücher. Obschon die Platzierung der Bücher willkürlich erscheint, ergibt sie für mich Sinn. Das erste Drittel steht in alphabetischer Ordnung nach Autor bzw. Autorin. Aber die restlichen Bücher sind so geordnet, dass sie in Verbindung zu einem Buch stehen, das ich geschrieben habe: mehrere Regalbretter von und zu Nietzsche, dann ganze Regale zu Schopenhauer und andere zu Spinoza, zur Existentiellen Psychotherapie, zur Gruppentherapie. Während ich sie überfliege, kommen mir die Gemütsverfassung und der Ort in Erinnerung, an dem wir waren, als sie geschrieben wurden. Diese Geschichten und Romane zu schreiben war die Krönung meines Lebens, und ich kann mich noch lebhaft daran erinnern, wo genau ich gewesen bin, als gewisse bedeutungsvolle Ideen ans Licht drängten. Einige Kapitel von *Und Nietzsche weinte* schrieb ich auf den Seychellen, *Die Liebe und ihr Henker* auf Bali, Hawaii und in Paris. Mein Lehrbuch zur Gruppentherapie entstand in London. Teile der *Schopenhauer-Kur* in Österreich und Deutschland.

Marilyns Gleichmut angesichts all ihrer leeren Regale ist so typisch für sie. Zweifellos leidet sie weniger an Todesangst (und generell an weniger Ängsten) als ich, und ich bin mir ziemlich sicher, dass die Ursache dafür in unseren frühen Lebensjahren liegt. Lassen Sie mich Ihnen eine Geschichte über diese Zeit erzählen, eine Geschichte, die, wie ich glaube, etwas Licht auf die Genesis von Angst wirft.

Marilyns Vater Samuel Koenick und mein Vater Benjamin Yalom emigrierten nach dem Ersten Weltkrieg, beide stammten aus kleinen Schtetls in Russland, und beide eröffneten kleine Lebensmittelläden in Washington, D.C. Marilyns Vater war als Jugendlicher hergekommen und hatte ein oder zwei Jahre säkularer Bildung in den Vereinigten Staaten genossen, er war ein Freigeist und reiste im Land umher, bis er Marilyns Mutter Celia traf und sie heiratete. Sie war aus Polen in die USA eingewandert. Mein Vater dagegen kam im Alter von einundzwanzig Jahren in die USA und besaß keinerlei säkulare Bildung.

Beide Väter arbeiteten hart, sie verließen kaum einmal ihr Geschäft. Die Arbeitszeiten meines Vaters waren länger, weil er nicht nur Lebensmittel, sondern auch Spirituosen verkaufte und sein Laden täglich bis 22 Uhr geöffnet war, freitags und samstags bis 24 Uhr.

Besser vertraut mit der US-Kultur, wählte Marilyns Vater ein Haus für seine Frau und seine drei Töchter, das in einem vornehmen und sicheren Teil von Washington lag, etwa zwanzig Minuten Fahrt vom Geschäft entfernt; mein Vater hingegen entschied, dass seine Familie (meine Mutter, meine sieben Jahre ältere Schwester und ich) in dem kleinen Apartment über dem Ladengeschäft wohnen sollte, mitten in einem schwierigen und nicht ungefährlichen Viertel. Meine Eltern beschlossen aus praktischen Gesichtspunkten, über dem Geschäft zu wohnen: So konnte meine Mutter meinen Vater entlasten, wenn er kurz etwas essen oder sich ausruhen wollte. Und wenn viel los war, konnte er meine Mutter anrufen, und sie war in ein paar Minuten an seiner Seite.

Obwohl es für sie bequem war, über dem Laden zu wohnen, stellte es sich für mich als desaströs heraus: Ich fühlte mich eigentlich nie sicher außerhalb unserer Wohnung. Gewöhnlich arbeitete ich samstags und in den Ferien im Laden – nicht weil meine Eltern das verlangt hätten, sondern weil es für mich sonst nicht viel zu tun gab außer Lesen, dem ich hingebungsvoll nachging. Washington war damals streng nach Rassen getrennt, und wir waren die einzige weiße Familie im Viertel, abgesehen von den anderen Inhabern der Lebensmittelgeschäfte. Einer von ihnen, fünf Blocks weiter, war ein guter Freund meiner Eltern, er kam aus demselben Schtetl in Russland. Alle meine Freunde waren schwarz, aber meine Eltern erlaubten es ihnen nicht, zu uns nach Hause zu kommen. Und viele der weißen Kinder, die sich ein paar Blocks weiter herumtrieben, waren bereits geschult im Antisemitismus. Jeden Tag ging ich die acht langen und manchmal gefährlichen Blocks entlang zur Gage Elementary School, die gerade so innerhalb eines weißen Bereiches der Stadt lag. Ich erinnere mich daran, wie mich der Friseur, dessen Geschäft nur ein paar Türen weiter vom Geschäft meines Vaters lag, an vielen Tagen mit den Worten »Hey, Judenbengel – wie geht's!« begrüßte.

Nach ein paar Jahren sortierte mein Vater die Lebensmittel aus und verkaufte nur noch Bier und Schnaps. Obwohl der Laden dadurch profitabler wurde, zog er auch eine unappetitlichere Kundschaft an und wurde mehrmals das Ziel von Einbrüchen. Zum Schutz heuerte mein Vater einen bewaffneten Schutzmann an, der hinten im Laden saß. Als ich fünfzehn war, bestand meine Mutter darauf, dass wir ein Haus kauften und in eine sicherere Nachbarschaft zogen. Mein Leben änderte sich vollkommen: eine bessere Schule, sicherere Straßen und freundlichere Nachbarn. Und vor allem: Ich begegnete in der neunten Klasse Marilyn. Obwohl sich mein Leben von da an dramatisch verbesserte, werde ich selbst heute noch, achtzig Jahre später, von einer Angst verfolgt, die in diesen frühen Jahren generiert wurde.

Marilyns frühe Kindheit könnte nicht unterschiedlicher gewesen sein. Sie wuchs in einem sicheren, schönen Teil der Stadt auf. Weder Marilyn noch ihre Schwestern oder ihre Mutter setzten jemals einen Fuß in den Laden. Mehr noch, Marilyn besuchte Sprechkurse, nahm Musikstunden und stieß überall auf Lob, in ihrem Leben gab es weder Antisemitismus noch Gefahren.

Erst Monate, nachdem Marilyn und ich uns begegnet waren, entdeckten wir, dass die Läden unserer Eltern nur einen Block voneinander entfernt lagen. Das Geschäft meines Vaters war an der Ecke First und Seaton Street, das Geschäft ihres Vaters an der Ecke Second und Seaton Street. Ich musste als Kind und Jugendlicher buchstäblich tausendmal am Geschäft meines zukünftigen Schwiegervaters vorbeigekommen sein! Unsere Väter sahen sich allerdings erst Jahre später, nachdem sie pensioniert waren, auf unserer Verlobungsparty.

Unsere frühe Kindheit erscheint aus der Distanz folglich ähnlich: Eltern, die aus Osteuropa immigrierten, Väter mit Lebensmittelgeschäften, die nur ein Block weit auseinanderlagen. Dennoch gibt es markante Unterschiede in unserer frühen Kindheit. Viele der frühen Entdecker in meinem Bereich – Sigmund Freud, Anna Freud, Melanie Klein, John Bowlby – schlossen, dass ein frühes Trauma, selbst wenn es in präverbale Zeiten zurückreicht, seinen Tribut fordert. Es hinterlässt deutliche Spuren im späteren Erwachsenen und hat Auswirkungen auf sein Wohlergehen, seine innere Ruhe und sein Selbstwertgefuhl. Dies gilt selbst für die späten Phasen des Lebens.

KAPITEL 21

DER TOD TRITT EIN

Irv im November

Es ist die düsterste aller Zeiten. Marilyns Tod ist nun sichtbar am Horizont, er kommt immer näher und durchdringt jede Entscheidung, ob klein oder groß. Sie trinkt Earl Grey Breakfast Tea, und als ich sehe, dass nur noch zwei Teebeutel da sind, gehe ich einkaufen, um Nachschub zu besorgen. Aber wie viel? Niemand sonst außer ihr trinkt Tee in unserem Haus. In jeder Schachtel sind zwanzig Beutel. Ich fürchte, sie wird nur noch ein paar Tage am Leben sein, dennoch kaufe ich zwei Schachteln – vierzig Teebeutel ein magischer Appell, sie noch etwas länger zu behalten.

Sie wacht morgens auf und klagt über Rückenschmerzen. Sie kann sich kaum mehr bewegen, ohne schwere Schmerzen zu haben, und ich kann nichts weiter tun, als ihr dabei zu helfen, eine weniger schmerzhafte Position im Bett zu finden. Sie leidet schrecklich, und ich fühle mich absolut hilflos.

Ich wundere mich, dass sie nicht länger darüber spricht, ihr Leben zu beenden, wo sie doch so oft darüber gesprochen hat, als es ihr weit besser ging. Hat sie ihre Meinung geändert? Sie weiß, dass die Option, ihr Leben zu beenden, sofort verfügbar ist. Vor zwei Tagen ist Dr. P über eine Stunde zur nächsten Apotheke gefahren, wo es den tödlichen Medikamentencocktail zu kaufen gab, und hat ihn dann bei uns vorbeigebracht. Er hat ihn ganz hinten in einen kleinen Schrank in unser Badezimmer gestellt und mit einem deutlichen Warnhinweis versehen.

Ihre Rückenschmerzen sind so stark, dass sie es nicht länger nach unten schafft, selbst mit dem elektrischen Fahrstuhl nicht. Überzeugt, dass der Schmerz durch das weiche Doppelbett, das Marilyn und ich teilen, noch verstärkt wird, besteht die Schwester darauf, dass Marilyn in ein härteres Bett umzieht, und damit in das kleinere Schlafzimmer auf der anderen Seite des Flurs. Marilyn schläft in dieser Nacht besser, wohingegen ich schlecht schlafe: Aus lauter Sorge, ich würde sie möglicherweise nicht hören, wenn sie nachts vor Schmerzen schreit, liege ich den Großteil der Nacht wach und lausche angestrengt. Am nächsten Tag starten die Kinder und ich eine größere Möbelrückaktion und stellen das kleine harte Bett in unser Schlafzimmer in die Nähe unseres Doppelbetts und befördern unser großes Bücherregal in ein anderes Zimmer.

Es ist nun klar, dass Marilyn nicht in der Lage sein wird, Thanksgiving mit der Familie zu feiern. Ihre Schmerzen sind inzwischen so stark, dass ihr das Hospizteam stündlich eine kleine Dosis Morphin verabreicht, damit sie nicht leiden muss. Die ersten beiden Morphindosen haben dazu geführt, dass sie den Großteil des Tages verschlafen hat. Wann immer ich mit ihr zu reden versuche, schafft sie es nur, ein paar Worte zu murmeln, bevor sie wieder zurück in den Schlaf fällt. Obwohl ich froh bin, dass sie nicht mehr so leiden muss, weine ich, als ich begreife, dass sie und ich möglicherweise bereits unser letztes Gespräch geführt haben. Ich sehe auch die Frustration meines Sohnes Ben. Er war damit einverstanden, *Die Unschuld der Opfer*, ihr Buch über Kindheitserinnerungen im Zweiten Weltkrieg, zu lektorieren, aber er ist sich nicht sicher, welches die letzte Version des Manuskriptes ist. Mehrmals versucht er Marilyn danach zu fragen, wo genau auf ihrem Computer sie zu finden ist. Aber sie ist zu erschlagen, um ihm darauf eine Antwort zu geben.

Marilyn ist oft inkontinent, und meine Tochter und mein jüngster Sohn Ben (der drei kleine Kinder hat und höchst erfahren ist im Umgang mit verschmutzten Windeln) helfen mehrmals täglich, sie zu waschen und umzuziehen. In diesen Zeiten verlasse ich das Zimmer: Ich möchte mir die Erinnerung an meine wunderschöne unbefleckte Marilyn bewahren. Den restlichen Tag bleibe ich an ihrer Seite, wobei ich immer noch mit der erschreckenden Tatsache kämpfe, dass wir möglicherweise unsere letzten Worte miteinander gewechselt haben.

Am späten Nachmittag öffnet sie plötzlich ihre Augen, dreht sich zu mir um und sagt: »Es ist an der Zeit. Irv, es ist an der Zeit. Es reicht, bitte. Es reicht. Ich möchte nicht mehr leben.«

»Soll ich Dr. P bitten zu kommen«, frage ich mit bebender Stimme.

Sie nickt nachdrücklich.

Dr. P erscheint neunzig Minuten später, meint aber, dass Marilyn zu betäubt vom Morphin ist, um die lebensbeendenden Medikamente aus freien Stücken zu nehmen, wie es das kalifornische Recht vorsieht. Er ordnet an, das Morphin niedriger zu dosieren, und teilt uns mit, dass er und die Schwester am folgenden Morgen um elf Uhr zurückkommen würden. Er gibt uns seine Mobilnummer und versichert uns, dass wir ihn jederzeit anrufen können.

Am folgenden Morgen erwacht Marilyn gegen sechs Uhr. Sie ist sehr durcheinander und bittet erneut darum, dass Dr. P vorbeikommen möge, um ihr dabei zu helfen, ihr Leben zu beenden. Wir rufen ihn an, und er erscheint innerhalb von einer Stunde. Marilyn hatte früher darum gebeten, dass alle unsere Kinder bei ihrem Tod dabei sein sollten. Drei unserer Kinder haben in dieser letzten Nacht in unserem Haus geschlafen, aber das vierte ist in seinem Haus in Marin, eine Stunde Fahrt entfernt.

Als mein Sohn aus Marin ankommt, beugt sich Dr. P zu Marilyn hinunter und fragt dicht an ihrem Ohr: »Was möchten Sie?«

»Kein Leben. Nicht mehr.«

»Sind Sie sicher, dass Sie Ihr Leben jetzt beenden wollen?«, fragt er.

Obwohl Marilyn extrem angeschlagen ist, bringt sie ein klares, festes Nicken zustande.

Dr. P gibt ihr zuerst etwas, damit sie nicht erbricht, und bereitet dann die tödlichen Tabletten in zwei Gläsern zu. Das erste Glas enthält einhundert Milligramm Digoxin, genug, um ihr Herz zum Stoppen zu bringen. Das zweite Glas enthält fünfzehn Gramm Morphin, acht Gramm Amitriptylin und ein Gramm Diazepam.

Er scheint beunruhigt, und als er Strohhalme in jedes Glas steckt, äußert er seine Besorgnis: »Ich hoffe, sie ist ausreichend bei Bewusstsein und kräftig genug, um das Medikament im

Glas auszusaugen. Das Gesetz fordert, dass der Patient wach genug sein muss, um das Medikament zu schlucken.«

Wir helfen Marilyn, sich im Bett aufzusetzen. Sie öffnet den Mund für den Strohhalm und saugt das Glas mit dem Digoxin leer. Sofort hebt Dr. P das zweite Glas an ihre Lippen. Obwohl Marilyn zu schwach zum Sprechen ist, schlürft sie bereitwillig durch den Strohhalm auch dieses Glas leer. Sie legt sich mit geschlossenen Augen zurück aufs Bett und atmet tief durch. Um das Bett herum stehen Dr. P, die Krankenschwester, unsere vier Kinder und ich.

Mein Kopf ist nahe an Marilyns Kopf, und meine Aufmerksamkeit richtet sich auf ihre Atmung. Ich folge jeder ihrer Bewegungen und zähle im Stillen ihre Atemzüge. Nach dem vierzehnten schwachen Atemzug atmet sie nicht mehr.

Ich beuge mich nach vorne, um sie auf die Stirn zu küssen, sie ist bereits kalt. Der Tod ist eingetreten.

Meine Marilyn, meine geliebte Marilyn, ist nicht mehr.

———

In weniger als einer Stunde erscheinen zwei Männer vom Bestattungsinstitut, und wir anderen warten unten. Fünfzehn Minuten später tragen sie sie in ein Leichentuch gehüllt die Treppe herunter, und kurz bevor sie durch die Eingangstür sind, bitte ich sie darum, sie noch einmal sehen zu dürfen. Sie öffnen oben das Leichentuch, enthüllen ihr Gesicht, und ich beuge mich vor und drücke meine Lippen auf ihre Wange. Ihr Fleisch war hart und sehr kalt. Dieser eisige Kuss wird mich für den Rest meines Lebens verfolgen!

KAPITEL 22

DIE NACH-TOD-ERFAHRUNG

November

Marilyns Leiche wird von den Bestattern fortgetragen, und ich bleibe in einem Schockzustand zurück. Mein Verstand kehrt dauernd zu unserem Schreibprojekt zurück, das jetzt zu *meinem* Schreibprojekt geworden ist. Erinnere dich an diese Szene, sage ich mir. Erinnere dich an alles, was passiert ist, alles, was dir durch den Kopf gegangen ist, sodass du über diese letzten Momente schreiben kannst. Wieder und wieder höre ich mich, wie ich mir selber zuflüstere: *Ich werde sie nie mehr sehen. Ich werde sie nie mehr sehen, ich werde sie nie mehr sehen.*

Die Beisetzung ist übermorgen. Obwohl ich von all meinen vier Kindern umgeben bin und von meinen Schwiegertöchtern und vielen Enkeln, fühle ich mich so allein wie noch nie in meinem Leben. Ich weine still in mich hinein, während ich die Treppen nach oben gehe und den Tag von Marilyns Tod weitgehend in meinem Schlafzimmer verbringe, wo ich mein Elend zu lindern versuche, indem ich die Aktivität meines Geistes beobachte. Einige Gedanken tauchen immer wieder auf, aufdringliche und unerwünschte Szenen, die mir die lebhafte und eindringliche Erfahrung eines zwanghaften Denkens bescheren. Immer wieder sehe ich vor meinem geistigen Auge Szenen des schrecklichen Tian'anmen-Massakers vor mir und beobachte, wie die großen Armeepanzer in die Menge der protestierenden chinesischen Studenten brechen. Tatsächlich ist der Gedanke selbst wie ein Panzer. Ich kann ihn nicht stoppen. Er donnert durch meinen Verstand.

Warum um Himmels willen diese Szene? Ich bin verwirrt. Ich hatte über den Tian'anmen-Aufstand nicht viel nachgedacht, seit er passiert war, vor über dreißig Jahren. Vielleicht wurde es ausgelöst von den wiederkehrenden Fernsehberichten über die aktuellen Studentenproteste in Hongkong. Vielleicht ist es ein visueller Ausdruck der brutalen Unerbittlichkeit des Todes. Eines ist sicher: Diese Szene ist nicht willkommen – ich möchte nicht, dass sie meinen Geist besudelt. Ich suche vergebens nach einem Ausschaltknopf, es will nicht funktionieren. Wieder und wieder rast dieselbe Szene durch mein Hirn. Ich habe unzählige Stunden mit zwanghaften Patienten verbracht, aber nun, in diesem Moment, empfinde ich ein sehr viel lebhafteres und tieferes Verständnis für ihre Kämpfe. Vor diesem Tag habe ich nie in Gänze begriffen, wie unwillkommen und unaufhaltbar eine Obsession ist. Ich versuche sie aus meinem Geist zu pressen, indem ich mein Mantra für die Atmung anwende, ich atme ein, während ich »ruhig« sage, und atme aus, während ich »leicht« sage, aber ohne Erfolg. Ich bin überrascht von meiner Machtlosigkeit: Ich schaffe keine fünf oder sechs Atemzyklen, bis ich erneut die erbarmungslosen, Studenten vernichtenden Panzer sehe.

Ich fühle mich erschöpft und lege mich aufs Bett. Meine Tochter und meine Schwiegertochter betreten unerwartet den Raum und legen sich neben mich. Sie sind weg, als ich drei Stunden später erwache – vielleicht der längste Mittagsschlaf meines Lebens, und das erste Mal, an das ich mich erinnere, dass ich auf dem Rücken eingeschlafen bin.

Als ich einige Stunden später tatsächlich ins Bett gehe, fühle ich mich losgelöst und unwirklich. Dies wird die erste Nacht ohne Marilyn sein. Die erste von all meinen einsamen Nächten bis ans Ende meines Lebens. Oh, ich hatte viele Nächte ohne Marilyn, als ich in anderen Städten Vorträge hielt oder sie in Paris war, aber dies ist die erste Nacht, in der ich mich hinlege, ohne dass es Marilyn gibt, Marilyn existiert nicht mehr. In dieser Nacht versinke ich in einen unnatürlich tiefen Schlaf von neun Stunden. Als ich erwache, wird mir klar, dass ich von den letzten vierundzwanzig Stunden zwölf geschlafen habe – der längste und tiefste Schlaf in einem vierundzwanzigstündigen Zeitraum, an den ich mich erinnere.

Meine vier Kinder kümmern sich um all die Details der kommenden Tage, ohne mich groß zu fragen, darunter fallen die Arrangements mit dem Bestattungsinstitut, das Treffen mit der Rabbinerin und dem Bestattungsunternehmer, sie wählen Redner aus und beauftragen Caterer für den großen Leichenschmaus bei mir zu Hause. Es macht mein Leben einfacher, und ich bin sehr dankbar und stolz auf sie, aber gleichzeitig gibt es einen Teil in mir, einen störrischen, kindischen Teil, der es nicht mag, ignoriert zu werden. Ich fühle mich nicht beachtet, alt, nutzlos, überflüssig und aussortiert.

———

Der Tag der Beerdigung. Der Friedhof liegt direkt gegenüber von der Gunn High School, die alle meine Kinder besucht haben, und etwa fünfundzwanzig Minuten zu Fuß von meinem Haus entfernt. Obwohl ich diese Worte nur ein paar Tage nach Marilyns Tod schreibe, ist mir relativ wenig von der Beerdigung wirklich in Erinnerung geblieben. Ich muss mit meinen Kindern und Freunden darüber sprechen, um mir den Tag zurück ins Bewusstsein zu rufen. Traumatische Verdrängung: ein weiteres interessantes psychologisches Phänomen, von dem mir viele Patienten berichtet haben, dem ich aber nie zuvor persönlich begegnet war.

Also werde ich mit dem beginnen, *woran* ich mich noch klar erinnere. Jemand (ich weiß nicht mehr, wer – aber ich vermute, es war meine Tochter, die mir den ganzen Tag nicht von der Seite wich) fährt mich zu der Kapelle auf dem Friedhof. Ich erinnere mich, dass die große Kapelle bereits voll war, als wir zehn Minuten vor der Zeit eintrafen. Patricia Karlin-Neuman, die Rabbinerin, die wir vor ein paar Jahren kennengelernt hatten, als Marilyn und ich eingeladen waren, um im Hillel House in Stanford zu sprechen, eröffnet die Zeremonie. Es gibt kurze Trauerreden von drei meiner Kinder (Ben, Eve und Reid) und zwei von unseren engsten Freunden (Helen Blau und David Spiegel). Es ist mir klar im Gedächtnis, dass alle fünf Reden ausnahmslos meisterhaft konzipiert waren und vorgetragen wurden. Besonders beeindruckt bin ich von den Äußerungen meines Sohnes Reid. Er ist seit Langem ein hervorragender Fotograf, aber erst im letzten Jahr hat er mir die Gedichte und Texte gezeigt, die er über seine Kindheit und Jugend geschrieben hat. Es ist offensichtlich, dass er ein erhebliches Talent besitzt, auf das er erst kürzlich gestoßen ist.

Aber das ist alles, woran ich mich von der Trauerfeier erinnere. Ich habe nie zuvor etwas so extrem aus meinem Gedächtnis radiert (oder bin daran gescheitert, es zu registrieren).

Als Nächstes erinnere ich mich daran, dass ich draußen in der Nähe des Grabes sitze. Wie bin ich von der Leichenhalle hierhergekommen? Bin ich zu Fuß gegangen? Kurz gefahren worden? Ich erinnere mich nicht. Später frage ich meine Tochter danach, die mir sagt, dass wir zusammen gegangen sind. Ich erinnere mich an die Grabstätte und wie ich mit meinen Kindern in der ersten Stuhlreihe sitze, direkt vor Marilyns Sarg, der langsam in eine tiefe Grube gesenkt wird. Nur ein paar Meter weiter liegt ihre Mutter begraben.

Ich war wie benebelt und saß so still wie eine Statue. Daran erinnere ich mich. An all die Besucher, die hintereinander in einer Schlange vor der Grube standen, kann ich mich nur vage erinnern. Nacheinander griffen sie sich eine Schaufel und warfen Erde auf den Sarg, während ein Gebet skandiert wurde. Ich erinnere mich an diese Tradition von anderen Beerdigungen. Aber an diesem Tag erschreckt es mich, und ich werde auf keinen Fall Erde auf Marilyns Sarg werfen. Also sitze ich einfach da, wie in Trance, bis alle fertig sind. Ich weiß nicht, ob einer der Anwesenden meine Weigerung bemerkt, an Marilyns Begräbnis teilzunehmen, aber wenn, dann hoffe ich, dass sie es meiner Unsicherheit auf den Beinen und meiner starken Abhängigkeit vom Gehstock zuschreiben. Bald danach breche ich mit meinen Kindern auf, um nach Hause zu gehen.

Zu Hause finden viele Besucher des Gottesdienstes, vielleicht sogar fast alle, Gefallen an den Gesprächen, dem Champagner und den Häppchen, die vom Caterer, den meine Kinder engagiert haben, gereicht werden. Ich kann mich nicht erinnern, ob ich etwas getrunken oder probiert habe. Ich glaube, ich habe ausführlich mit ein paar guten Freunden gesprochen, aber auch hier: weitere Details des Empfangs sind wie ausgelöscht. Über eins bin ich mir sicher: Ich war kein guter Gastgeber, der herumging und unsere Freunde begrüßte – tatsächlich erinnere ich mich nicht daran, meinen Sitzplatz verlassen zu haben. In der Nähe von mir saßen zwei Freunde, die über einen bevorstehenden Kurs zur Kurzgeschichte des 19. und 20. Jahrhunderts sprechen und mich einladen, sie dorthin zu begleiten.

Oh, ja, das mache ich, beschließe ich. Vielleicht symbolisiert das den Anfang meines Lebens ohne Marilyn.

Und dann, nahezu unmittelbar, muss ich an sie in ihrem Sarg unter der Erde denken. Aber ich verbanne den Gedanken: Ich weiß, dass Marilyn nicht dort in ihrem Sarg ist. Sie ist *nirgendwo*. Sie existiert nicht länger – außer in meiner Erinnerung und in der Erinnerung all jener Menschen, die sie liebten. Werde ich das jemals wirklich begreifen? Werde ich mich jemals mit ihrem Tod abfinden können? Und mit meinem bevorstehenden Tod?

Nach der Beerdigung bleiben meine vier geliebten Kinder so lange bei mir, wie sie können. Meine Tochter Eve nimmt für fast drei Wochen eine Auszeit von ihrer Arbeit als Gynäkologin und kümmert sich liebevoll um mich. Schließlich sage ich ihr, dass ich das Gefühl habe, jetzt alleine zurechtzukommen, aber in ihrer letzten Nacht bei mir habe ich einen schrecklichen Alptraum, den ersten seit sehr vielen Jahren. Es ist dunkel, mitten in der Nacht, und ich höre ein knarrendes Geräusch. Ich weiß, dass sich die Tür zum Schlafzimmer öffnet. Ich drehe mich zur Türöffnung und sehe den Kopf eines Mannes. Er ist attraktiv, und er trägt einen dunklen grauen Filzhut. Irgendwie weiß ich, dass er ein Verbrecher ist, und ich weiß ebenfalls, dass er mich töten wird. Ich wache auf mit klopfendem Herzen.

Die eine offensichtliche Botschaft des Traums ist, dass auch ich eine drohende Verabredung mit dem Tod habe. Dieser graue Filzhut ... mein Vater trug so einen grauen Filzhut. Und mein Vater war attraktiv. Aber alles andere als ein Verbrecher. Er war ein gütiger und sanfter Mann, der vor über vierzig Jahren gestorben ist. Warum träume ich von meinem Vater? Ich denke kaum an ihn. Vielleicht wurde er nicht geschickt, um mich zu töten, sondern um mich in das Reich der Toten zu begleiten, wo Marilyn und ich für immer wohnen werden.

Vielleicht sagt mir der Traum auch, dass ich noch nicht bereit dafür bin, ohne meine Tochter zu sein, nicht bereit dafür, allein zu sein. Aber ich erzähle ihr nichts von diesem Traum: Sie ist Ärztin und hat bereits viele Termine mit ihren Patienten absagen müssen. Es ist Zeit für sie, in ihr eigenes Leben zurückzukehren. Mein Sohn Reid hat möglicherweise mitbekommen, dass ich noch nicht so weit bin, um alleine zu sein, er fragt nicht lange und kommt einfach vorbei, um mit mir das Wochenende zu verbringen. Wir spielen zahllose Schachpartien, wie damals, als er noch klein war.

Erst in der Woche darauf – da ist Marilyn seit einem Monat tot – verbringe ich mein erstes Wochenende allein. Während ich an Marilyns Beerdigung zurückdenke, frage ich mich, warum ich mich so taub und ruhig gefühlt habe am Tag ihres Begräbnisses. Vielleicht rührt es daher, dass ich ihr so nahe war, als sie im Sterben lag. Ich habe nichts unerledigt gelassen. Ich bin kaum von ihrer Seite gewichen und habe ihre letzten Atemzüge gezählt. Und dieser letzte Kuss auf ihre eisige Stirn – *dies* war der wahre Moment des Abschieds.

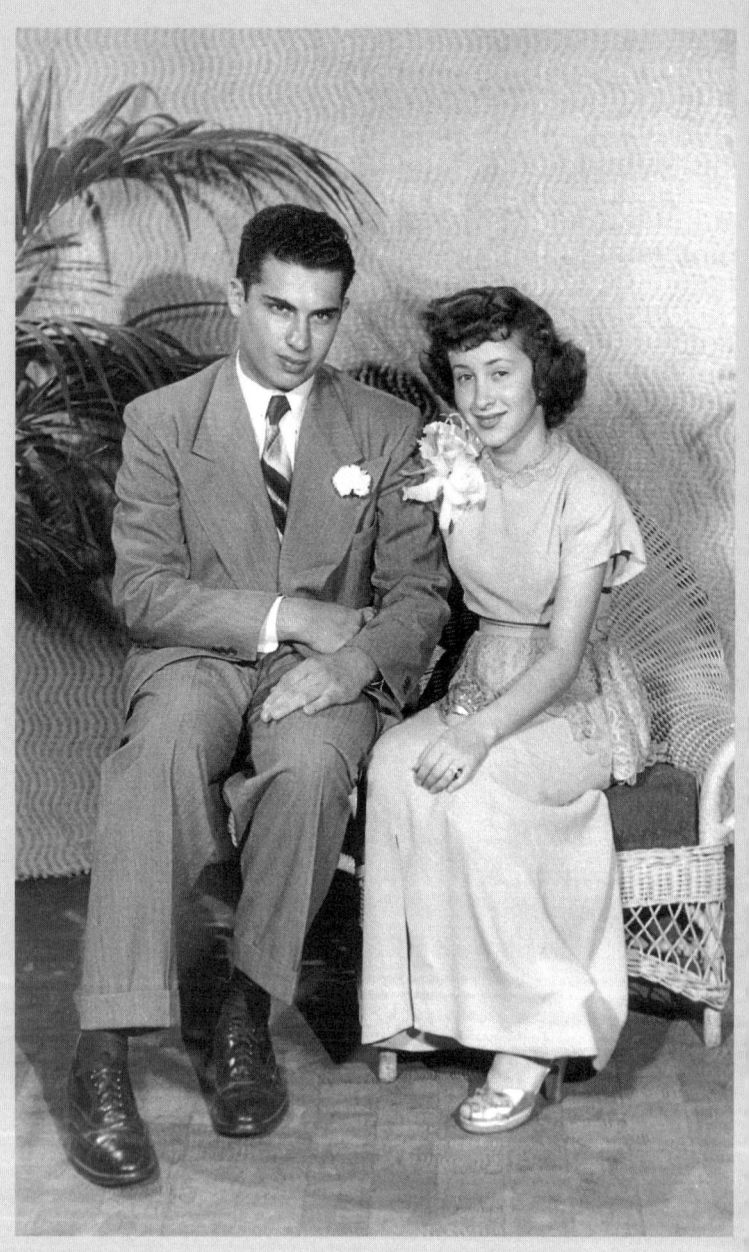

Händchen halten auf unserer Verlobungsfeier.

WIR WERDEN UNS ERINNERN

Trauerreden für Marilyn Yalom

22. NOVEMBER

Eve Yalom, Tochter

Schon früh, als meine Mutter die Chemotherapie durchlief, hat sie so viel Liebe von so vielen von euch erfahren. Häufig sagte sie, dass sie begriffen habe, dass »man nicht einfach für sich selbst lebt«. Vor dieser Reise verstand sie nicht wirklich, wie wichtig sie für viele von euch war – wie vielen von euch sie als Mentorin, Mutter, Mutmacherin zur Seite stand, wie vielen von euch sie die Richtung gewiesen hat, wie viele von euch sie geliebt hat.

Diese Erkenntnis berührte sie und machte ihre letzten Monate lebenswert. Sie wollte sich von euch allen persönlich verabschieden und ließ euch wissen, wie sehr sie euch geliebt hat.

Als Kind sah ich es als selbstverständlich an, dass immer Platz für ein weiteres Gedeck am Tisch war, ein weiterer Zentimeter Raum auf dem kleinen, aber mächtigen Schoß meiner

Mutter. Ich fühlte mich zutiefst geliebt und gefördert, und, ja, aufgefordert, mein Bestes zu geben, wie wir alle.

Was für ein Glück, eine Mutter gehabt zu haben, die solch eine Feministin war! Was für ein Glück für meine Generation, erfahren zu haben, dass man etwas erreichen konnte. Was für ein Glück, dass sie uns die Richtung gewiesen hat. Und sie förderte und bemutterte meine Freundinnen aus Kindheitstagen und meine Kinder und deren Freundinnen genauso.

Meine Arbeit als Ärztin und Geburtshelferin ist es, neues Leben in die Welt zu bringen, und doch scheint es irgendwie so passend, dass ich jetzt hier bin, um sie aus dieser Welt zu geleiten.

Reid Yalom, Sohn

Marilyn liebte die Erde,
liebte es, ihre Hände in den satten, lehmigen
Boden zu stecken,
auf Knien Tomaten zu pflanzen
und Erdbeeren zu ernten.
Wir werden ihr Aprikosen-Chutney und ihre
Marmeladen vermissen.
Marilyn liebte die Luft.
Eine ausgezeichnete Wanderin war sie
auf ihren entschlossenen Beinen.
Ich erinnere mich an eine besondere Zeit,
als wir in Heidelberg Heidelbeeren pflückten,
den blauen Duft inhalierten.
Und ein weiterer Moment,

als ich sie Irvs Hand halten sah,
auf einem Strand auf Hawaii
im Sonnenuntergang.
Ich kann sehen, wie sie die Augen schließt
und die salzige Luft inhaliert.
Sie liebte das Feuer
und alle warmen Dinge.
Wenn das Holz knisterte im Winter,
saß Marilyn immer zum Versengen nahe.
Ich erinnere mich an diese Woche am Silver Lake,
als 3 Generationen sich versammelten,
zum Spazierengehen und Schwimmen
für Geschichten und Lieder
am Lagerfeuer,
wo sie ihre Marshmallows
gleichmäßig gebräunt mochte.
Marilyn liebte die Schönheit –
nicht auf eine einfache hedonistische Weise,
eher schon als Lebensbejahung,
als ein Symbol der menschlichen Güte.
In gewissem Sinn war Güte
ihr Anliegen,
ihre Religion.
Sie suchte danach in ihrem Werk
und teilte es mit der Welt –
in ihrem Schreiben,
mit ihren Kindern,
in alltäglichen Momenten –
wenn sie vor dem Abendessen
Vivaldis Vier Jahreszeiten hörte,

vielleicht ein Glas
nicht zu trockenen Sherry
in der Hand –
oder auf ungewöhnliche Art und Weise –
wenn sie uns nach Chartres kutschierte,
um dort die Buntglasfenster zu bewundern –,
aber am bedeutendsten,
wenn sie eine so verblüffende Schar
von Freundinnen, Studierenden, Kollegen –
und natürlich ihre Familie –
Irv, meine Geschwister, unsere Ehefrauen
und ihre nun
8 Enkelkinder –
um sich scharte.
Sie ermutigte uns alle,
uns ihr Anliegen zu eigen zu machen;
Güte zu finden
in anderen Kulturen und Religionen,
in der Menschlichkeit,
in uns allen.
Ich werde es zutiefst vermissen,
wie sie diese Flamme hält,
aber ich erwarte nicht, dass sie langsam verglüht,
eher schon wird sie zunehmen an Intensität,
in alle Richtungen strahlen
am nächtlichen Himmel,
wie so viele leuchtende Sterne
in einem ewig expandierenden Universum.
Jeder von euch hält sie nun, diese Flamme.

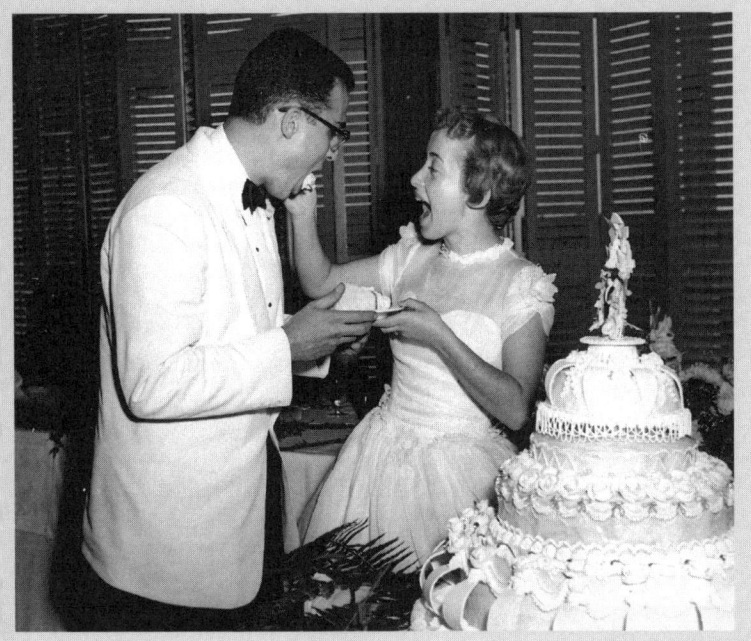

Unsere Hochzeit. Washington, D.C., Juni 1954.

Ben Yalom, Sohn

Meine Mutter hatte eine besondere Art, die Welt zu sehen. Ihre Sichtweise war stark von ihrer Zeit in Frankreich beeinflusst. *La façon ou manière correcte de faire les choses.* Der richtige Weg oder die richtige Art, Dinge zu tun. Dazu gehörten höfliches, freundliches Sprechen, angemessene Manieren und Haare kämmen, Hände waschen und ein anständiges Hemd zum Dinner anziehen. Über eine Leitlinie, wie man mit Kindern umgeht, hinaus, denke ich, dass dieses Gefühl von *la façon correcte de faire les choses,* auch wenn

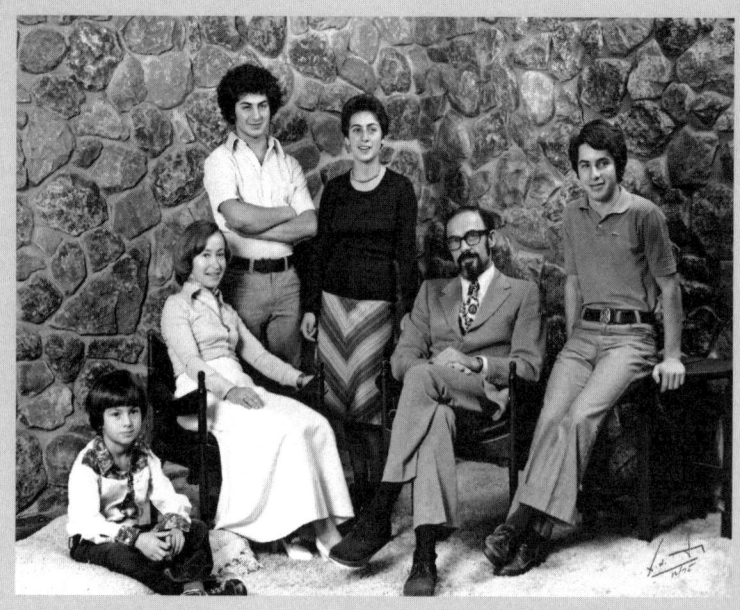

Familienporträt 1976. Unsere Tochter Eve und unsere Söhne
Reid, Victor und (auf dem Boden) Ben.

es möglicherweise im späten Kalifornien des zwanzigsten
Jahrhunderts etwas deplatziert war, ihr ein Vertrauen in die
Welt verlieh, ihr ein Gespür für die richtige Richtung gab,
das viele von euch in euren wundervollen Erinnerungen erwähnt habt.

Ein Extrem dieser Weltsicht war der Ausdruck, mit dem sie
mich oft gemaßregelt hat, als ich klein war, dass man »Kinder
sehen, aber nicht hören sollte«. Ha! Sehr zu ihrem Missfallen
war ich kein ruhiges, höfliches Kind. Ich war im Gegenteil
störrisch, bedürftig und sehr laut. Ich erinnere mich nicht daran, besonders schwierig gewesen zu sein, aber alle anderen
schon, wie man mir versichert.

Mir ist das erst kürzlich sehr bewusst geworden, als ich sie mit meinem sechs Jahre alten Sohn Adrian beobachtet habe. Er ist ein wildes und ziemlich störrisches Kind. Er schreit schnell und wirft Dinge und bestätigt mir ohne jeden Zweifel, dass ich der schlechteste Vater auf der Welt bin, er ist augenscheinlich meine persönliche wohlverdiente karmische Strafe.

Und dennoch ist er, wenn besänftigt, auch wunderschön und strahlend und liebenswert. Anfangs fürchtete ich, dass meine Mutter von seinem Verhalten schockiert sein würde, wo es doch so weit von *La façon correcte de faire les choses* entfernt ist, genau wie von dem Diktum, gesehen, aber nicht gehört zu werden. Doch Marilyn entwickelte ganz im Gegenteil schnell eine starke Bindung zu ihm. »*Il est très attachant*«, sagte sie jedes Mal zu mir, wenn wir uns unterhielten – er ist sehr liebenswert. Stunden verbrachten sie miteinander und lasen Mother Goose Kinderreime – *Humpty Dumpty* und *Four and Twenty Blackbirds* und am liebsten von allen (und immer wieder und wieder):

> Hey Diddle Diddle
> the Cat and the Fiddle
> the Cow jumped over the Moon
> the little Dog laughed to see such a sight

und an dieser Stelle prusteten sie gewöhnlich vor Lachen laut los und kreischten:

> »And the Dish Ran Away with the Spoooooooooon!«

Der Teller rannte mit dem Löffel davon, was Adrian unweigerlich dazu brachte, sich auf dem Boden herumzurollen und unkontrolliert zu kichern.

Diese Geduld und Wärme und zärtliche Freude erinnert mich daran, dass meine Mutter tatsächlich nicht strikt und streng war, auch wenn es manchmal so aussehen mochte. Es war eher so, dass es ihr gelang, das störrische Monster in mir auf ihre eigene ruhige, bedachte und weise Art zu besänftigen.

Ich weiß, dass sie während dieser letzten Monate mit jedem ihrer Kinder und mit vielen ihrer Freunde und Freundinnen gesprochen hat und dabei besondere Erinnerungen teilte. Am Montagabend, das letzte Mal, dass wir klar und deutlich miteinander sprachen, sagte sie mir: »Du warst mein Baby. Du wirst immer mein Baby bleiben.«

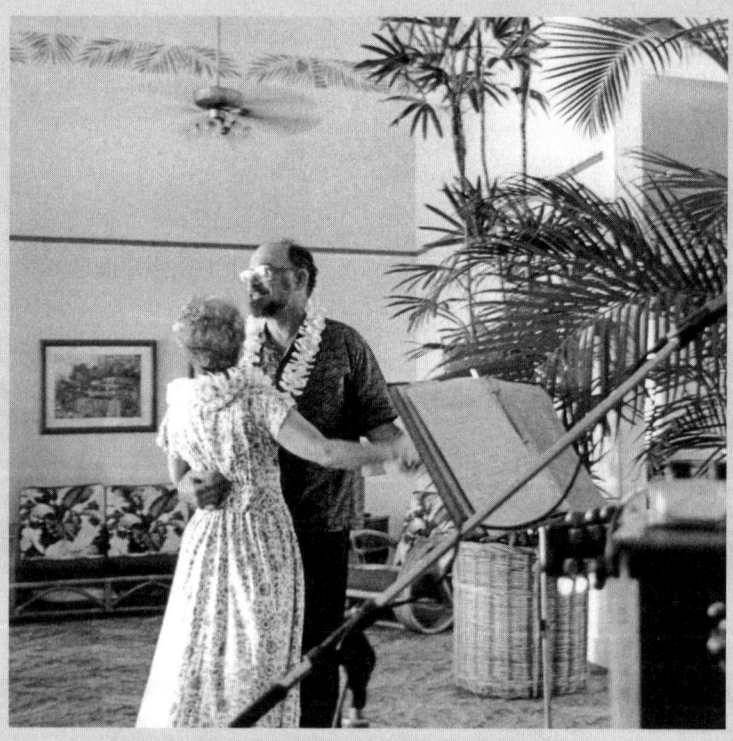

Auf Hawaii. Ein Tanz an unserem fünfzigsten Hochzeitstag.

Wir werden uns erinnern

Vorgetragen von Eve Yalom und ihren Töchtern
Lily und Alana,

rezitiert von allen Anwesenden

Wenn wir den Duft von Lavendel aus der Provence einatmen,
      werden wir uns an sie erinnern.

Wenn wir ein intelligentes und gut gemachtes Buch lesen,
      werden wir uns an sie erinnern.

Wenn wir uns auf Gott in ihrer weiblichen Form beziehen,
      werden wir uns an sie erinnern.

Wenn wir Frauen Platz nehmen am Tisch und unsere
  Meinung sagen,
      werden wir uns an sie erinnern.

Wenn wir Ehrfurcht vor der Geschichte empfinden,
  uns aber frei fühlen, das Patriarchat zu hinterfragen,
      werden wir uns an sie erinnern.

Wenn wir die Glocken von Saint Sulpice hören,
      werden wir uns an sie erinnern.

Wenn die Aprikosen in Blüte stehen,
      werden wir uns an sie erinnern.

Wenn der Nachmittagstee zum Abend-Sherry wird,
     werden wir uns an sie erinnern.

Wenn die Hohe Rippe bis auf den Knochen abgenagt ist,
     werden wir uns an sie erinnern.

Wenn die Grammatikpolizei eine Vorladung ausstellt,
     werden wir uns an sie erinnern.

Wenn wir mit Champagner anstoßen,
     werden wir uns an sie erinnern.

Wenn wir verwirrt, niedergeschlagen, aufgewühlt
  oder voller Freude sind,
     werden wir uns an sie erinnern.

Solange wir leben, wird auch sie leben, denn sie ist nun
  ein Teil von uns.

     Wir werden uns an sie erinnern.

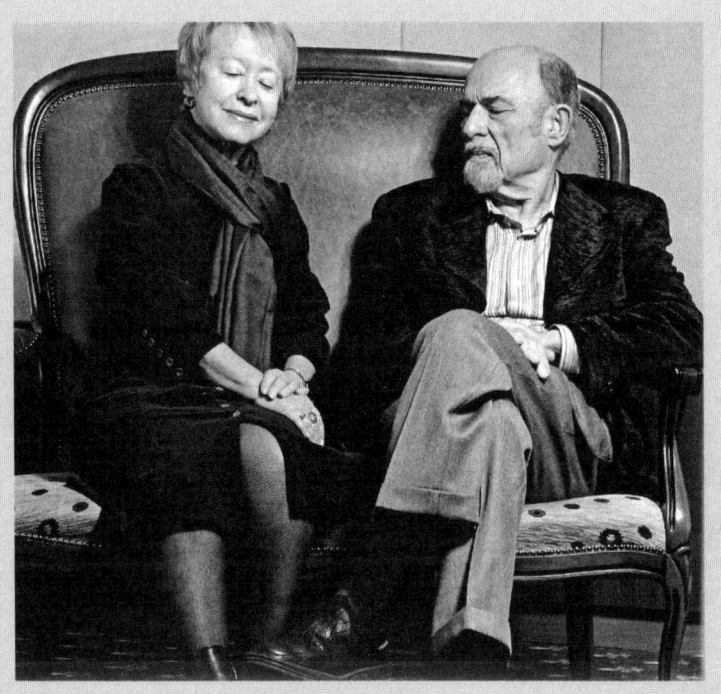

Auf einer Lesereise in Russland.

KAPITEL 23

LEBEN ALS EIGENSTÄNDIGER, ALLEINSTEHENDER ERWACHSENER

40 Tage nach Marilyns Tod

Ich mache jeden Tag Spaziergänge von fünfundvierzig Minuten, manchmal mit Freunden oder Nachbarn, aber meistens alleine, und ich verbringe jeden Tag mehrere Stunden damit, an diesem Buch zu arbeiten, und ich telefoniere auch jeden Tag viele Stunden mit meinem guten Freund und Co-Autor Molyn Leszcz, um die letzten Kapitel der sechsten Ausgabe unseres Lehrbuchs *Theorie und Praxis der Gruppenpsychiatrie* zu bearbeiten und fertigzustellen. Die meiste Zeit bin ich beschäftigt und will keine Ablenkungen. Ich widme mich dem Schreiben dieses Buches mit solcher Hingabe, dass ich jeden Morgen um acht Uhr schaue, dass ich in mein Studio komme. Am glücklichsten bin ich, wenn ich schreibe, aber ich frage mich, wie es mir gehen wird, wenn ich diese Arbeit beendet habe. Meine Vorhersage ist, dass dann eine tiefe Traurigkeit über mich hereinbrechen wird.

Alles in allem bin ich erstaunt, dass es mir so gut geht. Warum bin ich nicht gelähmt von meinem Verlust? Ich zweifle nie an der Tiefe meiner Liebe zu Marilyn: Ich bin mir sicher, dass kein Mann je eine Frau mehr geliebt hat. Wie viele Male habe ich in den letzten Monaten zu ihr gesagt, als ich sie so leiden sah: »Ich wünschte, ich könnte deine Krankheit an deiner Stelle auf mich nehmen.« Und ich habe es so gemeint: Ich hätte mein Leben für sie gegeben.

Ich gehe wieder und wieder diese schrecklichen letzten sechsunddreißig Stunden ihres Lebens durch, als ich nicht von ihrer Seite wich und ihr unzählige Male die Stirn und ihre Wangen küsste, obwohl sie oft nicht ansprechbar war. Ihr Tod war eine Erlösung für uns beide – für sie eine Erlösung von ständiger Übelkeit, Schmerz, tiefer Erschöpfung, vom Abschiednehmen von ihren vielen Freunden, Freundinnen und ihrer Familie. Und für mich eine Erlösung von meiner monatelangen Hilflosigkeit, die ich angesichts ihres Leidens empfand. Die letzten sechsunddreißig Stunden waren für mich am schlimmsten, weil sie durch das Morphin und Lorazepam, selbst als es niedrig dosiert war, in ihrer Kommunikationsfähigkeit beeinträchtigt war: Ich versuchte, mit ihr zu sprechen, wenn sie kurz ihre Augen öffnete, mich anlächelte, sich um ein oder zwei Worte bemühte und dann davondriftete. Ich erinnere mich an meine irrationale Wut, die sich gegen die Hospizschwester richtete, weil sie ihr zu viel Morphin gab und mich damit meiner letzten Möglichkeit beraubte, mit Marilyn zu sprechen.

Eine andere Abschiedsszene aus einer fernen Vergangenheit flattert mir unerwartet in den Sinn, eine Szene aus jenen Jahren, in denen ich mit Patienten arbeitete, die an Krebs im Endstadium litten – eine Szene, die ich lange vergessen hatte. Nicht selten baten mich Patienten, die zu krank waren, um an den Gruppentreffen teilzunehmen, ob ich nicht vielleicht zu ihnen nach Hause kommen konnte. Eine Bitte, der ich immer entsprach. Eines Tages erhielt ich diese Bitte von Eva. Sie war eine Frau mittleren Alters, die an Eierstockkrebs litt und kaum eine Gruppensitzung versäumt hatte. Ein Tag, nachdem ich ihren Anruf erhalten hatte, stand ich vor ihrer Haustür, und ihre Pflegerin ließ mich ein und führte mich zu ihrem Schlafzimmer. Eva, die gedöst hatte, lächelte breit, als sie mich sah, und bat dann mit schwacher und rauer Stimme die Pflegerin, uns allein zu lassen. Was diese auch tat.

Sie wirkte sehr fragil, ihre einst so kraftvolle Stimme war nur mehr ein Wispern. Sie sagte, dass sie laut ärztlicher Auskunft nicht mehr lange zu leben habe. Man habe ihr geraten, ins Krankenhaus zu gehen, aber sie habe sich geweigert, sie wollte lieber zu Hause sterben. Dann drehte sie ihren Kopf zu mir, streckte ihre Hand nach mir aus, schaute mir direkt in die Augen und sagte: »Irv, eine letzte Bitte. Würden Sie sich aufs Bett neben mich legen?«

Ich konnte mich kaum weigern – ich hätte mir das nie verziehen –, obwohl ich von der Vorstellung heimgesucht wurde, mich vor den düsteren und ernsten Gesichtern eines Medizinethik-Komitees verteidigen zu müssen. Ohne die Schuhe auszuziehen, legte ich mich neben sie auf den Rücken, und während wir uns an den Händen hielten, redeten wir für etwa fünfundzwanzig Minuten miteinander und nahmen Abschied voneinander. Ich bin stolz, dieser liebenswerten Frau etwas Trost gespendet zu haben.

Als diese Erinnerung davongleitet, kehrt mein Geist zu

Marilyn zurück, wie sie in ihrem Sarg tief unter der Erde liegt. Aber ich kann und will mich nicht auf den Friedhof oder ihren Sarg konzentrieren – ich weiß, dass meine geliebte Marilyn dort nicht zu finden ist.

Ich habe das Gefühl, dass sich die Traurigkeit etwas legt. Vielleicht haben Chaos und Verzweiflung nun keine Chance mehr. Aber nur wenig später erhalte ich eine E-Mail von Pat Berger. Ihr Mann Bob Berger und ich waren während unseres Medizinstudiums eng befreundet – und sind es auch danach, bis zu seinem Tod vor drei Jahren, geblieben. Gegen Ende seines Lebens schrieben wir ein Buch zusammen. Es hieß *Ein menschliches Herz* und erzählte von seinem Überleben im Ungarn der Nazizeit und des Holocausts. Pat Bergers E-Mail enthielt ein wundervolles Foto von Marilyn, das drei Jahre zuvor unter einem blühenden Magnolienzweig aufgenommen worden war. Der Blick auf das Foto und unsere glücklichen Zeiten befeuert meinen Schmerz und befördert mich zurück in die Realität. Ohne Zweifel liegt eine lange, leidvolle Zeit vor mir.

———

Obwohl ich nun in meinem achtundachtzigsten Lebensjahr stehe, muss ich immer noch viel lernen über das Leben – vor allem, wie es ist, als eigenständiger, alleinstehender Erwachsener zu leben. Ich habe so viel gemacht in meinem Leben – ich wurde Arzt, kümmerte mich um zahlreiche Patienten, lehrte Studenten, schrieb Bücher, wurde Vater und erzog vier liebevolle, großzügige und kreative Kinder – *aber ich lebte nie als ein eigenständiger Erwachsener!* Ja, es ist schockierend, aber es ist wahr. Ich wundere mich selbst, und ich wiederhole es immer wieder: *Ich habe nie als ein eigenständiger Erwachsener gelebt.*

Nach unserer ersten Begegnung an der Junior High School waren Marilyn und ich unzertrennlich, bis sie in den Zug stieg, um am Wellesley College in Massachusetts zu studieren. Ich blieb in Washington, D.C., um die für das Medizinstudium erforderlichen Kurse an der George Washington University zu absolvieren, ich lebte bei meinen Eltern, und außer mich voller Eifer und Besorgnis meinem Studium zu widmen, tat ich nichts.

Ich hatte einen guten Grund für meine Besorgnis: In dieser Zeit hatten alle medizinischen Hochschulen in den USA eine fixe 5-Prozent-Quote für jüdische Studenten. Ich kann mich nicht mehr genau an meine Quelle erinnern, aber irgendwie erfuhr ich, dass medizinische Hochschulen gelegentlich herausragende Bewerber bereits nach drei statt vier Jahren am College akzeptierten. Diese Information war von großer Bedeutung für mich: Ich hatte es ungeheuer eilig, Marilyn zu heiraten, weil ich mich so bedroht von all den Harvard-Studenten fühlte, mit denen sie ausging und die ihr so viel mehr zu bieten hatten – so viel Eleganz, so viel Reichtum, so viel familiäre Prominenz. Ich wollte unbedingt die Zeit, die ich ohne sie verbrachte, verkürzen und war wild entschlossen, ein Jahr früher an die Hochschule zu kommen. Die Lösung lag auf der Hand: Wenn ich in meinen drei Jahren als Undergraduate an der George Washington nur Bestnoten erzielte, würden sie mich an der medizinischen Hochschule nehmen *müssen.* Und so kam es dann auch!

Auch wenn wir während unserer College-Jahre getrennt

waren, blieben Marilyn und ich doch in engem Kontakt: Wir schrieben uns ausnahmslos jeden Tag, und gelegentlich telefonierten wir. (Ferngespräche von Washington nach New England waren zu jener Zeit teuer, und ich hatte sowieso kein Einkommen.)

Nachdem mich die medizinische Hochschule an der George Washington akzeptiert hatte, blieb ich nur ein Jahr, bevor ich an die Boston University wechselte, um näher bei Marilyn zu sein. Dort nahm ich mir ein Zimmer in einem Haus an der Marlborough Street, in dem schon vier andere Medizinstudenten wohnten. Ich verbrachte jedes Wochenende mit Marilyn. Wir heirateten in meinem dritten Jahr an der medizinischen Hochschule und lebten für den Rest von Marilyns Leben zusammen: zuerst in einer Wohnung in Cambridge, dann ein Jahr in New York, wo ich Arzt im Praktikum war, und drei Jahre an der Johns Hopkins in Baltimore, gefolgt von zwei Jahren auf Hawaii, wo ich in der Armee diente, und dann ging es für den Rest unseres Lebens nach Stanford in Palo Alto, Kalifornien.

Also lebe ich jetzt, im Alter von achtundachtzig Jahren, wo Marilyn tot ist, zum allerersten Mal allein. Ich muss mich auf so viele Dinge neu einstellen. Wenn ich etwas Überragendes im Fernsehen sehe, sehne ich mich danach, Marilyn davon zu erzählen, und immer wieder muss ich mich darin erinnern, dass es keine Marilyn mehr *gibt* und dass diese Sendung, dieser Lebensfunke, auch dann wertvoll und interessant ist, wenn Marilyn sie nicht mit mir teilen wird. Ähnliche Dinge passieren oft. Eine Frau ruft an und will Marilyn sprechen. Wenn ich sie über Marilyns Tod informiere, beginnt sie am Telefon zu weinen und mir zu sagen, wie sehr sie Marilyn vermissen wird und wie wichtig Marilyn für sie war. Nach dem Anruf muss ich mich erneut daran erinnern, dass auch diese Erfahrung ohne Wenn und Aber bei mir enden wird. Ich kann dieses Erlebnis nicht mit Marilyn teilen.

Aber es geht hier *nicht* um Einsamkeit. Es geht hier darum, dass ich lernen muss, dass etwas Wert haben und von Interesse sein kann, *selbst wenn ich der Einzige bin, der es erlebt, selbst wenn ich es nicht mit Marilyn teilen kann.*

———

Ein paar Tage vor Weihnachten kommt die ganze erweiterte Familie zu Besuch – meine vier Kinder, ihre Ehepartner, sechs Enkelkinder mit ihren Ehepartnern –, alles in allem ungefähr zwanzig Leute, die in den Schlafzimmern untergebracht sind, im Wohnzimmer, in Marilyns Büro, in meinem Büro. Meine Kinder reden über das Abendmenü und allerlei Aktivitäten, und plötzlich gefriere ich innerlich: Ich kann sie hören, mich aber nicht mehr bewegen. Ich fühle mich wie eine Statue, und meine Kinder werden zunehmend besorgter. »Dad, bist du okay? Dad, was ist los?«

Und dann breche ich zum ersten Mal in Tränen aus und versuche unter großer Anstrengung zu sagen: »Sie ist nicht hier, sie ist nirgends. Marilyn wird *nie, nie* wissen, was hier heute geschieht.« Meine Kinder wirken schockiert: Niemals zuvor haben sie mich weinen sehen.

Jeder spürt deutlich Marilyns Abwesenheit auf unserer Familienfeier zu Weihnachten-Hanukkah. Wir sind so viele, dass wir zum Weihnachtsabend bei einem Restaurant in der

Nähe chinesisches Essen bestellen. Während wir darauf warten, beende ich eine Schachpartie mit meinem Sohn Victor. Alle trödeln herum, und plötzlich setze ich an, um etwas zu Marilyn zu sagen. Natürlich ist sie nicht da. Ich war in das Spiel mit meinem Sohn vertieft, aber nun, wo die Partie vorbei ist, fühle ich mich plötzlich leer. Ich habe jeden Weihnachtsabend in den letzten siebzig Jahren mit Marilyn verbracht, abgesehen von ihrem Junior Year im College, wo sie in Frankreich war. Ich bin voller Gefühle und nonverbaler Erinnerungen an all die anderen Weihnachten, die wir zusammen hatten – an all die Bäume, Geschenke, das Singen und Kochen. Aber dieses Jahr ist anders: es gibt kaum einen Grund zu jubeln und keinen Weihnachtsbaum. Ich fühle mich so frostig und kalt, dass ich bei den Heizluftklappen stehe, um mich aufzuwärmen. Ich liebe jeden hier sehr – ich bin umringt von meinen Kindern und Enkelkindern –, aber ich spüre eine Leere.

Der Mittelpunkt fehlt.

Am Ersten Weihnachtstag bereitet meine Tochter den Hauptgang zu, eine Peking-Ente; die anderen steuern eine Vielfalt von Speisen dazu bei, die nichts miteinander zu tun haben. Jeder weiß – und viele geben einen Kommentar dazu ab –, dass wir nie damit durchgekommen wären, uns am Weihnachtsabend Essen liefern zu lassen oder am ersten Feiertag Speisen fürs Dinner zusammenzustellen, die nicht zueinander passen. Darüber hinaus hat Marilyn das Weihnachts-Hanukkah-Essen immer mit einigen feierlichen Bemerkungen begonnen oder üblicherweise mit einer Lesung aus der Bibel. An diesem ersten Feiertag ohne sie fühlen wir uns alle ein wenig verloren. Es gibt keinen feierlichen Auftakt:

Wir setzen uns einfach hin und essen. Ich vermisse die zeremonielle Lesung: Ich hatte es einfach als selbstverständlich hingenommen, wie so viele Dinge, die meine geschätzte Frau mir geboten hat.

In den letzten zehn Jahren haben meine Enkeltochter Alana und ich Kichel an Weihnachten gebacken, nach einem Rezept meiner Mutter. Als wir damit begonnen haben, war Alana sechzehn. Nun ist sie erwachsen, im vierten Jahr ihres Medizinstudiums, verlobt und steht kurz vor ihrer Heirat, und sie hat im Kichel-Backteam nun das Sagen übernommen. Wir setzen den Teig mit der Hefe und der Butter am Abend zuvor an und rollen morgens dann den gegangenen Teig aus und fügen Rosinen, Nüsse, Zucker und Zimt dazu, um etwa dreißig saftige Teilchen herzustellen. Dieses Mal sind wir traurig beim Zubereiten, wir denken beide daran, wie sehr Marilyn sie gemocht hätte.

Die Familie ist so groß geworden, dass wir in den letzten Jahren zu Weihnachten Lose gezogen haben, damit jeder nur einem anderen ein Geschenk kaufen musste. Aber dieses Jahr haben wir das Geschenkekaufen abgesagt: Wir sind zu traurig und zu wenig interessiert daran, zu schenken oder beschenkt zu werden.

Ich werde die Kinder in den nächsten drei Tagen bei mir haben, also mache ich mir keine Sorgen wegen der Einsamkeit. Viele Gespräche, wunderbare Mahlzeiten, eine Menge Schach und Scrabble und Binokel.

Nach drei oder vier Tagen reisen die Kinder alle wieder ab, und ich verbringe Silvester alleine. Was sich als unerwartet gute Erfahrung herausstellt. Meine Introversion dämpft die Einsamkeit. Als sich Mitternacht nähert, schalte ich den Fernseher ein und schaue mir all die Feiern vom Times Square bis San Francisco an. Ich realisiere plötzlich, dass dies erst das zweite Silvester *in siebzig Jahren* ohne Marilyn an meiner Seite ist. (Das erste Mal war, als sie zum Auslandsstudium in Frankreich war.) Ich sehe im Fernsehen all die Leute, die sich am Times Square zuprosten, aber ich stelle den Ton leiser. Es gibt keine Marilyn mehr, und das wirkliche Leben ist vorbei. Ich fühle mich schwer und traurig, und ich weiß, dass sich nichts dagegen machen lässt. Marilyn ist tot. Ich stelle mir ihren verwesenden Körper im Sarg vor. Sie lebt nur noch in meiner Erinnerung.

KAPITEL 24

ALLEIN ZU HAUSE

43 Tage danach

Egal, wohin ich mich wende, überall stoße ich auf Erinnerungen an Marilyn. Ich betrete unser Schlafzimmer und sehe viele ihrer Medikamente auf dem Tischchen liegen, das an ihrer Seite des Bettes steht. Morgen werde ich meine Haushälterin Gloria bitten, sie irgendwo anders aufzubewahren, außer Sichtweite. Dann sehe ich eine von Marilyns Lesebrillen in ihrem Sessel im Fernsehzimmer und zahllose andere in ihrem Badezimmer. Warum hatte sie so viele Brillen? Neben unzähligen Fläschchen und Medikamentenschachteln entdecke ich ihr iPhone in der Nähe des Sofas, auf dem sie in ihren letzten Wochen meist lag. Was soll ich mit den ganzen Sachen tun? Wie meistens neuerdings umschiffe ich das Problem und überlasse es meinen Kindern.

Viele Wochen vergingen, bevor ich mich dazu überwinden konnte, die Tür ihres Arbeitszimmers zu öffnen. Selbst jetzt, sechs Wochen nach ihrem Tod, wage ich mich nicht weit ins Zimmer hinein und vermeide es, auf all die Sachen auf ihrem

Schreibtisch zu blicken. Ich will Marilyns Besitztümer immer noch nicht berühren – ich will sie nicht behalten – ich will sie nicht entsorgen. Ja, ich bin kindisch – aber es ist mir egal. Scham empfinde ich nur jenen Hinterbliebenen gegenüber, die ich über all die Jahre beraten habe und die nicht den Luxus einer großen Familie hatten, die alle Spuren des verstorbenen Menschen entfernen konnte.

Ein Foto von Marilyn steht in einer Ecke des Wohnzimmers mit dem Gesicht zur Wand. Ich sah dieses wunderbare Foto im Nachruf der *Washington Post* und mochte es so sehr, dass ich das Negativ aufspürte und meinen Sohn Reid, einen hervorragenden Fotografen, darum bat, mir ein Abzug davon zu machen. Er rahmte es und brachte es an Weihnachten mit. In den ersten paar Tagen war ich sehr darauf bedacht, mir das Foto ausgiebig anzusehen, aber es führte nur immer wieder zu großem Schmerz, sodass ich es schließlich zur Wand umdrehte. Gelegentlich gehe ich hin, drehe es herum, atme tief ein und schaue es direkt an. Sie ist so schön, ihre Lippen scheinen zu sagen: »*Vergiss mich nicht… du und ich, mein Lieber, für immer… vergiss mich nicht.*« Ich wende mich ab, beladen mit Schmerz. Mehr Schmerz, als ich ertragen kann. Ich weine laut. Ich weiß nicht, was ich tun soll.

Soll ich mich vor diesem Schmerz bewahren? Oder soll ich das Gegenteil tun und sie hartnäckig weiterhin ausgiebig anschauen und immer und immer wieder weinen? Ich weiß, dass eine Zeit kommen wird, in der ich dieses Foto an die Wand hängen und es mit großer Freude betrachten werde. Unsere Augen werden sich begegnen, und wir werden beide so voller Liebe füreinander sein und so dankbar dafür, dass wir unser Leben miteinander verbringen konnten. Meine Tränen fließen, während ich diese Zeilen schreibe, und ich halte inne, trockne meine Augen und schaue durch unser Fenster auf die Zweige der alten Eiche, die sich dem klaren blauen Himmel entgegenstrecken.

Es wimmelt vor Ereignissen, die ich mit Marilyn teilen möchte. Ich erfahre, dass *Maximart*, unsere kleine Apotheke in der Nachbarschaft, die wir über vierzig Jahre unterstützt haben, gerade für immer geschlossen hat. Ich stelle mir vor, wie ich Marilyn diese Neuigkeit erzähle und sie darauf umgehend enttäuscht reagiert. Oder: Unsere beiden ältesten Söhne, die sich seit Jahren geweigert haben, im Schach gegeneinander anzutreten, spielten nun während der Weihnachtsferien friedlich Schach miteinander. Oder: Einer meiner Söhne, der kein Interesse an Binokel hatte, lernt nun die Regeln und beginnt, mit seinen Brüdern und mir zu spielen. Sowohl die Schach- wie auch die Binokel-Episode zeigt, wie sehr die Familie zusammenrückt. Oh, ich wünschte, ich könnte das Marilyn erzählen! Sie hätte sich so gefreut.

Während ich über trauernde Menschen lese, erfahre ich von der großen Bandbreite des Verhaltens. Ich lese einen kurzen Artikel eines trauernden Ehemanns, der auf seinem Telefon eine alte Sprachnachricht von seiner Frau hat, die er sich immer wieder anhört. Ich zucke zusammen, als ich das lese: Ich könnte den Schmerz nicht ertragen, Marilyns Stimme zu hören. Ich frage mich, ob es ihn in seiner Trauer festhält und davon abbringt, ein neues Leben zu beginnen. Aber vielleicht nehme ich einen zu strengen Standpunkt ein. Jeder trauert auf seine charakteristische Art und Weise.

Ich lese einen Artikel, der den Nachweis erbringt, dass Männer, die ihre Frauen verlieren, in den nächsten vier Jahren eine viel größere Sterblichkeit haben als Nicht-Betroffene. Die Prognose ist noch schlechter, wenn es sich um Männer handelt, die in allem, was ihr Vergnügen oder ihren Selbstwert anging, stark abhängig von ihren gestorbenen Frauen waren. Dennoch bekümmert mich das nicht sehr: Es ist seltsam, wie wenig ich mich nun um meinen eigenen Tod schere. Ich habe in den vergangenen Jahrzehnten oft, allzu oft, an Todesangst gelitten. Besonders damals, als ich vor vielen Jahren mit Gruppen von Krebspatienten im Endstadium arbeitete, plagten mich Alpträume über das Sterben. Aber nun, nicht eine Spur davon. Ich bin vollkommen gelassen beim Gedanken an meinen Tod.

KAPITEL 25

SEX UND TRAUER

45 Tage danach

Es scheint ewig her, seit ich von diesen alptraumartigen Bildern schwer bewaffneter Panzer, die am Tian'anmen-Platz in Studenten fuhren, heimgesucht wurde, dabei tauchten sie kurz nach Marilyns Tod auf, während ich auf ihre Beisetzung und die Trauerfeier wartete. Die Beharrlichkeit dieser Bilder führte bei mir zu einem neuen Verständnis der Natur und der Macht obsessiven Denkens. Und nach ein paar Tagen verschwanden die gepanzerten Fahrzeuge und der Tian'anmen Platz allmählich. Mein ruhender Geist ist zunehmend ruhiger geworden in den letzten Wochen.

Aber nun hat eine neue Obsession von mir Besitz ergriffen: Wann immer ich mich entspanne und versuche, den Kopf freizubekommen, zum Beispiel kurz vor dem Einschlafen, wenn ich das Licht gelöscht habe, werde ich von verführerischen sexuellen Gedanken über Frauen, die ich kenne oder kürzlich gesehen habe, heimgesucht. Diese Bilder sind mächtig und lassen mich nicht los. Ich versuche sie zu blockieren, sie aus dem

Bewusstsein zu eliminieren, meine Gedanken woandershin zu wenden. Aber ein paar Minuten später sind sie schon wieder da und fesseln erneut meine Aufmerksamkeit. Ich werde sowohl von Verlangen als auch von Scham überflutet. Ich krümme mich angesichts dieser Illoyalität gegenüber Marilyn, die erst vor ein paar Wochen zu Grabe getragen wurde.

Während ich auf die letzten Wochen zurückschaue, werde ich mir einer kuriosen (und beschämenden) Entwicklung ebenfalls bewusst: einem gesteigerten Interesse an weiblichen Brüsten, besonders an ziemlich großen Brüsten. Ich habe keine Ahnung, ob es eine der Frauen bemerkt hat – aber ich muss mich dauernd dazu zwingen, in die Gesichter und nicht auf die Brüste von Marilyns vielen Freundinnen zu blicken, die vorbeikommen. Mir fällt eine Karikatur ein – ich weiß nicht mehr, woher ich sie habe, vielleicht stammt sie aus meiner Jugendzeit: eine Frau, die das Kinn eines Manns nach oben zu ihrem Gesicht zieht und dabei sagt: »Aufgepasst, ich bin hier oben!«

Dieses neu aufgeflammte Interesse wird manchmal von einer Szene aus der Vergangenheit begleitet – die etwa fünfundsiebzig Jahre zurückliegt und mir in den letzten Tagen oft in den Sinn gekommen ist. Ich war damals zehn oder elf Jahre alt, und ich erinnere mich, dass ich aus irgendeinem Grund das Schlafzimmer meiner Eltern betrete und auf meine Mutter stoße, die nur halb angezogen ist. Statt sich zu bedecken, stand sie barfüßig vor mir und schaute mir unverfroren in die Augen, als wollte sie sagen: »Schau genau hin!«

Ich erinnere mich, dass ich vor Urzeiten ziemlich viel Zeit damit verbracht habe, diese Erinnerung mit meiner Analytikerin Olive Smith durchzugehen, zu der ich während meiner psychiatrischen Facharztausbildung über sechshundert Stunden lang zur Psychoanalyse gegangen bin. Offensichtlich bin ich gerade in großer Bedrängnis, und es ist kein Zufall, dass ich regrediere. Wie ein Kind suche ich kreischend nach mütterlichem Beistand. Ein Satz, den ich in irgendeinem meiner Bücher gebraucht habe, kommt mir in den Sinn: »Freud hatte nicht mit allem Unrecht.«

Ich bin verunsichert und beschämt von diesen sexuellen Obsessionen. In meinem Kopf findet eine Debatte statt. Wie konnte ich mich und meine Liebe für Marilyn so entehren? Ist meine Liebe wirklich so hohl? *Aber ist es auf der anderen Seite nicht meine Aufgabe, am Leben zu bleiben, ein neues Leben zu beginnen?* Dennoch, ich fühle solch eine Scham, Marilyns Erinnerung zu beflecken. *Aber vielleicht sind solche sexuellen Gedanken ganz natürlich für jemanden, der sein ganzes Leben als Teil eines Paares verbracht hat und plötzlich alleine dasteht.*

Ich beschließe, einen Blick auf die Literatur zu werfen, die es über die Verbindung von Sexualität und Trauer gibt, aber wie Sie wissen, habe ich nicht das beste Verhältnis zur Recherche im modernen medizinischen Bibliothekswesen. Ich mache eine Expertin dafür ausfindig – dieselbe, die mir und Molyn Leszcz, dem Co-Autor der fünften und sechsten Ausgabe des Lehrbuchs zur Gruppentherapie, beigestanden hat. Ich betraue sie mit der Aufgabe, medizinische und psychologische Literatur nach irgendwelchen Beiträgen zu Trauer und Sexualität zu durchforsten. Einen Tag später schickt sie mir eine E-Mail mit den Worten, sie habe sechs Stunden gesucht, aber nichts… aber auch rein gar nichts… in der Literatur gefunden! Sie entschuldigt sich und meint, sie würde nichts von mir nehmen wollen für ihre Arbeit, denn sie habe mir ja nichts zu bieten. »Unsinn«, erwidere ich und bestehe darauf, sie zu bezahlen. Schließlich ist es eine wichtige Information für mich, dass sie nichts gefunden hat.

Danach wende ich mich an einen wissenschaftlichen Mitarbeiter von Stanford, der mir von einem guten Freund und Kollegen wärmstens empfohlen wurde, und bitte ihn ebenfalls darum, ein paar Stunden mit der Suche in dieser Sache zu verbringen. Es kommt zu fast demselben Ergebnis: Er findet praktisch nichts in der medizinischen und psychologischen Literatur, und auch hier muss ich darauf bestehen, ihn für seine Zeit zu bezahlen.

In den folgenden Tagen jedoch beginnen mir beide ein paar eher klinisch basierte Artikel aus eher populären Magazinen zu schicken, zum Beispiel ein Artikel aus *Psychology Today* (November 2015), der den Titel trägt: »5 Dinge, die Ihnen niemand über Trauer erzählt« (verfasst von Stephanie A. Sarkis, einer praktizierenden Ärztin). Der fünfte Punkt im Artikel bezieht sich explizit auf Sexualität bei Trauer:

> Ihre Libido wächst möglicherweise. Bei vielen vermindert Trauer den Geschlechtstrieb. Bei vielen anderen steigert sie ihn. Dies kann ziemlich konfliktbeladen für jene sein, die einen Ehepartner oder Lebensgefährten verloren haben. Aber wenn Menschen taub vor Schmerz sind, kann Sex ihnen dabei helfen, wenigstens *irgendetwas* zu spüren. Wenn die Bewältigung des Todes Teil des täglichen Lebens ist, stellt dies auch etwas Lebensbejahendes dar.

Einige Gedanken in diesen Zeilen treffen für mich den Nagel auf den Kopf, besonders die Aussage, dass Sex dabei helfen kann, wenigstens *irgendetwas* zu spüren, wenn man empfindungslos, also taub vor Trauer ist. »Taubheit« ist ein akkurater Ausdruck für das, was ich empfinde: ein Gefühl von großer Distanz zu meinen Gefühlen. Ich durchlebe den Ablauf von Gesprächen, die Nahrungsaufnahme, das Fernsehschauen, ohne dass ich jeweils wirklich dabei wäre. Aber die sexuellen Gedanken fühlen sich realer an, sie führen zu einem lebensbejahenden Gefühl, das mich aufrüttelt und mich von meiner hauptsächlichen Beschäftigung mit dem Tod ablenkt.

Ich spreche mit einigen erfahrenen Kollegen, die mit Hinterbliebenen zu tun haben, und sie erklären mir ebenfalls, dass sexuelle Erregungszustände bei Trauernden weitaus verbreiteter sind als allgemein angenommen. Obwohl oft eher bei Männern anzutreffen, ist dies zweifellos auch ein Thema bei Frauen. Die Mediziner stimmen meiner Beobachtung zu, wonach Patienten selten von sich aus auf gesteigerte sexuelle Empfindungen zu sprechen kommen. Aber wenn sie *explizit* nach Problemen rund um ihre Sexualität gefragt werden, spricht der Großteil der Trauernden positiv darauf an. Es scheint, dass die meisten Hinterbliebenen sich schämen und lieber nicht von sich aus darüber reden wollen. Logischerweise fehlt dadurch in vielen persönlichen Berichten das Thema oder findet sich nur andeutungsweise in einigen versteckten Sätzen zur Sexualität.

Ich folgere mit einiger Erleichterung, dass mein Erregungszustand nicht ungewöhnlich ist und dass sexuelles Verlangen eine signifikante Rolle im Trauerprozess spielt. Darüber hinaus ist es für ältere Menschen nicht einfach, sich offen zu ihrem inneren Sexualleben zu äußern. Es fällt ihnen nicht leicht, dies mit Familie oder Freunden zu teilen. Sie fürchten, dass es anderen unangenehm ist. Ich habe glücklicherweise meine Therapeutengruppe, die sich seit Jahrzehnten trifft. Das Gespräch in diesem Forum hilft mir, mein Unbehagen zu dämpfen.

KAPITEL 26

UNWIRKLICHKEIT

48 Tage danach

Mein Sohn Ben kam mit seinen drei Kindern zu Besuch. Sie sind sechs, vier und zwei Jahre alt. An einem Abend sah ich sie wie angeklebt vor dem Fernseher sitzen, meine drei Enkelkinder schauten ein blutrünstiges animiertes Kinderprogramm, in dem es um Monster, kleine Kinder, Bestien und wundersame Fluchten ging. Abgestoßen davon griff ich zu Präventivmaßnahmen und wechselte den Kanal, um nach etwas anderem zu suchen. Schon bald stolperte ich über eine großartige Sendung, in der animierte Figuren zum *Nussknacker* tanzten. Obwohl meine Enkelkinder ächzten und stöhnten, hielt ich an diesem Kanal fest. Nach ein paar Minuten jedoch stoppten die Seufzer, mirabile dictu, und alle drei verfolgten mit großem Interesse den *Nussknacker*. Erfreut und begierig darauf, dies mit Marilyn zu teilen, stoppte ich den Fernseher kurz, um die »Aufnahme«-Taste zu drücken, damit Marilyn es selbst sehen konnte. Dann drückte ich wieder die »Abspielen«-Taste, und die Kinder schauten freudig weiter.

Nur ein paar Minuten später traf es mich mit voller Wucht. *Ich war überrascht. Was tue ich da? Etwas für Marilyn aufnehmen, damit sie es sehen kann? Marilyn ist tot*, erinnerte ich mich! Zu ähnlichen Situationen kam es häufiger.

———

Kürzlich erzählte mir ein Freund, dass Bell's Bookstore in Downtown Palo Alto einige von meinen und Marilyns Büchern prominent auf einem Tisch in der Nähe des Eingangs liegen hat. Am folgenden Tag legte ich mit meinem iPhone einen Zwischenstopp in dem Buchladen ein, um für Marilyn ein Bild davon zu machen. Erst als ich auf der Straße zum Buchladen war, traf mich die Wahrheit – *Marilyn ist tot* – erneut.

———

Ein paar Monate, bevor sie starb, unternahmen Marilyn und ich einen Spaziergang die Straße hinunter und begegneten einem neuen Nachbarn, einem distinguierten, weißhaarigen älteren Mann. Er war offensichtlich gehandicapt, und eine jüngere, dunkelhäutige Frau – wir nahmen an, seine Pflegerin – half ihm die Eingangstreppe herunter und ins Auto hinein.

Um Weihnachten herum luden mich diese neuen Nachbarn (die ich bislang nicht getroffen hatte) zu sich nach Hause zum Dinner und zu Weihnachtsliedern ein. Als ich bei ihnen ankam, wurde ich von dem älteren Mann und der Pflegerin begrüßt. Schon bald stellte sich heraus, dass es sich bei ihm um einen Arzt im Ruhestand handelte und die »Pflegerin« einen Abschluss als Medizinerin und Geisteswissenschaftlerin hatte! Darüber hinaus war sie nicht seine Pflegerin, sondern seine Frau! Sie war entzückend und gab bei den Weihnachtsliedern mit einer glorreichen Stimme den Ton an! Erneut war mein erster Gedanke: *Das muss ich unbedingt Marilyn erzählen!* Selbst jetzt noch bedauere ich es, dass ich diese Geschichte nicht mit ihr teilen kann.

———

Letzten Abend erfuhr ich, dass die dritte Staffel der Netflix-Serie *The Crown* herausgekommen ist. Marilyn und ich hatten uns vor Jahren die erste und zweite Staffel angesehen. Also begann ich mir die dritte Staffel zu Gemüte zu führen, und war schon bald ganz vertieft darin. Die ersten paar Folgen gefielen mir, aber manche Szenen erschienen mir ziemlich vertraut. Nachdem ich mich etwas eingehender damit beschäftigt hatte, begriff ich, dass ich nicht der dritten Staffel gefolgt war, sondern mir Folgen der ersten Staffel erneut angesehen hatte. Das musste ich Marilyn sagen! Dann brach die Realität erneut über mich herein – natürlich wird Marilyn von diesem Vorfall *nie* erfahren. Sie war besorgt gewesen über mein nachlassendes Gedächtnis, manchmal sogar bekümmert. Aber ich konnte mir auch ihre blitzenden Augen vorstellen und wie sehr es sie amüsiert hätte, dass ich drei Stunden einem Programm gefolgt war, das ich bereits gesehen hatte. Während ich diese Worte schreibe, fühle ich einen Knoten in meiner Brust. Ich würde alles dafür geben... *alles*... um dieses Lächeln auf ihrem Gesicht zu sehen.

———

Ich erhalte einen Brief von meiner Agentin, die mich daran erinnert, dass wir vor einiger Zeit einem rumänischen Drehbuchautor die Erlaubnis erteilt haben, ein Drehbuch nach meinem Roman *Das Spinoza-Problem* zu schreiben. Das Projekt hat sich mittlerweile zu einer zehnstündigen Fernsehserie mit einem 400-Seiten-Manuskript entwickelt, das auf Episoden heruntergebrochen werden muss. Wieder ist mein erster Gedanke: »Oh, das muss ich sofort Marilyn sagen«, bis mir Sekunden später die düstere Wahrheit dämmert. Ich bin verloren, freudlos, allein mit der Sache. Als wäre es notwendig, dass Marilyn davon weiß, damit es wirklich real wird.

Ich bin seit über sechzig Jahren rund um die Uhr Studierender, Beobachter und Heiler des menschlichen Geistes gewesen, und es fällt mir schwer, meine eigene Irrationalität zu akzeptieren. Die Bandbreite der Probleme, wegen derer Patienten meine Hilfe gesucht haben, ist enorm – weil sie Schwierigkeiten in Beziehungen hatten, um sich selbst besser zu verstehen, weil sie an Depressionen litten, an Manie, Angstzuständen, Einsamkeit, Wut, Eifersucht, Obsessionen, unerwiderter Liebe, Alpträumen, Phobien, Erregungszuständen – das heißt, dem ganzen Spektrum menschlicher psychischer Probleme. Ich agierte als Führer, der seinen Klienten dabei half, sich selbst besser zu verstehen, ihre Ängste abzuklären, ihre Träume, ihre vergangenen und gegenwärtigen Beziehungen zu anderen Menschen, ihre Unfähigkeit zu lieben, ihre Wut. Diesem Abenteuer inhärent ist die Binsenwahrheit, dass wir fähig zum rationalen Denken sind und dass Verstehen schließlich Erleichterung bringt.

Folglich sind meine plötzlichen irrationalen Episoden höchst verstörend. Einem Teil meines Selbst zu begegnen, das hartnäckig an dem Glauben festhält, dass Marilyn noch am Leben ist, ist ebenso frappierend wie erschütternd. Ich hatte immer nur Hohn für irrationales Denken übrig, für all die mystischen Vorstellungen über Himmel und Hölle und was nach dem Tod passiert. Mein Lehrbuch zur Gruppentherapie vertritt einen rationalen Zugang, basierend auf meiner Beschreibung von zwölf therapeutischen Faktoren. *Der Panama-Hut*, mein Text zur Einzeltherapie, enthält fünfundachtzig klar definierte Tipps für Therapeuten. Mein Fachbuch *Existentielle Psychotherapie* kreist um vier grundlegende existentielle Faktoren – Tod, Freiheit, Isolation und Sinnlosigkeit. Rationalität und Klarheit sind die Hauptgründe dafür, dass meine Bücher in so vielen Schulungsräumen weltweit Anwendung finden. Und doch, hier stehe ich nun und erlebe so viele irrationale Momente!

Ich spreche über mein Unbehagen angesichts meines irrationalen Denkens mit einem früheren Studenten, der inzwischen Professor der Psychiatrie sowie Neurobiologe ist. Er lässt mich wissen, dass das Gedächtnis nicht länger als etwas Einheitliches betrachtet wird. Stattdessen setzt sich das Gedächtnis aus verschiedenen Systemen zusammen, die unabhängig voneinander arbeiten, unterschiedliche neuroanatomische Schaltkreise haben und sogar miteinander streiten können. Er beschreibt die Dichotomie zwischen »explizitem« (oder »deklarativem«) Gedächtnis vs. »implizitem« (oder »prozeduralem«) Gedächtnis.

Das *Explizite Gedächtnis* ist bewusst und abhängig vom medialen Schläfenlappen wie auch von der Gehirnrinde. Es bezieht die Entstehung und den bewussten Abruf von Erinnerungen an Ereignisse mit ein, die geschehen sind (zum Beispiel: »Ich weiß bewusst, dass Marilyn gestorben ist.«). Das *Implizite Gedächtnis* ist weitgehend unbewusst und steuert oft Fertigkeiten, Gewohnheiten und andere automatische Verhaltensweisen. Es wird in verschiedenen Teilen des Gehirns verarbeitet: die Basalganglien für Fertigkeiten, die Amygdala für emotionale Reaktionen. Also ist meine kürzlich erfahrene schmerzvolle explizite Erinnerung, das Marilyn gestorben ist, anatomisch getrennt von meiner gut entwickelten impliziten prozeduralen Erinnerung und meinem emotionalen Impuls »Marilyn davon zu erzählen«, als ich unsere Bücher auf dem Tisch der Buchhandlung ausliegen sah.

Diese zwei Arten des Gedächtnisses können unabhängig voneinander operieren, fast unbewusst voneinander, und sie können sogar in Konflikt miteinander geraten. Vor diesem Hintergrund, so erklärt mir mein Kollege, weisen meine Erfahrungen auf normale Aspekte menschlichen Verhaltens und Erinnerns hin, auf die wir alle angewiesen sind. Es impliziert nicht, dass mein Verhalten irrational ist. Es wäre in der Tat seltsam, wenn ich nach fünfundsechzigjähriger Ehe *nicht* den Impuls hätte, ihr von unseren Büchern zu erzählen, wenn ich diese sehe, obwohl ich weiß, dass sie tot ist.

———

Nicht jeder ist *immer* stolz auf seine oder ihre Frau. Aber für mich war es so, im höchsten Maße. Egal wo und bei welchem Anlass – ich war immer stolz auf sie. Ich bin so stolz, ihr Ehemann gewesen zu sein. Ich habe Marilyns Anmut und Wissen *immer* als gegeben vorausgesetzt. Ich erinnere mich, wie wunderbar sie war, wenn sie sich an eine große Menge in einem Auditorium richtete oder zu den Teilnehmerinnen des Salons in unserem Wohnzimmer sprach. Sie war immer hervorragend, egal wo, egal bei was.

Sie war eine sehr gute Mutter, die ihre vier Kinder liebte und die absolut immer freundlich und großzügig zu ihnen war. Ich kann mich an keine einzige negative Interaktion zwischen ihr und den Kindern erinnern, oder was das angeht, überhaupt jemandem. War ich jemals gelangweilt oder unzufrieden mit unserer Beziehung? Niemals! Ich nahm alles als selbstverständlich hin, und erst heute, wo sie tot ist, erkenne ich so richtig, welches Glück ich gehabt habe, mein Leben mit ihr zu teilen.

Wochen sind vergangen seit ihrem Tod, und meine Sehnsucht nach ihr ist nicht geringer geworden. Ich erinnere mich immer wieder daran, dass es Zeit brauchen wird, um zu heilen, und dass jeder einzelne meiner trauernden Patienten, der zu mir kam, durch einige unglückliche Monate gehen musste. Aber ich bin nie einem Mann oder einer Frau begegnet, die sich in so jungen Jahren aneinanderbanden und sich so nahe waren wie wir.

Ich beginne mir Sorgen über meine Prognose zu machen.

KAPITEL 27

TAUBHEIT

50 Tage danach

Die Taubheit hält an. Meine Kinder kommen zu Besuch. Wir unternehmen Spaziergänge in der Nachbarschaft, kochen zusammen, spielen Schach und schauen uns Filme im Fernsehen an. Dennoch bleibe ich taub. Ich bin nicht wirklich dabei, wenn ich mit meinen Söhnen Schach spiele. Ob ich gewinne oder verliere, hat an Bedeutung verloren.

Gestern Abend gab es in der Nachbarschaft ein Pokerspiel, und mein Sohn Reid und ich waren dabei. Ich habe es immer geliebt zu pokern, aber bei diesem Spiel, bei diesem Mal, konnte ich die Taubheit nicht abschütteln. Klingt nach Depression, ich weiß, aber immerhin empfand ich Freude darüber, als ich sah, wie mein Sohn Reid strahlte, weil er dreißig Dollar gewonnen hatte. Auf dem Weg zurück nach Hause stelle ich mir vor, wie schön es wäre, daheim von Marilyn empfangen zu werden und ihr von unserem Sohn und seiner abendlichen Siegesserie beim Poker zu erzählen.

Am folgenden Abend versuche ich ein Experiment und

stelle das Porträt von Marilyn voll sichtbar in den Raum, während mein Sohn, dessen Frau und ich einen Film im Fernsehen schauen. Aber es dauert nur wenige Minuten, und ich spüre solch eine Enge in der Brust, dass ich Marilyns Porträt wieder aus meinem Blickfeld stelle. Die Taubheit hält an, während der Film läuft. Nach ungefähr einer halben Stunde wird mir bewusst, dass Marilyn und ich diesen Film vor ein paar Monaten gesehen haben. Ich verliere das Interesse daran, ihn erneut zu schauen, aber da ich mich daran erinnere, wie sehr ihn Marilyn genossen hat, überkommt mich das seltsame Gefühl, es ihr schuldig zu sein, den ganzen Film anzuschauen.

Ich bemerke, dass die Taubheit nachlässt, wenn ich in den ersten Stunden des Tages ins Schreiben dieses Buches versunken bin, und dasselbe passiert, wenn ich als Therapeut arbeite. Heute betritt eine Frau Ende Zwanzig mein Büro für eine Beratung. Sie präsentiert ihr Dilemma. »Ich liebe zwei Männer, meinen Ehemann und einen anderen Mann, mit dem ich seit einem Jahr etwas habe. Ich weiß nicht, welches die *wahre, wirkliche* Liebe ist. Wenn ich mit einem von beiden zusammen bin, denke ich, dass er meine *wahre, wirkliche* Liebe ist. Aber dann am nächsten Tag oder so empfinde ich genau das Gleiche beim anderen. Es ist, als wolle ich, dass mir irgendjemand sagt, wer von beiden meine *wirkliche* Liebe ist.«

Sie erörtert ihr Dilemma ausführlich. Mitten in der Sitzung registriert sie die Zeit und erwähnt, dass sie den Nachruf auf meine Frau gesehen hat. Sie bedankt sich, dass ich bereit bin, sie in dieser schwierigen Zeit zu empfangen. »Es bekümmert mich«, meint sie, »dass ich sie mit *meinen* Sachen belaste, wo Sie gerade einen solch schweren Verlust erlitten haben.«

»Danke für Ihre Worte«, entgegne ich, »aber es ist ein wenig Zeit verstrichen, und ich habe gemerkt, dass es mir hilft, wenn ich mich darum bemühe, anderen zu helfen. Und es ist manchmal sogar so, dass ich in meiner Trauer auf Dinge stoße, die anderen helfen könnten.«

»Wie meinen Sie das?«, fragt sie. »Denken Sie an etwas, was mir helfen könnte?«

»Ich bin mir nicht sicher. Geben Sie mir eine Minute. Wollen wir mal sehen ... Ich weiß, dass es mich zeitweise von meinem eigenen Leben ablenkt, wenn ich in dieser Sitzung Anteil an Ihrem Leben nehme. Ich denke auch an Ihren Kommentar, dass Sie Ihr wahres, wirkliches Selbst nicht kennen und dass Sie deshalb nicht wissen, welcher der beiden Männer der *wahre* für Sie ist, den Sie *wirklich* wollen. Ich denke dauernd über Ihren Gebrauch des Wortes *wirklich* nach. Dies mag nun etwas sprunghaft erscheinen, aber ich vertraue einfach meinem Instinkt und sage Ihnen, was unsere Diskussion in mir nach oben bringt.

Sehr lange hatte ich das Gefühl, dass ein Ereignis nur dann ›real‹, also ›wirklich‹ ist, wenn ich es mit meiner Frau teile. Aber nun, Wochen nach dem Tod meiner Frau, passiert es mir seltsamerweise oft, dass etwas passiert und ich das Gefühl habe, ich müsse meiner Frau davon erzählen. Es ist so, als ob die Dinge nicht ›wirklich‹ werden, bevor meine Frau nicht davon erfährt. Und natürlich ist das vollkommen irrational, weil es meine Frau nicht mehr gibt. Ich weiß nicht, wie ich es sagen soll, damit es Ihnen hilft, aber was ich meine, ist: *Ich, und nur ich, muss die volle Verantwortung dafür übernehmen, was Wirklichkeit für mich bedeutet.* Ergibt dies irgendeinen Sinn für Sie, was meinen Sie?«

Sie scheint tief in Gedanken versunken, blickt dann auf und sagt: »Das *tut* es. Sie liegen richtig, wenn Sie vermuten, dass ich meinem Gefühl der Wirklichkeit nicht trauen kann und dass ich deshalb von anderen will – vielleicht von einem meiner zwei Männer, vielleicht von Ihnen –, dass sie die *Realität, die Wirklichkeit* für mich definieren. Mein Mann ist schwach und verlässt sich immer auf *meine* Beobachtungen, auf *mein* Gefühl der Wirklichkeit. Und der andere Mann ist stärker, sehr erfolgreich im Beruf, sich seiner selbst sehr sicher, und ich fühle mich bei ihm sicherer und aufgehobener, und ich vertraue seinem Gefühl von Wirklichkeit. Aber ich weiß auch, dass er seit Langem süchtig ist und erst seit ein paar Wochen trocken, auch wenn er zu den Anonymen Alkoholikern geht. Ich denke, die Wahrheit ist, dass ich *keinem* der beiden trauen darf, wenn es darum geht, die Wirklichkeit für mich zu definieren. Ihre Worte haben mir klargemacht, dass *ich es bin, die die Wirklichkeit definieren muss – es ist mein Job, und es liegt in meiner Verantwortung.*«

Gegen Ende unserer gemeinsamen Stunde deute ich an, dass sie noch nicht weit genug ist, um eine Entscheidung zu treffen. Ich rate ihr, eine längere Therapie zu beginnen, gebe ihr die Namen von zwei exzellenten Therapeuten und bitte sie, mich in einigen Wochen in einer E-Mail wissen zu lassen, wie es ihr ergangen ist. Sie bedankt sich bei mir dafür, dass ich so viel mit ihr geteilt habe, und meint, diese Stunde sei so bedeutungsvoll und berührend für sie gewesen, dass sie am liebsten bleiben möchte.

KAPITEL 28

HILFE VON SCHOPENHAUER

60 Tage danach

Ich bin mir der langen düsteren Zeit bewusst, die vor mir liegt. In meinen vielen Jahren der therapeutischen Arbeit mit trauernden Menschen, ob in der Einzel- oder Gruppentherapie, habe ich gelernt, dass es notwendig ist, all die Jahresmarker zum ersten Mal ohne den Gestorbenen oder die Gestorbene zu durchleben – Geburtstage, Weihnachten, Ostern, Silvester, das erste gesellschaftliche Auftreten als Single-Mann oder Single-Frau. Erst danach tritt eine substantielle Verbesserung ein. Und für manche Patienten braucht es sogar ein zweites Jahr, einen zweiten Zyklus. Wenn ich auf meine Situation schaue, besonders auf die Länge und Intensität meiner Verbindung zu Marilyn, dann weiß ich, dass ich vor dem dunkelsten und schwierigsten Jahr meines Lebens stehe.

Meine Tage vergehen langsam. Obwohl meine Kinder und Freunde und Kollegen Anstrengungen unternehmen, in Kontakt zu bleiben, hat die Zahl der Besucher abgenommen, und ich habe momentan wenig Lust oder Energie, auf andere zuzugehen. Tagtäglich beantworte ich zunächst meine eingehenden E-Mails und verbringe danach die meiste Zeit mit der Arbeit an diesem Buch, und oft fürchte ich mich davor, es zu beenden, weil mir nichts einfällt, wodurch ich es ersetzen könnte. Obwohl ich gelegentlich mit einem Freund oder einem meiner Kinder zu Abend esse, verbringe ich mehr und mehr Mahlzeiten und auch Abende alleine. Ich beende den Tag unweigerlich mit einem Roman. Vor Kurzem habe ich mit der Lektüre von William Styrons *Sophies Entscheidung* begonnen, aber nach ein paar Stunden ist mir klar geworden, dass spätere Kapitel des Buches in Auschwitz spielen. Über den Holocaust zu lesen, bevor ich schlafen gehe, ist das Letzte, was ich brauche.

Ich lege *Sophies Entscheidung* zur Seite, und während ich noch nach anderen Romanen suche, beschließe ich, dass es vielleicht an der Zeit ist, einige meiner eigenen Bücher wieder zu lesen. Ich überfliege das Bücherregal, in das Marilyn fast all meine Bücher, die ich geschrieben habe, gestellt hat. Ich greife nach meinen vier Romanen: *Und Nietzsche weinte*, *Die Schopenhauer-Kur*, *Die rote Couch* und *Das Spinoza-Problem,* und blättere durch die Seiten.

Oh, wie sehr habe ich es genossen, diese Bücher zu schreiben! Der Höhepunkt meiner Karriere! Ich versuche, mir in Erinnerung zu rufen, wie und wo jedes dieser Bücher geboren und geschrieben wurde. Die erste Erinnerung, die aufploppt, ist die an Silhouette, eine kleine wundervolle Insel auf den Seychellen, auf der ich die ersten Kapitel von *Und Nietzsche weinte* schrieb. Dann denke ich an Amsterdam, wo ich einen Vortrag zur Gruppentherapie hielt, und wie Marilyn und ich anschließend durch Holland fuhren. Wir besuchten auch das Spinoza-Haus in Rijnsburg, und auf dem Rückweg nach Amsterdam fiel mir dann der gesamte Plot von *Das Spinoza-Problem* ein.

Ich rufe mir unseren Besuch in Schopenhauers Geburtsstadt Frankfurt und an seinem Grab und Denkmal in Erinnerung, stelle aber fest, dass ich mich nur noch an relativ wenig aus der *Schopenhauer-Kur* erinnere – an sehr viel weniger als bei den anderen Romanen, die ich geschrieben habe. Ich beschließe, ihn noch einmal zu lesen – das erste Mal, dass ich das bei einem meiner Romane tue.

Als ich mit der Lektüre beginne, sind meine Eindrücke stark und fallen zum größten Teil positiv aus. Der Roman spielt in einer Therapiegruppe, und was mir wirklich ins Auge fällt, ist die Hauptfigur, der fünfundsechzigjährige Julius. Er ist der Leiter der Therapiegruppe, beschrieben wird er als älterer Mann, der gerade erfahren hat, dass er unheilbar an einem Melanom erkrankt ist, und nun auf sein Leben zurückblickt. (Das muss man sich mal vorstellen: Hier bin ich, im Alter von achtundachtzig Jahren, und lese etwas wieder, was ich über einen *sehr alten Mann von fünfundsechzig Jahren* geschrieben habe, der sich dem Tod gegenübersieht!)

Das Buch hat einen zweifachen Fokus: in alternierenden Kapiteln erzähle ich die Geschichte einer Therapiegruppe und die Lebensgeschichte von Schopenhauer, der sowohl ein genialer, aber auch höchst komplexer Mann war. Ich beschreibe eine zeitgenössische Therapiegruppe, einer der Teilnehmer ist Philip, ein Philosoph, der nicht nur Schopenhauer lehrt, sondern ihm in seiner Misanthropie sehr ähnelt. Folglich informiert das Buch den Leser nicht nur über Schopenhauers Leben und Werk, sondern geht auch der Frage nach, ob

Schopenhauer, ein legendärer Pessimist und Skeptiker, möglicherweise von einer gut funktionierenden zeitgenössischen Therapiegruppe profitiert hätte.

Die Schopenhauer-Kur zu lesen ist eine wirksame Therapie für mich. Seite für Seite werde ich ruhiger und zufriedener mit meinem Leben. In meinen Augen sind die Sätze schön komponiert, meine Wortwahl ist gut, und ich glaube, ich habe es geschafft, den Leser zu erreichen. Wie hatte ich das gemacht? Der Kerl, der dieses Buch geschrieben hat, ist um einiges gescheiter, als ich es bin, und er weiß sehr viel mehr über Philosophie und Psychotherapie als ich. Und manche meiner Sätze rauben mir den Atem. Habe ich das wirklich geschrieben? Natürlich fallen mir, als ich weiterlese, auch kritische Aspekte ins Auge: Warum habe ich beispielsweise in den Anfangskapiteln so viele von Schopenhauers anti-religiösen Schmähreden zitiert? Warum habe ich keine Mühen gescheut, um religiöse Leser zu schockieren?

Ich bin überrascht davon, wie sehr dieser Roman meine eigene Lebenserfahrung widerspiegelt. Ich habe Julius, dem Leiter der Therapiegruppe, viele meiner Eigenschaften gegeben, und auch meine Vergangenheit. Er hat, wie ich, früh in seinem Leben schwierige Zeiten und Beziehungen erlebt. Mehr noch, er liebt es zu spielen und betreibt die gleiche Art von Baseball-Wetten wie ich auf der High School. Er mag sogar dieselben Baseballspieler, die ich verehrte – Joe DiMaggio und Mickey Mantle. Einer der Frauen aus der Therapiegruppe im Roman gab ich die Erfahrungen mit, die ich bei Goenka, einer bedeutenden Vipassana-Lehrerin, in einem zehntägigen Retreat in Igatpuri, Indien, gemacht hatte. Dieser Teil des Romans ist absolut autobiografisch und bildet haargenau eine Reise nach Indien ab, die einen tiefen Eindruck bei mir hinterlassen hat. Ich kann mich an keine andere Erfahrung erinnern, die mir noch so klar vor Augen steht.

Ich verlängere meine Lektüre, indem ich mich jeden Abend, bevor ich das Licht lösche, auf ein Kapitel beschränke. Jetzt freue ich mich allabendlich aufs Lesen. Mein alterndes Gedächtnis hat zum ersten Mal etwas Gutes: Ich erinnere mich an so wenig aus dem Buch, dass mich die Ereignisse jedes Kapitels überraschen und unterhalten. Mir scheint, dass der Roman ein großartiges Lehrbeispiel dafür abgibt, wie sich zwischenmenschliche Probleme in einer Gruppentherapie erkennen, durcharbeiten und verändern lassen. Ich erinnere mich, dass er nicht zu Marilyns Lieblingsromanen von mir zählte, ich legte ihrer Meinung nach zu viel Wert darauf, eine gelungene Gruppentherapie darzustellen. Und ich erinnere mich ebenfalls wieder daran, dass Molyn Leszcz, mein guter Freund und der Co-Autor der fünften und sechsten Ausgabe meines Lehrbuchs zur Gruppentherapie, einmal eine improvisierte Dramatisierung dieser speziellen Therapiegruppe vor einem großen Publikum beim Jahreskongress der *American Group Therapy Association* darbot – mit Hilfe meines Sohnes Ben und dessen Theatertruppe. Ein großartiges Erlebnis!

Beim Fortsetzen meiner abendlichen Lektüre bin ich bestürzt, auf Seite 299 auf diese bekenntnishaften Sätze zu stoßen, die Julius, der Leiter der Gruppe, zu den Mitgliedern der Therapiegruppe spricht:

Ich hatte Miriam, meine Highschool-Liebe, geheiratet, als ich Medizin studierte, und vor zehn Jahren kam sie bei einem Autounfall in Mexiko ums Leben. Um ehrlich zu sein, ich weiß nicht, ob ich mich jemals von diesem schrecklichen Vorfall erholt habe. Aber zu meiner Überraschung nahm mein Kummer eine bizarre Wendung; ich erlebte ein ungeheures Aufwallen sexueller Energie.

Damals wusste ich noch nicht, dass verstärkte Sexualität eine weit verbreitete Reaktion auf die Konfrontation mit dem Tod ist. Seither habe ich viele Trauernde gesehen, die von sexueller Energie überquellen. Ich habe mit Männern gesprochen, die katastrophale Herzinfarkte hatten und mir berichteten, sie hätten auf dem Weg in die Notaufnahme im Rettungswagen Sanitäterinnen betatscht.

Dieses »ungeheure Aufwallen sexueller Energie« nach dem Tod der fiktionalen Miriam und die Beobachtung, dass viele Trauernde »von sexueller Energie überquellen« – in meinem eigenen Buch, vor über zwanzig Jahren beschrieben, sagt genau die Dinge voraus, die ich nach Marilyns Tod erfahren habe, und genau die Dinge, die ich und meine wissenschaftlichen Recherchehelfer nach beträchtlichem Aufwand in der psychotherapeutischen Literatur fanden. Aber dieses Buch, das zu einer Zeit entstand, als ich Therapiegruppen von Hinterbliebenen leitete, war mir vollkommen entfallen, als es an der Zeit war, meinen eigenen Kummer zu bewältigen und meine eigenen aufwallenden sexuellen Energien.

Je weiter ich bei meiner abendlichen Lektüre komme, desto mehr begreife ich, dass ich damals nicht nur eine fesselnde Geschichte gestrickt hatte, die mir nun eine erhebliche Hilfestellung bot, sondern dass ich auch eines meiner besten Lehrbücher für Gruppentherapeuten geschrieben hatte. Ich hatte dieses Buch als einen Roman angelegt, der lehrreich sein sollte – sowohl für Studierende der Philosophie als auch für angehende Gruppentherapeuten. Ich schuf einen problematischen Patienten, Philip, frei nach Schopenhauer. Philip, der Philosophie lehrte und auf Schopenhauer spezialisiert war, der aber beruflich umsatteln wollte, um philosophischer Berater zu werden, und dessen Ausbildungsprogramm es erforderte, an einer Therapiegruppe teilzunehmen. Genau wie der echte Schopenhauer war Philip ein schizoider, distanzierter, isolierter Mann, der enorme Schwierigkeiten hatte, in Kontakt zu seinen Gefühlen und anderen Menschen zu treten. Jedes Mal, wenn Philip nach seinen Gefühlen gefragt wurde, leugnete er es, überhaupt welche zu haben. Julius, der Leiter der Gruppe, behandelte dies regelmäßig auf wunderbare Weise, indem er einen meiner bevorzugten Tricks anwandte, der solche Patienten zum Arbeiten bringt. Er fragte Philip: »*Falls* Sie Gefühle hätten zu dem, was gerade passiert ist, wie würden die *möglicherweise* aussehen?«

Der Roman wird noch heute gelesen und wurde in dreißig Sprachen übersetzt. Ich versuche mich daran zu erinnern, wo ich war in der Welt, als ich ihn geschrieben habe. Wenn Marilyn noch am Leben wäre, würde sie es mir umgehend sagen.

KAPITEL 29

EINDEUTIGE VERLEUGNUNG

63 Tage danach

Neun Wochen sind vergangen, seit Marilyn tot ist, und ich habe kaum Fortschritte gemacht bei der Bewältigung meiner Trauer. Wenn ich bei mir in Behandlung wäre, würde ich sagen, dass Irv Yalom schwer depressiv ist. Er ist lustlos, fühlt sich taub, ist die meiste Zeit verzweifelt, verliert an Gewicht, hat wenig Freude im Leben, ist einsam, alles in allem hat er wenig Fortschritte gemacht, den Tod seiner Frau zu bewältigen. Er wird sich mindestens ein Jahr lang schrecklich fühlen – und er sagt, dass er das weiß. Er fühlt sich außerordentlich alleine. Er weiß, wie wichtig es ist, in Verbindung zu bleiben, zeigt jedoch nur wenig Initiative, um die Gesellschaft von anderen zu suchen. Er hat an nichts wirklich Freude und keine große Lust am Weiterleben. Er hat nicht viel Appetit, wärmt sich Eingefrorenes zum Essen auf, und meist ist es ihm egal, was er isst. Er hat immer gerne Tennis geschaut, aber kürzlich nur ein paar Matches im Fernsehen verfolgt, und sobald sein Lieblingsspieler Roger Federer bei den Grand Slams in Australien verlor, damit aufgehört. Er kennt nur wenige der jüngeren Spieler und will sie auch nicht kennenlernen.

So, das ist meine objektive Betrachtung meiner selbst. Ich bin in der Tat schwer depressiv, aber nicht auf gefährliche Weise. Ich glaube ehrlich, dass ich mit der Zeit heilen werde. Ich habe eine Menge Witwen und Witwer durch diese Phasen der Verzweiflung begleitet und weiß in etwa, was auf mich zukommt. Ich bin nicht suizidgefährdet, auch wenn mir der Tod nicht besonders erschreckend erscheint. Ich werde höchstwahrscheinlich plötzlich an einem Herzinfarkt sterben, und ja, ich muss es zugeben, während ich das schreibe: es gibt einen gewichtigen Teil in mir, der dies begrüßen würde.

Ich lese gerade ein äußerst interessantes Memoire von einem trauernden Ehemann, *The Widower's Notebook* (*Das Tagebuch des Witwers*) von Jonathan Santlofer. Ich entdecke viele Gemeinsamkeiten in dem Buch. Einige Wochen nach dem Tod seiner Frau (da bin ich ungefähr) tritt er erstmals alleine in der Gesellschaft auf und ist verunsichert von den vielen Frauen, die mit ihm flirten. Er erkennt sein Glück: begehrenswerte Witwer sind rar, wohingegen es immer eine Fülle von Witwen gibt. Aber er ist durcheinander: Soll er auf die sexuellen Einladungen der Frauen reagieren? Wäre das nicht ein Verrat an der Beziehung zu seiner verstorbenen Frau? Ich identifiziere mich sehr mit seinem Dilemma und gehe im Kopf sämtliche Frauen durch, die ich in den Wochen nach dem Tod von Marilyn gesehen habe.

Marsha, eine französische Wissenschaftlerin in ihren Sechzigern und langjährige Freundin von Marilyn, lud mich zum Abendessen ein, und wir trafen uns in einem Restaurant in der Nähe. Marilyn und ich hatten uns oft mit Marsha und ihrem Mann getroffen, und ich war überrascht (und ein wenig erfreut), als sie alleine ins Restaurant kam. Ihr Mann war, wie ich erfuhr, auf dem Weg an die Ostküste. Unser Gespräch beim Abendessen war intim, und sie enthüllte viel über sich selbst, was ich noch nicht wusste.

Ich hatte Marsha immer gemocht und bewundert, sie war eine intelligente und extrem attraktive Frau, und während unseres Essens fand ich sie noch bewundernswerter als sonst und fühlte mich ein wenig – nein, mehr als ein wenig – erregt von den vielen Malen, in denen sie während des Dinners nach meinen Händen griff. Ich hatte ein Uber zum Restaurant genommen, weil ich nachts nicht mehr fahre, und sie bestand darauf, mich heimzubringen, obwohl es für sie die entgegengesetzte Richtung war. Auf dem Weg nach Hause fühlte ich mich erregt und kämpfte mit dem Impuls, sie in mein Haus einzuladen... und... und... und wer weiß, was geschehen würde? Aber Gott sei Dank verwarf ich diese Idee nach einer lebhaften inneren Debatte.

Als ich später im Bett lag und auf den Schlaf wartete, ging ich die Geschehnisse des Abends noch einmal durch, und die Erkenntnis traf mich wie ein Blitz: »Du identifizierst dich bereitwillig mit dem ersten Ausflug des verwitweten Jonathan Santlofer in die Welt der Singles, aber du vergisst, dass *er in seinen Sechzigern* war.

Vergiss nicht, dass du *achtundachtzig* bist. Keine Frau, schon gar nicht eine glücklich verheiratete, fünfundzwanzig Jahre jüngere Frau wie Marsha wird dich anmachen wollen – oder irgendeinen Mann mit einer so geringen Lebenserwartung. Seit Anbeginn der Zeiten wurde keine Frau von einem achtundachtzigjährigen Mann betört!

Frauen verstehen selbstverständlich, dass ich nur noch eine kurze Lebensspanne vor mir habe. Mit achtundachtzig, wie viel Zeit habe ich da noch? Vielleicht ein Jahr oder zwei oder drei. Achtundachtzig ist extrem alt in meiner Familie. Meine Mutter starb mit neunzig, aber abgesehen von ihr bin ich bei Weitem der längste lebende Yalom. Beinahe alle meine männlichen Yalom-Vorfahren starben jung. Mein Vater wäre fast an einem schweren Herzinfarkt in seinen Fünfzigern gestorben, überlebte aber bis zum Alter von neunundsechzig. Seine beiden Brüder starben in ihren Mittfünfzigern. Mein Gleichgewichtsgefühl ist beeinträchtigt. Ich gehe an einem Stock und habe einen implantierten Herzschrittmacher, der meinem Herzen vorgibt, wann es zu schlagen hat. Und meine Überzeugung, dass Frauen in ihren Sechzigern und Siebzigern mich anmachen? Die pure Verblendung! ICH BIN REALITÄTSFREMD. Ich bin erstaunt ob meiner Naivität. Und natürlich ist die treibende Kraft hinter der Verleugnung die Angst vor dem Tod – etwas, über das ich seit Jahren geforscht und geschrieben habe.

KAPITEL 30

AUSGEHEN

88 Tage danach

Große Veränderungen diese Woche! Ich besuche an jedem Tag in der Woche eine Veranstaltung! Nicht, dass ich etwas Neues begonnen hätte, ich habe nur jede Einladung angenommen. Ich denke, der echte Wendepunkt wird kommen, wenn ich selbst etwas initiiere.

Der Montag beginnt mit einer E-Mail-Einladung:

Hallo an alle!

Herzlich willkommen zu unserem nächsten
Barron Park Senioren-Lunch
am 11. Februar um 13 Uhr.

WO? Corner Bakery Café
3375 El Camino Real, Palo Alto

Bestellung am Tresen,
fragen Sie nach 10 % Seniorenrabatt.

Ich lebe seit fast sechzig Jahren in diesem Viertel und habe noch nie eine solche Einladung erhalten, ich gehe deshalb davon aus, dass es sich um eine Versammlung von Witwen und Witwern handelt. Durch irgendeinen mir unbekannten Mechanismus habe ich es nun auf diese Liste gebracht. Ich bin gewöhnlich zu scheu, um solche Events alleine zu besuchen, aber da ich jetzt ganz offiziell alleine bin … was soll's … warum nicht? Vielleicht wird es ja interessant werden. Ein Senioren-Lunch! Ich bin zweifellos ein Senior. Mit achtundachtzig nehme ich da mit Sicherheit einen Spitzenplatz ein. Ich kann mir nicht vorstellen, dass jemand über neunzig einen solchen Event in Eigenregie besucht.

Ich bin ein wenig überrascht von meiner Entscheidung, hinzugehen, denke aber, dass sich möglicherweise etwas daraus ergibt, worüber ich in diesem Buch schreiben kann. Und es ist wahrscheinlich besser als wieder so ein Mittagessen aus dem Supermarkt mit mir alleine.

Das Corner Bakery Café liegt nur ein paar Blocks von meinem Zuhause entfernt. Es sind ungefähr zwanzig Leute da – fünfzehn Frauen und fünf Männer. Alle sind nett und begrüßen mich so warmherzig, dass ich mich schon nach ein paar Minuten wohlfühle – schneller, als ich gedacht habe. Alles fühlt sich gutnachbarlich an. Die Gespräche sind interessant, das Essen ist gut.

Ich bin froh, hingegangen zu sein, und höchstwahrscheinlich werde ich auch im nächsten Monat dabei sein. Vermutlich werde ich dem ein oder anderen auf meinen täglichen Spaziergängen im Park, der um die Ecke von meinem Haus liegt, begegnen. Es fühlt sich an wie ein erster Schritt hinaus in meine neue Welt.

Am Dienstag treffe ich mich mit meiner üblichen Männergruppe, und danach nimmt mich mein guter Freund Randy, der auch anwesend ist, zum *Stanford Bookstore* mit, wo eine Lesung stattfindet. Arthur Kleinman, der renommierte Psychiater und Anthropologe aus Harvard, spricht über sein neues Buch *The Soul of Care* (*Die Seele der Pflege*). Dr. Kleinman spricht über »Fürsorge« (und den Mangel daran in der gegenwärtigen Medizin), und in seinem Buch schreibt er über die acht Jahre, in denen er seine Frau gepflegt hat, die an einer seltenen Form von Demenz litt und schließlich daran starb. Ich mag seinen Vortrag und seine eleganten und durchdachten Antworten auf Fragen.

Ich kaufe mir sein Buch und stelle mich in die Schlange für ein Autogramm an. Als ich an der Reihe bin, fragt er nach meinem Namen. Als ich ihm antworte, schaut er mich lange direkt an und schreibt dann diese Zeilen in mein Buch: »*Irv, danke für das Vorbild an Fürsorge, das Sie gewesen sind. – Arthur Kleinman.*«

Ich bin stolz und berührt. Ich bin ihm nie zuvor begegnet – soweit ich mich erinnere. Er studierte nach eigenen Angaben von 1962 bis 1966 in Stanford Medizin. Vielleicht saß er in einem der Kurse, die ich damals dort gab. Ich erinnere mich, dass ich in diesen Jahren einige achtstündige Encountergruppen für Medizinstudenten leitete. Vielleicht werde ich ihm eine E-Mail schreiben und fragen.

Am Mittwoch esse ich mit meinem Kollegen und Freund David Spiegel im *Stanford Faculty Club* zu Mittag. Ich war für mindestens ein Jahr nicht mehr da, seit Marilyns Krankheit, und hatte vergessen, wie schön es hier ist. Als ich David vor fünfundvierzig Jahren auf einer Psychiaterkonferenz hatte

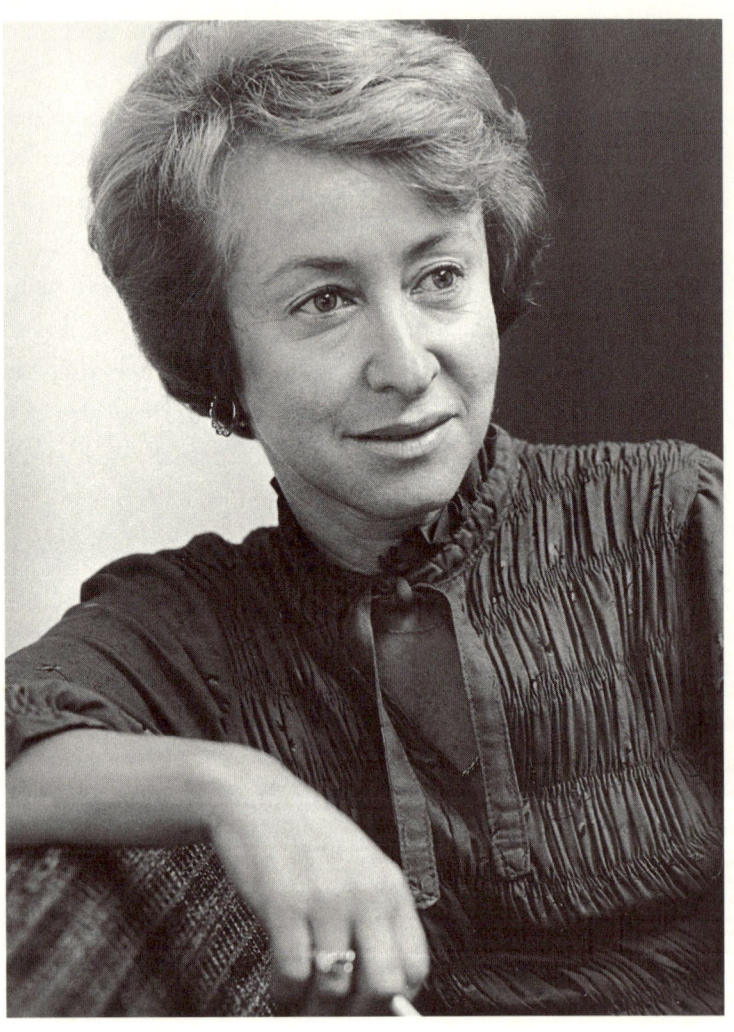

sprechen hören, war ich von seinem scharfen Verstand und der Bandbreite seines Wissens so beeindruckt, dass ich seine Berufung an den psychiatrischen Fachbereich in Stanford unterstützt hatte. Seit damals sind wir eng befreundet.

Am Donnerstag gehe ich mittags wieder im *Faculty Club* essen, diesmal mit Daniel Mason, einem jungen Mitglied unserer psychiatrischen Fakultät, der auch ein großartiger Autor ist. Aus Versehen komme ich eine Stunde zu früh und schlendere zum *Stanford Bookstore,* der nur ein paar Minuten entfernt liegt. Es macht mir Spaß, durch die Neuveröffentlichungen zu gehen. Ich fühle mich wie neugeboren. Am Abend kommt eine alte Freundin von uns, Mary Felstiner, zum Essen vorbei, und wir schauen uns das Basketballspiel der Golden State Warrior's an.

Am Freitag esse ich mit einem weiteren Freund zu Mittag.

Am Samstag habe ich meine erste Trainingsstunde im *Stanford Gym*. Meine Tochter Eve kommt am Abend vorbei.

Am Sonntag spielen mein Sohn Reid und ich einige Partien Schach.

Dies ist bei Weitem die aktivste Woche, die ich hatte, und ich bin mir bewusst, dass mir Marilyn weniger im Kopf herumging. Während ich diese Worte schreibe, realisiere ich, dass ich mir Marilyns Porträt in den letzten Tagen nicht angeschaut habe, und ich höre sofort auf mit dem Schreiben. Ich gehe die dreißig Meter von meinem Büro hinüber ins Haus, um mir Marilyns Porträt anzusehen, das im Wohnzimmer steht, immer noch mit dem Gesicht zur Wand. Ich hebe es hoch und drehe es um. Ich bin erschlagen von ihrer Schönheit. Ich glaube, ich könnte in einen Raum von tausend Frauen gehen, und ich würde nur sie sehen.

Also ist diese Woche vielleicht bedeutungsvoll. Ich habe mich weniger gequält. Ich habe weniger an Marilyn gedacht. *Und, am wichtigsten, ich habe damit aufgehört zu glauben, dass sie es wissen wird, wenn ich weniger oft an sie denke.*

Ich schaue auf einige Notizen, die ich nur zwanzig Tage nach Marilyns Tod gemacht habe:

Am Freitag wird die Sozialarbeiterin vom Hospiz vorbeikommen, die mit Hinterbliebenen arbeitet. Gibt es spezielle Rituale, die mir helfen könnten und die ich bislang nicht eingesetzt habe? Joan Didions Buch *Das Jahr des Magischen Denkens* beispielsweise spricht von einem Ritual, das darin besteht, Kleider wegzugeben. Ich habe mich um nichts davon gekümmert. Ich habe es meiner Tochter und meinen Schwiegertöchtern überlassen, und ich weiß nicht einmal, was gemacht wurde. Ich wollte einfach nichts davon wissen. Vielleicht hätte ich daran teilhaben sollen, als es darum ging, ihre Kleider und Bücher und ihren Schmuck wegzugeben, statt mich von allem fernzuhalten, was mit der toten Marilyn zu tun hat. Ich gehe wieder und wieder ins Wohnzimmer und starre auf Marilyns Porträt. Unweigerlich steigen mir dann Tränen in die Augen und laufen mir die Wangen hinunter. Ich habe ein stechendes Gefühl in der Brust. Dennoch ist nichts geschafft. Ich ertrinke im selben reißenden Strom aus Kummer. Warum sollte ich mich dauernd quälen? Alles ist so irreal. Das ist das Seltsame daran. Marilyn steckt immer noch in meinem Kopf. Ich kann einfach nicht wirklich verstehen, dass sie tot ist. Sie existiert nicht länger. Diese Worte bringen mich noch immer ins Taumeln.

Während ich diese Worte jetzt lese, achtundachtzig Tage nach ihrem Tod, schaue ich ihr Bild an und fühle mich erneut überwältigt von ihrer Schönheit. Ich möchte sie halten, ihren Kopf an meine Brust drücken, sie küssen. Aber es sind nicht mehr ganz so viele Tränen, und es ist keine stechende Wunde, kein reißender Strom aus Kummer mehr. Ja, ich weiß, ich werde sie nie wiedersehen. Ja, ich weiß, der Tod wartet auf mich, der Tod wartet auf jedes lebende Wesen. Ich habe mich allerdings kein einziges Mal mehr damit beschäftigt, seit Marilyn gestorben ist. Obwohl meine Gedanken schwer sind, wenn ich daran denke: Ich bin nicht überwältigt von Angst. Dies ist die Natur des Lebens und des Bewusstseins. Ich bin dankbar für das, was ich gehabt habe.

KAPITEL 31

UNENTSCHLOSSENHEIT

90 Tage danach

Unentschlossenheit ist etwas, was mich mit anderen Witwern verbindet. Ich vermeide es beharrlich, Entscheidungen zu treffen. Ich lebe seit fast sechzig Jahren in Palo Alto. Seit dreißig Jahren gehört mir auch ein kleines Apartment in San Francisco, wo ich jeweils einen Teil der Woche verbracht habe. Gewöhnlich empfing ich dort donnerstags und freitags Patienten. Marilyn pflegte am späten Nachmittag zu mir zu stoßen, und wir blieben dann übers Wochenende in San Francisco. Aber als Marilyn krank wurde, begaben wir uns kein einziges Mal mehr auf die einstündige Fahrt nach San Francisco, mein Apartment steht seitdem leer, abgesehen vom gelegentlichen Gebrauch durch eins meiner Kinder.

Sollte ich mein Büro und Apartment in San Francisco behalten? Diese Frage stelle ich mir oft. Selbst jetzt, drei Monate nach Marilyns Tod, habe ich Palo Alto nicht verlassen. Es widerstrebt mir, nach San Francisco zu reisen (oder was das angeht, überhaupt irgendwohin). Irgendwie scheint mir die

Fahrt mehr zu sein, als ich bewältigen kann. Ich fühle mich nicht länger sicher auf dem Highway, andererseits könnte ich auch problemlos via Lyft oder Uber oder Zug nach San Francisco kommen. Das Apartment liegt oben auf einem sehr hohen Hügel, und ich bezweifle, ob ich es mit meinem fragilen Gleichgewicht den Hügel hinauf- und wieder hinunterschaffen würde. Ich versuche mir vorzustellen, wie es für mich wäre, wenn ich keine Probleme mit dem Gleichgewicht hätte, und mir scheint, dass ich immer noch prokrastinieren würde, auch wenn ich kein Problem mit dem Gehen hätte. Dies ist so untypisch für mich: Ich erkenne mich kaum wieder. Ich war immer für alles zu haben.

Ich frage mich, wie viel es mich kostet, die Wohnung weiter zu halten, auch steuerlich. Andererseits werden die Aufwendungen vielleicht aufgewogen durch die Wertsteigerung des Apartments, sage ich mir. Und einige meiner Kinder und Enkelkinder nutzen die Wohnung von Zeit zu Zeit. Wie bei den meisten Dingen verdränge ich es – ich meide so gut wie alle Entscheidungen.

Genauso ist es mit den Autos. Ich habe zwei Wagen in der Garage stehen, beide fünf Jahre alt: den Jaguar meiner Frau und meinen Lexus Cabriolet. Ich weiß, dass es töricht ist, Steuern und Versicherungen für zwei Fahrzeuge zu bezahlen, die kaum genutzt werden. Ich fühle mich nachts nicht mehr wohl beim Fahren und nutze die Wagen nur noch tagsüber, um Freunde in der Nachbarschaft zu besuchen oder einkaufen zu gehen. Vielleicht sollte ich beide Autos abstoßen und mir ein neues Auto mit mehr Sicherheitsvorrichtungen zulegen, wie beispielsweise einem Toten-Winkel-Assistenten – der hätte möglicherweise einen schweren Unfall von vor drei Jahren verhindert. Neulich war ich mit zwei meiner alten Pokerkumpel Mittagessen. Wir spielen vielleicht schon dreißig Jahre miteinander. Einer von ihnen besitzt eine Flotte von Automobilvertretungen, und ich bat ihn, sich mal meine Wagen anzuschauen, ein Angebot zu machen und mir etwas Neues vorzuschlagen. Ich hoffe, er trifft die Entscheidung für mich.

Seit Marilyn vor einem Jahr krank geworden ist, war ich in keinem Konzert oder Kino oder sonst wo mehr – abgesehen von der Lesung im *Stanford Bookstore*. Ich mochte es immer, ins Theater zu gehen. Neulich hörte ich von einem interessanten Stück, das sie in einer Nachbargemeinde spielen. Ich gab mir einen Ruck und fragte meine Tochter, ob sie mit mir hingeht. Aber als ich mich endlich dazu aufgerafft hatte, lief das Stück schon nicht mehr. So ist es mit vielen Dingen – ich zaudere.

Ich erhalte eine E-Mail mit den aktuellen Stanford-Kursen. Zwei davon interessieren mich sehr: »Der Sinn des Lebens: Kierkegaard, Nietzsche und andere« sowie »Meister der amerikanischen Literatur«, letzterer gehalten von einem Freund, Michael Krasny. Beides klingt großartig. Ich frage mich, wie ich abends hinkomme. Was, wenn die Kurse in Gebäuden stattfinden, vor denen man nicht parken kann oder zu denen man nur auf einem langen nächtlichen Spaziergang hingelangt, der für mich nicht mehr machbar ist? Ich werde es herausfinden, sage ich mir. Aber gut möglich, dass ich wieder prokrastiniere und in keinen der Kurse gehe.

Es ist, als ob ich auf jemanden warte, der mich rettet. Ich fühle mich wie ein hilfloses Kind. Vielleicht ist es magisches Denken – dass meine Hilflosigkeit schließlich irgendwie in Marilyns Rückkehr mündet. Ich bin keineswegs suizidal, aber ich glaube, dass ich die Mentalität eines suizidalen Menschen verstehe und es ihm nachfühlen kann wie niemals zuvor.

Plötzlich stelle ich mir jemanden vor, einen alten Mann, der alleine dasitzt und einen großartigen Sonnenuntergang genießt. Er ist ganz vertieft und vollkommen entrückt von der Schönheit um ihm herum. Oh, wie ich ihn beneide. Ich wünschte, ich wäre wie er.

KAPITEL 32

WIE ICH MEIN EIGENES WERK WIEDERENTDECKE

95 Tage danach

Langsam fühle ich mich wieder düsterer, und da es so hilfreich war, *Die Schopenhauer-Kur* zu lesen, beschließe ich, ein weiteres Buch von mir in Angriff zu nehmen. Ein Blick in mein Bücherregal, und seltsamerweise ist das Buch, das mir am fremdesten erscheint, eines meiner neuesten, *Denn alles ist vergänglich*, eine Sammlung von Geschichten aus der Psychotherapie, die erst vor fünf Jahren herausgekommen ist. Ich folge dem gleichen Lesemuster wie schon einmal: immer nur ein Kapitel abends vor dem Schlafengehen. Wie zuvor übt das Lesen meines eigenen Werks eine beträchtliche heilsame Wirkung auf mich aus; ich möchte die Lektüre so lange ausdehnen wie möglich. Es bietet genug Stoff, um mir für die nächsten zwei Wochen Erleichterung von der Angst und der Depression zu verschaffen.

Die Zitate auf der Vorder- und Rückseite des Covers stammen von großartigen Menschen, die ich sehr respektiere, und sie sind beeindruckend. Ich dachte nie, dass dieses Buch mein bestes wäre, und doch sind diese Beifallskundgebungen die besten, die ich jemals erhalten habe. Als ich die dritte Geschichte lese, die den Titel »Arabesque« trägt und von meiner Interaktion mit Natascha erzählt, einer schillernden russischen Ballerina, bin ich verblüfft, dass ich mich nicht sofort an sie erinnern kann. Zuerst frage ich mich, ob ich eine Geschichte über Sonia, eine schillernde rumänische Ballerina und enge Freundin von Marilyn, fiktionalisiert habe. Aber als ich weiterlese, wird mir klar, dass es sich bei Natascha in der Tat um eine russische Ballerina handelt, die ich nur dreimal getroffen habe und der ich versucht habe, dabei zu helfen, über eine große Liebe hinwegzukommen.

Eine Passage gegen Ende der Geschichte trifft mich besonders. Als wir uns dem Ende unserer Sitzungen nähern, frage ich Natascha, ob es noch Fragen gibt, die sie mir gerne stellen möchte.

Sie hat eine Frage, und es ist eine mutige: »Wie kommen Sie damit zurecht, achtzig zu sein und zu spüren, dass das Ende immer näher kommt?«

Ich erwidere: »Es gibt ein Zitat von Schopenhauer, wonach die Leidenschaft in der Liebe mit dem gleißenden Licht der Sonne vergleichbar ist. Wenn es in späteren Jahren matter wird, werden wir uns auf einmal des wundersamen, von Sternen übersäten Himmels bewusst, den die Sonne bis dahin verdunkelt oder verborgen hat.«

Auf der nächsten Seite lese ich: »Inzwischen weiß ich die Freuden des klaren Bewusstseins zu schätzen, und ich habe das Glück, diese Freuden mit meiner Frau zu teilen, die ich schon fast mein ganzes Leben lang kenne.« Als ich diese Sätze lese, erkenne ich erneut, dass es nun meine Aufgabe ist, die Freuden des klaren Bewusstseins *für mich alleine, ohne Marilyn, die es bezeugen könnte,* zu schätzen.

Obwohl ich mich an meine Interaktion mit Natascha jetzt wieder ganz klar erinnere, habe ich Mühe, mir ihr Gesicht ins Gedächtnis zu rufen, es ist vollkommen verschwunden. Seit vielen Jahren bin ich der Ansicht, dass jemand nur dann wirklich tot ist, wenn sich kein Lebender mehr an sein Gesicht erinnert. Für Marilyn und mich würde das bedeuten, dass wir so lange bleiben, wie unsere jüngsten Enkelkinder leben. Vielleicht bin ich zum Teil auch deshalb so traurig, dass ich mich nicht mehr an das Gesicht einer Patientin erinnern kann, die ich vor langer Zeit getroffen habe. Es ist, als ob ich die Hand von jemandem loslasse und ihm erlaube, ins Vergessen zu entschwinden.

Eine andere Geschichte, »Danke schön, Molly«, beginnt auf der Trauerfeier für meine langjährige persönliche Assistentin Molly. Ich begegne Alvin, einem meiner früheren Patienten, der ein Jahr bei mir in Therapie war. Wie sich herausstellt, hatte auch er Molly angeheuert, für ihn zu arbeiten. Molly war ungefähr zehn Jahre bei mir angestellt, und ihr Gesicht steht mir ganz klar vor Augen, aber Alvins Gesicht kann ich einfach nicht abrufen. So ist es bei allen zehn Geschichten. Die Gesichter sind mir fremd, obwohl mir die Geschehnisse jeder Geschichte sehr vertraut sind, noch bevor ich zu Ende gelesen habe, weiß ich, wie es ausgeht.

Auch in »Danke schön, Molly« stolpere ich über einen Abschnitt, der mich trifft, es geht darin um Alvins erste Begegnung mit dem Tod. Alvins Klassenkamerad in der Siebten war ein Albino, er hatte »große Ohren, widerspenstige Haare, die ihm immer wie in Habachtstellung vom Kopf abstanden, leuchtende braune Augen, die aus dem Staunen nicht herauskamen«. Er fehlt mehrere Tage in der Schule, und eines Morgens informiert die Lehrerin die Klasse darüber, dass er an Kinderlähmung gestorben ist. Ich hatte meiner Figur Alvin einen Teil meiner Vergangenheit gegeben: Ich erinnere mich noch genau an die siebte Klasse, wo es einen Albino-Jungen namens L. E. Powell gab; er war der erste Mensch, den ich kannte, der starb. Ich finde es außergewöhnlich erstaunlich, dass ich mich nach fünfundsiebzig Jahren immer noch an sein Gesicht und seinen Namen erinnere (obwohl wir uns kaum kannten). Ich erinnere mich daran, wie er mittags Gurkensandwiches aß, die ihm seine Mutter gemacht hatte. Ich hatte nie zuvor von Gurkensandwiches gehört und auch nie danach. Ich erinnere mich an keinen anderen Schüler aus meiner siebten Klasse. Mit Sicherheit erinnere ich mich an L. E. Powell, weil ich schon früh einen einsamen Kampf mit dem Konzept des Todes ausfocht.

Die siebte Geschichte hat einen zündenden Titel: »Sie müssen die Hoffnung auf eine bessere Vergangenheit aufgeben.« Diese Aussage ist natürlich nicht besonders originell: Man kennt sie seit Langem. Aber ich kenne keinen Satz, der in all seiner Kürze solch eine große Relevanz für den therapeutischen Prozess hat. Ich bin sehr berührt von der Geschichte, als ich sie wiederlese. Es geht darin um eine sehr talentierte Schriftstellerin, die sich jahrelang das Schreiben verkniffen und ihr beträchtliches Talent vernachlässigt hat.

Von der achten Geschichte habe ich das meiste vergessen, und es fesselt mich, »Schafft euch doch selbst eine tödliche

Krankheit an: Eine Hommage an Ellie« erneut zu lesen. Ellie hatte Krebs im Endstadium, und am Ende ihrer ersten Sitzung atmete sie tief durch und fragte: »*Ich wüsste gern, ob Sie bereit wären, mich zu begleiten, bis ich sterbe?*« Ellies Geschichte bringt mir die vielen Jahre in Erinnerung, in denen ich an starker Angst vor dem Tod litt. Wenn ich zurückblicke, bin ich von der Tatsache verblüfft, dass ich diese Furcht in meiner eigenen Therapie so wenig thematisiert habe. Das Thema kam jedenfalls nicht einmal in meiner sechshundert Stunden langen Therapie zur Sprache. Höchstwahrscheinlich hat meine achtzigjährige Analytikerin Olive Smith das Thema von sich aus vermieden. Zwanzig Jahre später hatte ich schwer mit der Angst vor dem Tod zu kämpfen, als ich anfing, Therapiegruppen mit Patienten zu leiten, die an Krebs im Endstadium litten. Viele von ihnen begleitete ich bis in den Tod. Zu der Zeit begann ich eine Therapie bei Rollo May, in der ich mich viel mit meiner Angst vor dem Tod beschäftigte, aber wirklich erfolgreich war ich dabei nicht, auch wenn Rollo mich immer dazu aufforderte, tiefer zu graben. Nachdem wir Jahre später enge Freunde geworden waren, gestand er mir, dass ich erhebliche Todesangst bei ihm ausgelöst hatte, als ich bei ihm in Therapie war.

Ellies Krebs war aggressiv, und ich bewunderte ihre Fähigkeit, sich dem Kampf mit dem Tod zu stellen, indem sie ihm ein Arsenal an verleugnungsfreien Thesen entgegenstellte:

Das Leben ist zeitlich begrenzt – immer, für alle.
Meine Aufgabe ist es, zu leben, bis ich sterbe.
Meine Aufgabe ist es, Frieden mit meinem Körper zu
    schließen und ihn ganz und gar zu mögen, sodass ich

von dieser stabilen Mitte aus mit Kraft und Großmut
auf andere zugehen kann.
Vielleicht kann ich meinen Freunden und Geschwistern
als Wegbereiterin fürs Sterben dienen.

Wenn ich zurückblicke, empfinde ich ihren Mut und die Kraft
ihrer Worte als atemberaubend. Ich war nicht bei ihr, als sie
starb: Ich war auf einem Retreat in Hawaii, um ein Buch zu
schreiben. Ich glaube, dass ich eine außerordentliche Chance
zu einer tieferen Begegnung mit einer großen Seele verpasst
habe. Inmitten meiner jetzigen Trauer, wo ich mich dem Tod
näher fühle, erscheinen mir viele von Ellies Kommentaren von
äußerster Relevanz. Oh, wie sehr wünschte ich, ich könnte
sie wieder zum Leben erwecken, indem ich ihr Gesicht in der
Erinnerung vor meinen Augen sehe!

KAPITEL 33

SIEBEN LEKTIONEN ZUR BEWÄLTIGUNG VON LEID FÜR FORTGESCHRITTENE

100 Tage danach

Meine Freunde wissen, dass ich immer auf der Suche nach guten Romanen bin. In letzter Zeit haben mich viele interessante Vorschläge erreicht, aber weil ich weiterhin die therapeutischen Effekte genießen will, die es mit sich bringt, meine eigenen Bücher zu lesen, nehme ich mir nun *Die Reise mit Paula* vor. Ein Buch mit Geschichten, das ich vor zwanzig Jahre geschrieben und seitdem nicht mehr geöffnet habe. Ich greife mir das Inhaltsverzeichnis und bin erstaunt, ja geradezu schockiert, als ich den Titel der vierten Geschichte lese: »Trauer-Therapie: Sieben Lektionen zur Bewältigung von Leid«! Ah, die Mühen, die es mit sich bringt, achtundachtzig zu sein! Wie hatte ich diese Geschichte, die meinem gegenwärtigen Kummer so sehr entspricht, vergessen können? Es ist bei Weitem die längste Geschichte im Buch. Ich beginne sofort mit dem Lesen. Die ersten paar Zeilen helfen meinem Gedächtnis auf die Sprünge, und mir fällt die ganze Geschichte wieder ein.

Die Geschichte beginnt mit einem Gespräch zwischen mir und einem langjährigen Freund und Kollegen aus meiner Abteilung. Er bittet mich, Irene zu behandeln, eine Chirurgin, mit der er befreundet ist. Ihr Mann hat einen inoperablen bösartigen Hirntumor. So gern ich meinem Freund helfen will, so falsch fühlt es sich an, seine Freundin als Patientin zu akzeptieren: Jeder gute Therapeut würde zu vermeiden versuchen, in diese Art von verwischten Grenzen zu geraten. Ich höre die Alarmglocken schrillen, aber da ich meinem Freund helfen will, schiebe ich meine Bedenken zur Seite. Abgesehen davon war die Bitte nicht unvernünftig: Zu dieser Zeit war ich gerade dabei, ausführlich den Einfluss von einer Gruppentherapie auf achtzig trauernde Hinterbliebene zu untersuchen, und sowohl mein Freund als auch ich waren überzeugt, dass es kaum einen Therapeuten gab, der mehr wusste über Verluste als ich. Und da gab es noch einen überzeugenden Grund: Irene hatte meinem Freund gesagt, dass nur ich klug genug sei, um sie zu behandeln – der perfekte Knopf, den man drücken musste, um meine Eitelkeit zu kitzeln.

Gleich in unserer ersten Sitzung springt Irene in tiefes Wasser und schildert einen interessanten Traum, den sie in der Nacht vor unserer Begegnung hatte: »Zu meiner Vorbereitung auf einen Kurs gehören zwei verschiedene Texte, ein antiker und ein moderner, die beide den gleichen Titel tragen. Ich habe mich nicht für das Seminar vorbereitet, weil ich keinen der Texte gelesen habe. Vor allem habe ich den alten, ersten Text nicht gelesen, der mich auf den zweiten vorbereitet hätte.«

»Wissen Sie noch die Titel der Texte«, hake ich nach.

»O ja«, erwidert sie sofort. »Ich erinnere mich sehr deutlich. Beide Bücher trugen den Titel *Der Tod der Unschuld*.«

Dieser Traum erscheint mir als »intellektuelles Ambrosia«, als wahres Göttergeschenk – als intellektuelle Schatzsuche allererster Güte. Ich wage eine Frage: »Sie sagten, dass Sie der erste Text auf den zweiten vorbereitet hätte. Haben Sie irgendeine Ahnung von der Bedeutung der beiden Texte?«

»Eine Ahnung! Ich weiß *genau*, was sie bedeuten.«

Ich warte darauf, dass sie fortfährt. Doch sie schweigt. Ich fasse nach: »Und die Bedeutung der Texte ist…?«

»Der Tod meines Bruders im Alter von zwanzig Jahren ist der alte Text, und der bevorstehende Tod meines Mannes ist der neue Text.«

Wir kehren viele Male auf diesen »Tod der Unschuld«-Traum zurück und ihren darauffolgenden Beschluss, niemanden nahe genug an sich heran zu lassen, um nicht erneut verletzt zu werden. Sie hatte früh in ihrem Leben beschlossen, intime Beziehungen lieber zu meiden, bevor sie wieder verletzt werden würde. Schließlich jedoch ließ sie es zu, etwas für einen Mann zu empfinden, jemanden, den sie seit der vierten Klasse kannte. Sie heiratete ihn, und nun lag er im Sterben – viel, viel zu früh. In der ersten Stunde ließ sie mich durch ihre Schroffheit, ihre frostige Art und ihr Zurückhalten von Informationen wissen, dass sie nicht die Absicht hatte, mich bedeutungsvoll für sie werden zu lassen.

Nachdem ihr Mann gestorben war, einige Wochen nach unserer ersten Sitzung, schildert Irene einen weiteren eindrucksvollen Traum – den unheimlichsten Traum, den ich je von einem Patienten gehört habe: »Ich bin in diesem Büro, sitze auf diesem Stuhl, aber in der Mitte des Raums befindet sich eine eigenartige Mauer zwischen uns. Ich kann sie nicht sehen … Zunächst kann ich die Mauer nicht klar erkennen: sie ist unregelmäßig, mit vielen Spalten und Vorsprüngen. Ich sehe ein kleines Stück Gewebe, roten Stoff, dann erkenne ich eine Hand, dann einen Fuß und ein Knie. Jetzt weiß ich, was es ist – eine Mauer aus übereinander gehäuften Leibern.«

»Ein rotes Stück Stoff, eine Mauer aus Leibern zwischen uns, Körperteile – was halten Sie davon, Irene?«, frage ich.

»Daran ist nichts Rätselhaftes … mein Mann starb in einem roten Schlafanzug … und manchmal können Sie mich nicht sehen wegen all der toten Körper, all der toten Menschen. Sie können sich das nicht vorstellen. Ihnen ist noch nie etwas passiert.«

In späteren Sitzungen fügt sie dem hinzu, dass mein Leben irreal sei – »warm, gemütlich, immer von der Familie umgeben … Was können Sie *wirklich* über Verluste wissen? Glauben Sie, Sie würden besser damit umgehen? Nehmen wir an, Ihre Frau oder eins Ihrer Kinder würde in diesem Augenblick sterben. Wie würde es Ihnen dann wohl ergehen? Selbst dieses schicke gestreifte Hemd, das Sie tragen – ich hasse es. Ich hasse, was es ausdrückt.«

»Was drückt es denn aus?«

»Es sagt: ›Meine Probleme habe ich alle gelöst. Erzählen Sie mir von Ihren.‹«

Irene erzählt mir von all ihren Bekannten, die einen Ehepartner verloren haben. »Die wissen alle, dass man nie darüber hinwegkommt … da gibt es eine schweigende Untergrundgesellschaft, die wirklich Bescheid weiß … all die Überlebenden … die Hinterbliebenen … Sie drängen mich, mich von meinem Mann zu distanzieren … mich dem Leben zuzuwenden … das ist alles ein Fehler … ein selbstgefälliger Fehler von Menschen wie Ihnen, die nie einen Verlust erlitten haben …«

Das geht für Wochen so, bis sie schließlich so viele meiner Knöpfe gedrückt hat, dass ich die Geduld verliere. »Also können nur Hinterbliebene die Hinterbliebenen behandeln?«

»Jemand, der es selbst durchgemacht hat.« Irenes Antwort kommt leise.

»Dieses Zeug bekomme ich zu hören, seit ich auf diesem Feld arbeite«, platze ich heraus. »Nur Süchtige können Süchtige behandeln. Richtig? Und muss man eine Essstörung haben, um Anorexie zu behandeln? Oder depressiv sein, um eine Depression zu behandeln? … Und wie wär's mit Schizophrenen, die Schizophrenie behandeln?«

Später erzähle ich ihr von meiner eigenen Forschung, die ergeben hat, dass jede Witwe und jeder Witwer sich nach und nach von ihrem bzw. seinem toten Ehepartner löst. Jene Witwen oder Witwer, die mit die besten Ehen geführt hatten, bewältigen den Ablösungsprozess dabei leichter als diejenigen mit konfliktreichen Ehen, die um die vergeudeten Jahren trauerten.

Vollkommen unbeeindruckt von meinen Kommentaren, entgegnet Irene ruhig: »Wir Hinterbliebene haben gelernt, die Antworten zu geben, die Therapeuten von uns hören wollen.«

Und so geht es für viele Monate weiter. Wir ringen miteinander, wir kämpfen, aber wir bleiben dran. Irene geht es nach und nach besser, und am Beginn unseres dritten Therapiejahres begegnet sie einem Mann, den sie lieben lernt und schließlich heiratet.

KAPITEL 34

MEINE AUSBILDUNG GEHT WEITER

110 Tage danach

Am frühen Samstagmorgen werde ich von starken Nackenschmerzen geweckt. Ich stehe mit einem steifen, schmerzenden Nacken auf, es ist das erste Mal, dass ich an so etwas leide. Es hält eine Woche lang an, trotz aller Maßnahmen wie einer Halskrause, Schmerztabletten, Muskelrelaxantien, abwechselnd heißen und kalten Kompressen. Jeder in meinem Alter begegnet körperlichen Problemen, aber dies ist eine meiner ersten Erfahrungen mit anhaltenden, sich verschlimmernden Schmerzen.

Am Montag gehe ich trotzdem zu meinem schon lange vereinbarten Termin mit dem Neurologen, der mich wegen meiner Gleichgewichtsprobleme behandelt. Die wahrscheinlichste Ursache für meine Gleichgewichtsprobleme besteht in einer kleinen Hirnblutung, aber mehrere Röntgenaufnahmen haben das letztlich nicht nachweisen können. Zusätzlich zu meinen Gleichgewichtsproblemen fokussiert sich der Neurologe auf einige meiner Gedächtnisprobleme, die ich erwähnt habe, und führt einen fünfzehnminütigen mündlichen und schriftlichen Test mit mir durch. Ich denke, dass ich mich gut geschlagen habe, bis er mich fragt: »Wiederholen Sie jetzt bitte jene fünf Dinge, die Sie sich merken sollten.« Ich hatte nicht nur die fünf Dinge vergessen, sondern überhaupt vergessen, dass ich mir etwas hätte merken sollen.

Meine Performance scheint ihn zu beunruhigen, er gibt mir einen Termin in drei Monaten, wo es um einen vierstündigen Testmarathon in der neuropsychologischen Klinik gehen soll. Es gibt nichts, was ich mehr fürchte als eine schwere Demenz, und nun, wo ich alleine lebe, hat sich diese Angst vor Demenz noch gesteigert. Ich bin mir nicht sicher, ob ich getestet werden will, denn es gibt keine Behandlung dafür.

Der Neurologe äußert auch Bedenken dahingehend, ob ich noch Auto fahren soll. Es gefällt mir nicht, dass er das anspricht, stimme aber in Teilen mit ihm überein. Ich bin mir meiner Einschränkungen diesbezüglich bewusst: Ich lasse mich leicht ablenken, fühle mich oft unsicher und fahre nicht mehr auf dem Highway oder in der Nacht. Ich hatte darüber nachgedacht, mein Auto und das von Marilyn zu verkaufen und mir ein neues, sichereres Fahrzeug zuzulegen, aber dieses Treffen ändert meine Meinung.

Da ich wohl nicht mehr lange Auto fahren werde, verwerfe ich die Idee, mir einen neuen Wagen zuzulegen. Stattdessen beschließe ich, mich von Marilyns heiß geliebtem Wagen der letzten sechs Jahre zu trennen. Ich telefoniere noch einmal mit meinem Freund, der die Autovermittlungen hat, und er schickt noch am selben Tag einen Angestellten, um Marilyns Wagen abzuholen.

Am folgenden Tag trage ich eine unbequeme Halskrause,

die ich immer wieder ablege, um heiße oder kalte Kompressen aufzulegen. Ich denke dauernd an die Sorge meines Neurologen, ich könne Demenz haben. Aber noch verstörender ist etwas, zu dem es später kommt, als ich nach draußen gehe und meine halb leere Garage sehe. Eine Garage, in der nicht länger Marilyns Wagen steht. Eine Flut von Trauer überströmt mich. An diesem Abend denke ich mehr an Marilyn als seit Wochen. Ich bereue es so sehr, ihren Wagen weggegeben zu haben. Mich von ihm zu trennen hat die Wunde erneut aufgerissen.

Dieser giftige Cocktail – mein schmerzender Körper, die Gleichgewichtsstörungen, die Schlaflosigkeit, die von den Nackenproblemen kommt, die schreckliche Angst vor dem versagenden Gedächtnis, das Verschwinden von Marilyns Auto – all das lässt mich verzweifeln. Für ein paar Tage versinke ich in die tiefste Depression, die ich je erlebt habe. Als ich den Boden erreiche, bin ich leblos für Stunden, unfähig, etwas zu tun, nicht einmal zu trauern.

Ich sitze nur da und tue nichts, bin mir kaum meiner selbst bewusst, das streckt sich für Stunden. Ein Freund will eigentlich vorbeikommen, um mich auf ein Fakultätsdinner der psychiatrischen Abteilung von Stanford mitzunehmen, aber im letzten Moment rufe ich ihn an und sage ab. Ich gehe zu meinem Schreibtisch und versuche zu schreiben, aber ich habe keine Ideen und höre auf mit dem Schreiben. Ich habe keinen Appetit, und es fällt mir leicht, auf Mahlzeiten zu verzichten: Ich habe in den letzten paar Tagen an die fünf Pfund Gewicht verloren. Nun verstehe ich die Bedeutung meiner früheren Kommentare zum Auftreten sexueller Obsessionen erst so richtig – *es ist so viel besser, wenigstens irgendetwas zu spüren als gar nichts.* Nichts zu spüren ist eine exzellente Beschreibung meines Gefühlszustandes in diesen letzten Tagen. Glücklicherweise kommt mein jüngster Sohn Ben für einen vierundzwanzigstündigen Besuch vorbei, und seine Energie und Liebenswürdigkeit muntern mich auf.

Nach ein paar Tagen und einigen Massagen gehen meine Schmerzen an den Halswirbeln zurück, und gegen Ende der Woche geht es mir gut genug, um wieder über dieses Buch nachzudenken und meine Arbeit daran wieder aufzunehmen.

———

Wenn ich auf die Wochen seit Marilyns Tod zurückblicke, begreife ich, dass ich eine erstaunliche höhere Ausbildung durchlaufen habe. Ich habe drei bedeutende Zustände aus erster Hand erfahren, die Therapeuten so oft vor Herausforderungen stellen.

Zuerst waren da die machtvollen Obsessionen, derer ich nicht Herr werden konnte: repetitive zwanghafte Gedanken über das Tian'anmen-Massaker, weibliche Brüste und sexuelle Begegnungen. All diese Obsessionen sind inzwischen verblasst, aber ich werde nie mein Gefühl der Machtlosigkeit vergessen, als ich sie zu stoppen versuchte.

Dann die Erfahrung der alles überschattenden tiefen Trauer. Obwohl sie nicht länger alles versengt, hält sie doch an und ist leicht zu entfachen, kaum dass ich Marilyns Porträt anschaue. Ich weine, wenn ich an sie denke. Ich schreibe diese Zeilen am 10. März, Marilyns Geburtstag, einhundertzehn Tage nach ihrem Tod.

Und schließlich hatte ich einen starken Anfall von Depression. Ich glaube nicht, dass ich die Erfahrung von Bewegungslosigkeit, Leblosigkeit, Kraftlosigkeit und Hoffnungslosigkeit je vergessen werde.

Ich betrachte meine Patientin Irene nun mit anderen Augen. Ich erinnere mich an meine Begegnung mit ihr, als wäre es gestern, besonders an ihre Kommentare über mein warmes, gemütliches, glückliches Leben, das mich davon abhalte, das wahre Ausmaß ihrer vielen Verluste zu begreifen. Nun nehme ich ihre Worte ernster.

Irene, ich glaube, Sie lagen richtig. »Selbstgefällig und gemütlich« haben Sie mich genannt – und Sie hatten Recht. Wenn wir uns jetzt sehen würden, jetzt, wo ich Marilyns Tod verarbeiten muss, dann wäre unsere gemeinsame Arbeit anders – und besser. Da bin ich mir sicher. Ich kann nicht im Einzelnen sagen, was ich tun oder sagen würde, aber ich weiß, dass ich Sie anders betrachten würde und dass ich einen aufrichtigeren und hilfreicheren Weg finden würde, Ihnen zu Seite zu stehen.

KAPITEL 35

LIEBE MARILYN

125 Tage danach

Geliebte Marilyn,

ich weiß, dass ich alle Regeln breche, indem ich dir schreibe, aber ich komme jetzt zu den letzten Seiten unseres Buchs, und ich kann nicht anders, ich muss ein letztes Mal Kontakt zu dir aufnehmen. Du warst so klug, mich dazu aufzufordern, dieses Buch mit dir zu schreiben … oder nein, so stimmt das nicht: du hast mich nicht dazu *aufgefordert, du hast darauf bestanden, dass ich das Buch, mit dem ich gerade begonnen hatte, zur Seite lege und stattdessen mit dir gemeinsam dieses Buch hier schreibe.* Und ich werde dir für immer dankbar dafür sein, dass du darauf bestanden hast – dieses Schreibprojekt hat mich am Leben gehalten, seit du vor einhundertfünfundzwanzig Tagen gestorben bist.

Natürlich, du erinnerst dich, dass wir bis kurz vor Thanksgiving abwechselnde Kapitel geschrieben haben. Dann wurdest du zu krank und hast mir bedeutet, dass ich dieses Buch alleine fertigstellen muss. Seit vier Monaten tue ich genau das – oder um genauer zu sein: ich tue nichts anderes als das –, und nun komme ich zum Ende. Ich habe mich vor diesem letzten Kapitel seit Wochen gedrückt, und nun weiß ich, dass ich es nicht beenden kann, ohne ein letztes Mal die Hand nach dir auszustrecken.

Wie viel von dem, über das ich geschrieben habe und noch schreiben werde, weißt du bereits? Mit absoluter Sicherheit sagt mein reifer, wissenschaftlicher, rationaler Geist »*zero, nichts, nada*«, wohingegen mein kindliches Ich, mein zärtlicher, weinender, taumelnder, emotionaler Geist hören will, wie du sagst: »Ich weiß alles, mein geliebter Irv. Ich war an deiner Seite, ich habe dich auf dieser Reise in jedem Moment begleitet.«

Marilyn, das Erste, worauf ich dich ansprechen muss und was ich dir zu gestehen habe, sind meine quälenden Schuldgefühle. *Vergib mir bitte, dass ich dein Porträt nicht öfter angeschaut habe.* Es steht im lichtdurchfluteten Wohnzimmer … aber zu meiner Schande … muss ich dir sagen, dass ich es zur Wand gedreht habe!!! Ich habe eine Zeitlang versucht, es so zu stellen, dass ich in deine wundervollen Augen blicken kann, wenn ich den Raum betrete, aber jedes Mal, wenn ich dann auf dein Bild sah, durchbohrte der Kummer mein Herz und ich weinte. Nun, nach vier Monaten, wird es ein wenig leichter. Nun drehe ich dein Foto jeden Tag für einige Minuten um und schaue in deine Augen. Der Schmerz hat nachgelassen, und liebende Wärme durchflutet mich wieder. Dann blicke ich auf ein anderes Foto von dir, das ich gerade gefunden habe. Du umarmst mich darauf. Meine Augen sind geschlossen, und ich schwebe vor Glückseligkeit.

Und ich muss dir noch etwas gestehen: Ich war noch nicht

an deinem Grab! Ich habe noch nicht den Mut dazu aufgebracht: schon der Gedanke daran ruft zu viel Schmerz hervor. Aber die Kinder waren schon alle da, jedes Mal, wenn sie nach Palo Alto gekommen sind, haben sie dein Grab besucht.

Seit du das Buch zum letzten Mal gesehen hast, sind hundert zusätzliche Seiten dazugekommen. Nun arbeite ich an diesen abschließenden Zeilen. Ich habe mich nicht in der Lage gesehen, auch nur eines der Worte, die du geschrieben hast, umzuformulieren oder zu streichen. Also habe ich unsere Lektorin Kate gebeten, die Kapitel zu redigieren. Gegen Ende beschreibe ich deine letzten Wochen und Tage, auch die Momente, in denen ich dir nah war, deine Hand hielt und du deinen letzten Atemzug tatst. Dann schrieb ich über deine Beerdigung und über all das, was seitdem mit mir passiert ist.

Ich bin durch einen tiefen Abgrund von Trauer gegangen – aber wie hätte es anders sein können, ich habe dich seit Jugendtagen geliebt. Selbst jetzt, wo ich denke, wie gesegnet ich war, mein Leben mit dir zu verbringen, verstehe ich noch nicht so recht, wie es dazu kommen konnte. Wie kam es, dass das klügste, schönste und beliebteste Mädchen der Roosevelt High School sich dazu entschied, ihr Leben mit mir zu teilen? Mit mir, dem Klassen-Streber, dem Star des Schachteams, dem sozial unbeholfensten Kind der Schule! Du liebtest Frankreich und Französisch, und trotzdem sprach ich jedes französische Wort, das mir in den Weg kam, falsch aus, wie du oft bemerkt hast. Du liebtest Musik und warst solch eine wunderschöne, anmutige Tänzerin, wohingegen ich so unmusikalisch bin, dass meine Grundschullehrer mich darum baten, vom Chorsingen in der Klasse abzusehen, und wie du weißt, war ich auf der Tanzfläche ein Versager. Dennoch hast du mir immer gesagt, dass du mich liebst und großes Potential in mir siehst. Wie kann ich dir jemals genug danken? Tränen laufen über meine Wangen, während ich diese Zeilen schreibe.

Die letzten vier Monate ohne dich waren die schlimmsten meines Lebens. Trotz unzähliger Anrufe von unseren Kindern und Freunden, war ich taub und depressiv und habe mich sehr allein gefühlt. Langsam ging es mir besser, bis ich vor drei Wochen deinen Wagen verkauft habe. Am Morgen danach war ich am Boden zerstört und voller Verzweiflung, als ich den leeren Platz in unserer Garage sah. Ich habe Kontakt mit einer sehr guten Therapeutin aufgenommen und war für ein paar Sitzungen bei ihr. Sie war mir eine große Hilfe, und ich werde wohl eine Weile zu ihr gehen.

Dann, vor ungefähr einem Monat, brach eine Coronavirus-Pandemie aus, die die ganze Welt in Gefahr bringt. Es ist etwas, was niemand von uns je erlebt hat, und in diesem Moment sind die USA und fast alle europäischen Staaten, einschließlich Frankreich, in einem Lockdown rund um die Uhr. Es ist außergewöhnlich – alle New Yorker, Pariser, Menschen aus San Francisco, Deutsche, Italiener, Spanier – fast die gesamte westliche Welt – muss sich selbst isolieren und zu Hause bleiben. Alle Geschäfte, mit Ausnahme von Lebensmittelläden und Apotheken, mussten schließen. Kannst du dir vorstellen: das große Stanford Shopping Center, geschlossen? Und die Champs-Élysées in Paris, der Broadway in New York, leer gefegt und heruntergefahren? Es passiert genau jetzt, und es breitet sich aus. Hier die morgendliche Headline in der New York Times: »Indien, Tag 1: Größter Lockdown der Welt beginnt – um die 1.3 Milliarden Inder müssen zu Hause bleiben.«

Ich weiß, wie du darauf reagiert hättest, du wärst krank vor Sorge gewesen, um mich und unsere Kinder und unsere Freunde überall auf der Welt und von all den täglichen Nachrichten, dass die Welt zusammenbricht. Ich bin dankbar, dass du das nicht mehr erleben musst: Du bist dem Rat von Nietzsche gefolgt – du bist zur rechten Zeit gestorben!

Vor drei Wochen, am Beginn der Epidemie, hat sich unsere Tochter entschlossen, vorübergehend bei mir einzuziehen. Wie du weißt, geht Eve bald in Rente. Wenn deine Kinder in den Ruhestand gehen, weißt du, dass du wirklich alt bist. Ihre gynäkologische Abteilung hat es ihr ermöglicht, in diesen letzten Wochen alles online zu erledigen. Eve ist ein Geschenk des Himmels. Sie kümmert sich gut um mich, meine Angst und meine Depressionen sind schwächer geworden. Ich denke, sie hat mir das Leben gerettet. Sie achtet darauf, dass wir wirklich isoliert sind und keinen Kontakt zu anderen haben. Wenn wir im Park spazieren gehen und dabei auf andere Menschen treffen, setzen wir unsere Masken auf, wie alle momentan, und halten gewissenhaft einen Abstand von zwei Metern ein. Gestern bin ich zum ersten Mal in einem Monat in das Auto gestiegen. Wir sind nach Stanford gefahren und dort spazieren gegangen. Gestartet sind wir beim Humanities Center, von dort ging es zum Oval. Es war wie leer gefegt, von ein paar Spaziergängern abgesehen, die alle Masken trugen und Abstand hielten. Alles ist leer – *Bookstore*, *Tressider Student Union*, der *Faculty Club*, die Büchereien. Kein einziger Student – die Universität ist vollkommen verwaist.

In den letzten drei Wochen hat kein Mensch außer Eve und mir das Haus betreten, absolut keiner, selbst unsere Haushälterin Gloria nicht. Ich werde Gloria so lange bezahlen, bis es wieder sicher ist, dass sie zurückkehrt. Das Gleiche gilt für die Gärtner, denen es offiziell verboten wurde, zur Arbeit zu gehen. Sie müssen zu Hause bleiben. Menschen meines Alters sind höchst anfällig, und vielleicht sterbe ich an diesem Virus, aber das erste Mal, seit du gegangen bist, kann ich dir sagen: »Mach dir keine Sorgen um mich: Ich beginne wieder am Leben teilzuhaben.« Du bist da, bei mir, immer.

So oft, Marilyn, suche ich in meinem Gedächtnis vergebens nach etwas – ich denke an jemanden, dem wir begegnet sind, an eine Reise, die wir gemacht haben, ein Stück, das wir uns angesehen haben, ein Restaurant, in das wir gingen –, aber alle diese Geschehnisse sind aus meinem Gedächtnis verschwunden. Ich habe nicht nur dich verloren, den kostbarsten Menschen auf der Welt für mich, sondern es ist auch so viel von meiner Vergangenheit mit dir verschwunden. Meine Voraussage, dass mit dir ein guter Teil meiner Vergangenheit gehen würde, hat sich als richtig herausgestellt. Neulich beispielsweise habe ich mich an eine Reise erinnert, die wir vor ein paar Jahren zu einem abgelegenen Ort unternommen haben, und ich erinnere mich, dass ich damals die *Selbstbetrachtungen* von Marc Aurel dabeihatte, und um sicherzugehen, dass ich das ganze Buch lesen würde, hatte ich kein anderes Buch dabei. Ich erinnere mich, wie ich es gelesen und wieder gelesen habe und jedes Wort genoss. Neulich versuchte ich vergebens, mich daran zu erinnern, *wohin* die Reise damals gegangen war. Auf eine Insel? Nach Mexiko? Wohin? Natürlich ist es nicht wichtig, aber es beunruhigt einen doch, wenn solche wundervollen Erinnerungen für immer verschwinden. Erinnerst du dich an all die Passagen, die ich dir vorgelesen habe? Erinnerst du dich, wie ich gesagt habe, dass du viel von meiner Vergangenheit mitnehmen würdest, wenn du stirbst? So ist es nun eingetreten.

Ein anderes Beispiel: Neulich abends habe ich »Der ungarische Katzenfluch« wieder gelesen, die letzte Geschichte aus meinem Buch *Die Reise mit Paula*. Du wirst dich vielleicht daran erinnern, dass die Hauptfigur in dieser Geschichte ein Verfluchungen ausstoßender ungarischer Kater ist, der sich dem Ende seines neunten und damit letzten Lebens nähert, was ihm Angst einjagt. Es ist die fantastischste und bizarrste Geschichte, die ich je geschrieben habe, und ich habe nicht die geringste Ahnung, woher in meinem Leben, woher aus meiner Erinnerung diese Geschichte kommt. Was hat sie inspiriert? Hatte sie etwas mit meinem ungarischen Freund Bob Berger zu tun? Ich stelle mir vor, wie es wäre, dich danach zu fragen, was mich dazu getrieben hat, diese seltsame Geschichte zu schreiben – wer sonst hat letztlich jemals über einen Therapeuten geschrieben, der sich mit einem sprechenden Kater unterhält? Ich bin mir sicher, dass du genau wüsstest, auf welche Quelle diese Geschichte zurückgeht.

Ich bin mir gewiss, dass ich dem Ende meines Lebens entgegengehe, und doch empfinde ich seltsamerweise nur wenig Angst vor dem Tod – ich habe einen verrückten Anfall von innerer Ruhe. Wann immer ich nun über den Tod nachdenke, beruhigt mich der Gedanke, »zu Marilyn zu gehen«. Vielleicht sollte ich einen Gedanken, der so viel Balsam bietet, nicht bezweifeln, aber ich entkomme meinem eigenen Skeptizismus nicht. Was im Himmel bedeutet *zu Marilyn gehen* am Ende wirklich?

Erinnerst du dich an unser Gespräch, in dem ich dir von meinem Wunsch erzählte, Seite an Seite mit dir im selben Sarg begraben zu werden? Du erzähltest mir, dass du nie von einem Sarg für zwei Menschen gehört hast, als du damals für dein Buch über amerikanische Friedhöfe recherchiert hast. Das war mir egal: Ich erklärte dir, dass ich großen Trost in der Vorstellung fand, mit dir im selben Sarg zu liegen, mein Körper in der Nähe von deinen Knochen, mein Schädel in der Nähe von deinem Schädel. Ja, ja, natürlich sagt mir mein Verstand, dass du und ich nicht dort sein werden – was bleibt, ist empfindungsloses, seelenloses, verwesendes Fleisch und nichts als Knochen. Und doch bietet die *Idee, nicht die Wirklichkeit* Trost. Ich, ein leidenschaftlicher Materialist, gebe meine Vernunft auf und erwärme mich ohne jede Scham an dem vollkommen fantastischen Gedanken, dass wir für immer und ewig zusammen sein werden – wenn wir nur beide im selben Sarg lägen.

Natürlich ist das irreal. Natürlich kann ich mich nie zu dir gesellen. Du und ich, wir werden nicht mehr existieren. Es ist ein Märchen! Seit ich dreizehn war, habe ich keiner religiösen oder spirituellen Vorstellung von einem Leben nach dem Tod mehr angehangen. Und doch ist die Tatsache, dass ich – ein ausgewiesener Skeptiker und Wissenschaftler – beim Gedanken, mich mit meiner gestorbenen Frau im Tod zu vereinen, Trost finde, ein Beweis für den außerordentlich mächtigen Wunsch in uns allen nach Beständigkeit sowie für die Furcht, die wir Menschen vor dem Vergessen haben. Ich bleibe zurück mit neuem Respekt für die Macht und den Trost des magischen Denkens.

Während ich diese allerletzten Zeilen schreibe, ist es zu einem außerordentlichen Zufall gekommen: Ich erhielt eine E-Mail von einem Leser meines Buches *Wie man wird, was man ist*. Seine Schlusssätze:

Aber warum, Dr. Yalom, so große Furcht vor dem Tod? Der Körper stirbt, aber das Bewusstsein ist wie ein Fluss, der durch die Jahrhunderte fließt ... wenn der Tod kommt, dann ist es an der Zeit, Abschied zu nehmen von dieser Welt, von diesem menschlichen Körper, von der Familie ... aber es ist nicht das Ende.

»*Es ist nicht das Ende*« – wie sehr, wie krampfhaft wir Menschen seit Anbeginn aller Aufzeichnungen uns an diesen Gedanken geklammert und ihn willkommen geheißen haben. Jeder von uns fürchtet den Tod, und jeder von uns muss einen Weg finden, mit dieser Angst umzugehen. Marilyn, ich erinnere mich so deutlich an deine oft geäußerte Bemerkung: »Der Tod einer siebenundachtzigjährigen Frau, die nichts in ihrem Leben bedauert, hat nichts Tragisches.« Dieses Konzept – *je voller du dein Leben gelebt hast, desto weniger tragisch ist dein Tod* – klingt absolut glaubhaft für mich.

Einige unserer Lieblingsschriftsteller verfechten diesen Standpunkt. Erinnere dich, wie Kazantzakis' lebenshungriger Zorba drängte: »*Lass dem Tod nichts als ein heruntergebranntes Schloss.*« Und erinnere dich an diese Stelle bei Sartre in seiner Autobiografie, die du mir vorgelesen hast: »Gemächlich ging ich meinem Ende entgegen ... wobei ich sicher war, daß das letzte Empfinden meines Herzens seinen Niederschlag finden werde auf der letzten Seite des letzten Bandes meiner Werke und daß der Tod bloß einen Toten hinwegnehmen würde.«

Ich weiß, dass ich in ätherischer Form im Kopf jener existieren werde, die mich gekannt oder meine Werke gelesen haben, aber in einer Generation oder in zweien werden alle, die mich leibhaftig gekannt haben, verschwunden sein.

Ich werde unser Buch mit den unvergesslichen Eröffnungsworten von Nabokovs Autobiografie beenden: »Die Wiege schaukelt über einem Abgrund, und der platte Menschenverstand sagt uns, dass unser Leben nur ein kurzer Lichtspalt zwischen zwei Ewigkeiten des Dunkels ist.« Dieses Bild lässt einen taumeln und beruhigt einen zugleich. Ich lehne mich zurück auf meinen Stuhl, schließe meine Augen und finde Trost.

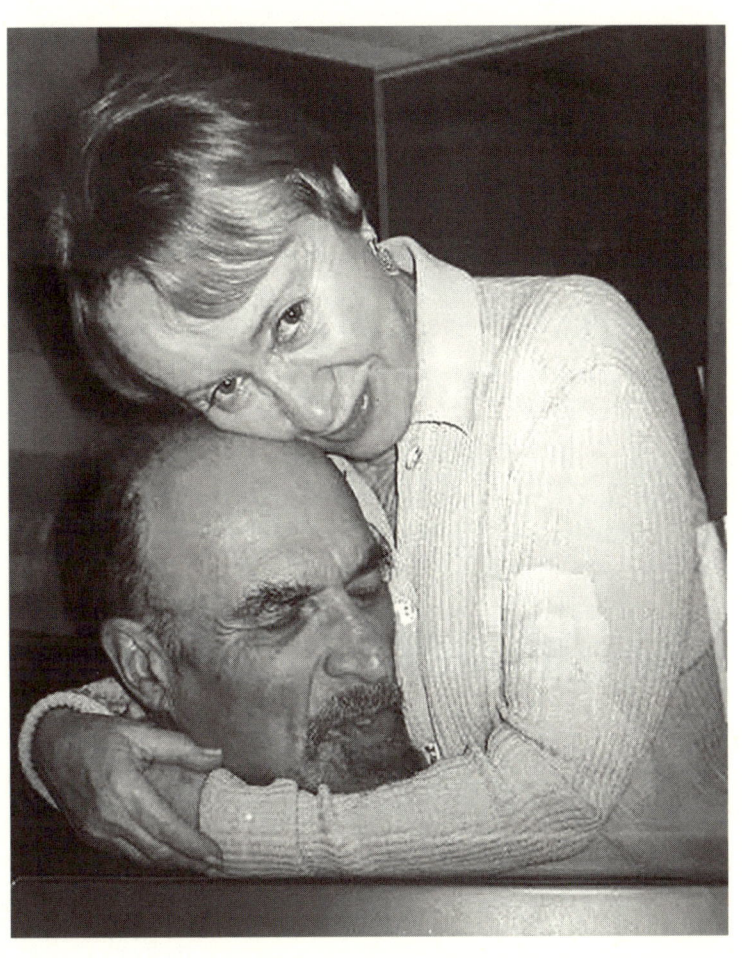

NACHWORT

Sie war am Ende ihres Lebens angekommen – und steckte doch noch immer so voller Leben. Marilyn Yalom war eine unglaubliche Frau. Ich habe sie sehr bewundert, und ja, auch ein wenig verehrt. Sie war warmherzig, inspirierend, großzügig und unglaublich klug. Sie teilte ihr Wissen mit jüngeren, war offen für Veränderungen, wusste, wie man Menschen zusammenbringt und die richtigen Fragen stellt. Für mich war sie in jeder Hinsicht ein Vorbild. Der Beweis, dass man es schaffen konnte als Frau. Dass man eine Rolle in der intellektuellen Welt spielen konnte, Kinder haben, reisen, eine geglückte Liebesbeziehung führen konnte.

Dass sie nicht mehr lange zu leben hatte, erfuhr ich im Oktober 2019 auf der Frankfurter Buchmesse. Ihre amerikanische Literaturagentin eröffnete unser Gespräch im Agent's Center, nach der typischen kurzen Begrüßungsumarmung, mit den Worten: »Ich muss dir etwas Trauriges sagen. Es geht um Marilyn.« Dass sie in Hospizbetreuung sei und ich mich beeilen müsse, wenn ich mich noch einmal bei ihr melden wolle. Ich war erschüttert. Sie war mir immer so unverwüstlich erschienen. Fast unsterblich. Sie war der Fels in der Brandung, obschon so klein und zierlich. Ich war mir immer sicher gewesen, dass sie es wäre, die als Letzte ginge.

Seit fast drei Jahrzehnten erscheinen Irvin D. Yaloms Bücher bei btb, und genauso lange begleite ich ihn verlegerisch. Doch auf den Lese- und Pressereisen, die ihn nach Deutschland führten, war es Marilyn, die die Zügel in der Hand hielt. Freundlich und bestimmt, unerschütterlich. Anders als Irv, der mir einmal gestand, ein fast neurotisches Verhältnis zum Reisen zu haben, war sie gerne unterwegs. Sie liebte Europa, sie liebte Paris. So kam es, dass ich Marilyn schließlich öfters persönlich traf als Irv – meinen langjährigen ersten Ansprechpartner dieses ungewöhnlichen und herausragenden intellektuellen Liebespaares.

Sie war es gewöhnlich, die mich auf dem Laufenden hielt – die mir von Irvs Knieoperation und vom Tod seiner Schwester erzählte. Sie war es, die sich nach dem fremdenfeindlich motivierten Amoklauf 2015 in München sofort sorgenvoll bei mir meldete. »Irv and I are thinking of you after the horrible episode in Munich … How are you doing?« Sie war es, die irgendwann freundlich insistierte: »So when are you coming to visit?«, gerade seien Bekannte aus Italien (ein Psychiater mit seiner Frau) zu Besuch gewesen, meine Stippvisite sei überfällig. Nun ist es zu spät, was ich aus tiefstem Herzen bereue.

Zurück auf meinem Hotelzimmer in Frankfurt begann ich ihr noch abends eine Mail zu schreiben, die einem Liebesbrief glich. Wie sehr sie mein Leben beeinflusst hatte. Wie sehr ich sie verehrte. Sie schrieb mir fast unmittelbar zurück – wie ich heute weiß, muss sie zu diesem Zeitpunkt dem Tod bereits sehr nahe gewesen sein. Schon damals aber begriff ich, dass ihr Sterben für mich von existentieller Bedeutung war. Sie war eindeutig mehr für mich mehr als »nur« eine Autorin, so wie auch Irv eindeutig mehr für mich ist als »nur« ein Autor. Damit befinde ich mich ganz offensichtlich in guter Gesellschaft. Die Fan-Post, die Irv seit Jahrzehnten erhält, das Buch-Geschenk der Salonnières an Marilyn: all dies Zeichen dafür, wie sehr Marilyn und Irv es verstehen und immer verstanden haben, Menschen zu berühren und im Innersten zu erreichen.

Was mir Marilyn in ihrer letzten E-Mail zu sagen hatte, rührte mich nicht nur erneut zu Tränen, es war ebenfalls so überaus typisch für sie. Zuerst erinnerte sie sich voll Dankbarkeit an all die Male, die wir uns gesehen hatten. Danach kam sie umgehend auf ihr neues Buchprojekt zu sprechen, das ihr so viel bedeutete: *Die Unschuld der Opfer*, ein Buch über Kindheitserinnerungen an den Krieg. Und schließlich legte sie mir eine Autorin und Freundin ans Herz, die ihr sehr wichtig war und auf die sie mich bereits mehrmals hingewiesen hatte, ohne dass ich entsprechend reagiert hatte (Sie konnte sehr hartnäckig sein, wenn sie das Gefühl hatte, es wäre für beide Seiten lohnenswert, miteinander ins Gespräch zu kommen). Stina Katchadourian hieß sie. Eine renommierte amerikanische Übersetzerin mit finnischen Wurzeln, die ein Buch mit autobiografischem Hintergrund über die Kriegsjahre 1939 bis 1945 geschrieben hatte: *The Lapp King's Daughter. A Family's Journey through Finland Wars.*

Danach kam sie ohne jede Umschweife auf ihre persönliche Situation zu sprechen und gestand, erstaunlich gelassen zu sein angesichts des nahenden Todes. »As I face the end of life, I am surprisingly calm.« Was für ein Satz. Er haut mich noch immer um, auch jetzt, während ich ihn hier niederschreibe. Es sei keine Tragödie, mit siebenundachtzig zu sterben, fuhr sie fort. Es falle ihr natürlich schwer, sich von ihren Liebsten verabschieden zu müssen. Besonders von Irv. Für ihn werde es schwer werden. Sie fürchte, er werde untröstlich sein, »inconsolable«. Es überraschte mich deshalb nicht, als ich erfuhr, dass sie es war, die dieses gemeinsame Projekt, das im Deutschen den Titel *Unzertrennlich* trägt, vorgeschlagen hat. Sie wusste genau, was Irv am Leben halten würde nach ihrem Tod – das Schreiben.

Ihre E-Mail an mich war wie ein Gedicht, das eine in ihrer Klarheit betörend schöne Botschaft enthielt: wohl überlegt, klug komponiert und wunderschön in der Wirkung, ohne allzu sentimental zu sein. Marilyn blieb sich treu bis zuletzt. Sie hielt die Fäden in der Hand, auch wenn ihre Kraft langsam erlosch. Selbst dem Tod bot sie so auf ihre Weise die Stirn. Sie war eine der mutigsten, unerschrockensten Frauen, die ich kannte.

Das erste Mal begegnete ich Irv und Marilyn 2003 in München, da waren bei btb bereits mehrere Bücher von ihm erschienen. Das zweite Mal kam es dazu 2009 in Wien, wo Irv für sein Lebenswerk den Sigmund-Freud-Preis für Psychotherapie erhielt –und er auf einer vollbesetzten Lesung während der »Buch Wien« die Aufmerksamkeit auf ein schmales, aber gewichtiges Bändchen lenkte, das er gemeinsam mit seinem langjährigen Freund Robert L. Berger verfasst hatte, auf *Ein menschliches Herz*. Das dritte Mal trafen wir uns 2014 in Zürich bei der Premiere eines Films, den die Schweizer Filmemacherin Sabine Gisinger über ihn gedreht

hatte: *Yalom's Cure. Yaloms Anleitung zum Glücklichsein*
ist nicht nur ein berührendes Porträt seines Lebens und Wir-
kens – sondern zeichnet auch anschaulich das Bild einer ungewöhnlichen Ehe und des ganz besonderen Zusammenspiels
zwischen Irv und Marilyn nach.

Sowohl Marilyn als auch Irv hinterließen gleich bei der
ersten Begegnung einen unauslöschlichen Eindruck auf mich.
Ihrem Charisma und ihrer Präsenz konnte man sich kaum
entziehen. Es einte sie ganz offensichtlich eine bemerkenswerte Haltung zur Welt: Sie waren wirklich an Menschen und
am Austausch von Ideen interessiert! Es war nicht schwierig,
mit ihnen ins Gespräch zu kommen – und es schließlich über
Jahre, auch digital, zu bleiben. Beide ruhten, so schien es mir
immer, absolut im Hier und Jetzt. Und, auch das verstand
man sofort: Es verband sie eine große Liebe und Seelen-
verwandtschaft, so gegensätzlich sie in vielen Dingen auch
waren. Ich habe selten ein Paar erlebt, das so sehr miteinander harmonierte, so sehr miteinander im Einklang und
aufeinander abgestimmt war wie diese beiden. Und ich habe
selten (womöglich nie) einen Mann in Irvs Jahren kennengelernt, dem es so überaus leicht fiel, die intellektuelle Meister-
schaft seiner Partnerin nicht nur zu akzeptieren, sondern sie
auch voll und ganz zu genießen, wie Irv das tat. Sie war ihm
nicht nur eine Liebes-, sondern auch eine Gesprächspartne-
rin, das war nicht zu übersehen.

Beiden gelang dabei etwas, was so selten wie kostbar ist:
Man genoss die Zeit mit ihnen als Paar, und man genoss
gleichzeitig die Gespräche mit jedem Einzelnen von ihnen.
Auch Irvs E-Mails kamen und kommen in regelmäßigen Abständen –meist sind sie kurz und knapp gehalten und erfri-

schend unprätentiös. Gleich zu Beginn unserer Korrespondenz erklärte er mir, dass »Irv« in der Anrede reichen würde. Und gleich zu Beginn war mir klar, dass er nicht nur über ein ungeheures Fachwissen verfügte, sondern auch ein begnadeter Erzähler war – wer seine Geschichten und Romane liest, versteht, was eine gute Therapie ausmacht und wie sie im besten Falle zu laufen hat. Keiner vermag den therapeutischen Prozess so anschaulich zu schildern wie er. Was im Übrigen auch seine Fachbücher, inzwischen Klassiker im therapeutischen Bereich, zu einer äußerst anregenden Lektüre macht.

Irv stellt Dinge in den Vordergrund, die auch Leser und Leserinnen interessieren, die einer Therapie eher mit Scheu begegnen: existentielle und philosophische Fragen, und immer wieder das große Thema der menschlichen Beziehungen. (Hier trifft er sich zielsicher mit Marilyn, die eine Meisterin darin war, Menschen zusammenzubringen.) Wenn man Irv liest, hat man das Gefühl, einem Freund zuzuhören, der einem bedacht auf die Sprünge hilft – und der sich nicht aufführt wie jemand, der alles besser weiß. Kein Halbgott in Weiß, sondern vor allem ein Suchender, der neugierig ist auf die Menschen und ihre Geschichten. Auch jenseits einer Therapiestunde versteht er sich aufs Zuhören. Eine Qualität, die Marilyn ebenfalls im hohen Maße zu eigen war.

Irvs erster Roman *Und Nietzsche weinte* ist seit seinem Erscheinen in Deutschland ein Dauerbrenner. *Die Liebe und ihr Henker*, sein erster Erzählungsband, inzwischen ein viel zitierter Klassiker. Die amerikanische Kritikerin Laura Miller besprach die Geschichten aus der Psychotherapie 1989 in der *New York Times* begeistert mit den Worten, »dass die psychologische Fallstudie Lesern das geben könnte, was die zeitgenössische Kurzgeschichte ihnen zunehmend verweigert: die Beschäftigung mit Geheimnissen, Ränkespielen, großen Gefühlen und einer Handlung«. Wobei Irvin D. Yalom für sein belletristisches Werk außerhalb der USA womöglich noch größere Beachtung erfährt als in seinem Heimatland selbst. Die amerikanische Zeitschrift *The Atlantic* führte das 2017 in einem großen Yalom-Porträt auf die »vermutlich größere Religiosität der amerikanischen Leser und ihr Beharren auf Happy-Ends« zurück. In Anspielung auf einen gefühligen Bestseller des ausgehenden zwanzigsten Jahrhunderts befand man dort knapp: »Mondays with Yalom are not Tuesdays with Morrie.« Montage mit Yalom sind nicht Dienstage mit Morrie. Irv gab und gibt einem immer etwas zu denken.

Nicht anders Marilyn. Als eine Feministin der ersten Stunde betrat sie in vielfacher Hinsicht auch akademisches Neuland. Ihre Position und den Raum fürs Schreiben musste sie sich hart erkämpfen – wie bereits das Vorwort von *Unzertrennlich* anschaulich belegt. Irgendwann begann ich auch ihre Bücher zu verlegen. Es war, wenn man so will, unvermeidlich. Mit ihr ins Gespräch kommen, hieß immer auch: Themenräume zu betreten, Gedanken nachzugehen, in Netzwerke eingeladen zu werden. Akademische Genauigkeit war ihr wichtig, Frankreich und den Frauen galt ihr besonderes Interesse. Sie hatte ein untrügliches Gespür dafür, welche Themen die herkömmliche Geschichtsschreibung vernachlässigt hatte. Sie ging der Geschichte der Brust nach und der Geschichte der Ehefrau. Sie untersuchte, wie sich die Rolle der Dame im Schach gewandelt hatte, und adelte die Frauenfreundschaft in ihrem Buch *Freundinnen: Eine Kulturgeschichte*. Sie bewunderte die französische Salonkultur des 18. Jahrhunderts, »wo

Frauen eine führende Rolle im geselligen Beisammensein und intellektuellen Diskurs einnahmen«, wie die *Stanford News* in ihrem Nachruf für ihre frühere Professorin schrieb, und erfand sie für ihre Kolleginnen auf dem Campus (und nicht nur für die) neu.

Das letzte Mal bin ich Marilyn Yalom 2016 am Berliner Wannsee begegnet. Es war ein goldener Frühsommerabend, und wir standen lange auf der Terrasse der dort ansässigen Politischen Akademie. Ihr alter Freund (und frühere Präsident der Stanford University) Gerhard Casper, der die Akademie in diesem Jahr leitete, hatte zu einem festlichen Abendessen mit anschließendem Vortrag geladen. Es wurde ein wunderbares Dinner mit wunderbaren Gesprächen – und einer beeindruckenden Marilyn, die im Anschluss einen unvergleichlich lehrreichen und spannenden Vortrag zum Herz und der Geschichte der Liebe hielt. Wir haben damals viele Pläne gemacht, zu denen es nun nicht mehr kommen wird.

Sowohl Marilyn als auch Irv scheuten sich nie, die Dinge so an- und auszusprechen, wie sie waren. Es hilft, zu sagen, wie es ist, um es zu verstehen und daraus Nutzen zu ziehen. So lautete ihr Credo, und das ist es, was auch *Unzertrennlich* so ganz besonders und so herzergreifend macht. Es geht darin um die Liebe und das Loslassen, um das Trauern und das Weiterleben, um das Altern und um das, was von uns bleibt, wenn wir nicht mehr sind. Zu all dem gehört großer Mut – und große Demut. Den Mut, Schranken der Scham zu überwinden und auch Unaussprechliches unverblümt zu Sprache zu bringen – und die Demut, sich nicht im Besitz allerletzter Wahrheiten zu wähnen.

Einmal habe ich Irv gefragt, wie es dazu gekommen sei, dass

er trotz seiner schwierigen Kindheit so großartige, gesunde Entscheidungen in seinem Leben getroffen hatte – Marilyn zu heiraten etwa oder mit sechzig der Universitätskarriere Adieu zu sagen, um sich mehr dem Schreiben zu widmen. Er antwortete damals: das sei reines Glück oder vielleicht auch Zufall gewesen. Hier möchte ich ihm leise widersprechen. Tiefe Ehrlichkeit und stete Reflektion sind sicherlich die treibenden Kräfte, die ihn und Marilyn auszeichnen – und die auch das vorliegende Buch so unvergleichlich und wertvoll machen. Hier wird nichts schöngeredet, hier wird um jede Nuance gekämpft, um das zu erreichen, was man Authentizität nennt. Dass dieses Buch nun inmitten einer Pandemie erscheint, wo das, was uns Menschen ausmacht – Beziehung, Aufrichtigkeit, Duldsamkeit –, auf den Prüfstand gestellt wird, erscheint mir fast prophetisch oder wie eine ganz besondere Form von Synchronizität.

Als ich die Nachricht von Marilyn Yaloms Tod erhielt, bekam ich am selben Tag auch ein Päckchen von Stina Katchadurian auf den Tisch – mit einer handschriftlichen Notiz, ihre liebe Freundin Marilyn habe sie trotz schwerer Krankheit gedrängt, mir dieses Buch zu schicken. Nichts passte besser zu diesem Tag. Die große Trauer, die ich empfand, verband sich mit der großen Dankbarkeit, die ich Marilyn Yalom schulde, die noch nach ihrem Tod »Wellen schlug«, wie Irv es nennen würde. Dass sie das deutsche Exemplar ihres Buches zur Geschichte des Herzens nicht mehr in Händen halten konnte, hat mich sehr traurig gemacht. Aber dass es fast zeitgleich mit ihrem Tod bei btb erschien, war in gewisser Weise tröstlich. Ich wünsche ihr und uns allen, dass nicht nur ihre Bücher in Deutschland die entsprechende Beachtung finden werden, sondern auch sie als Person, Wissenschaftlerin und Autorin vermehrt wahrgenommen wird. Sie war eine femme de lettres im besten Sinne des Wortes, in vielem ihrer Zeit weit voraus, »frauenbewegt«, als dies noch in vielfacher Hinsicht ein Karrierehindernis war, eine unglaublich belesene Frau, die andere Frauen förderte und ihnen Diskussionsräume erschloss.

Irv, der nun alleine zurückgeblieben ist in seinem Haus in Palo Alto, wenn auch nicht einsam, macht dort weiter, wo er schon so lange zu Hause ist: im Schreiben. Er sitzt an neuen großartigen Geschichten aus der Psychotherapie, es sind Erzählungen zur menschlichen Existenz, die nichts von ihrer großen Prägnanz und richtungsweisenden Humanität eingebüßt haben.

Am 13. Juni 2021 wird Irvin D. Yalom neunzig Jahre alt – normalerweise hätte ich Marilyn gefragt, was wir ihm wohl schenken und aus Deutschland schicken könnten. Nun hat mir beider Sohn Reid auf die Sprünge geholfen. Er hat für die deutsche Ausgabe auch die Fotos zu den beiden Bildteilen am Anfang und am Ende dieses Buches beigesteuert – viele wurden eigens für diesen Anlass gemacht, und ich bin ihm sehr dankbar dafür. Sie geben fotografische Einblicke in die Lebensräume von Marilyn Yalom und Irvin D. Yalom, die sie uns in ihrem Buch *Unzertrennlich* so großherzig gewährt haben.

Regina Kammerer, im März 2021

Die amerikanische Originalausgabe erschien 2021
unter dem Titel »A Matter of Death and Life« in der Stanford University
Press, Stanford, California

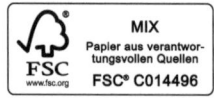

Penguin Random House Verlagsgruppe FSC® N001967

www.btb-verlag.de
www.facebook.com/btbverlag

Marilyn Yalom
Theresa Donovan Brown

Freundinnen

Eine Kulturgeschichte

416 Seiten, btb 71761
Aus dem Amerikanischen von Liselotte Prugger

In der heutigen westlichen Welt gilt Freundschaft unter Frauen
als Selbstverständlichkeit. Doch ein Blick zurück zeigt: noch
vor einigen Jahrhunderten waren »Freundinnen« so gut wie
unbekannt, Freundschaften unter Frauen waren verpönt.
Anhand zahlreicher Quellen werfen Marilyn Yalom und ihre
Co-Autorin Theresa Donovan Brown einen höchst informativen
und unterhaltsamen Blick auf die Entwicklung und das
Verständnis von Frauenfreundschaft im Wandel der Zeit:
von der Bibel und den Römern bis zur Aufklärung, von der
Frauenbewegung der 60er- Jahre bis zu Sex and the City.

»**Ein spannender geschichtlicher Abriss.**«
Süddeutsche Zeitung

btb

Marilyn Yalom

Das Herz

Eine besondere Geschichte der Liebe

320 Seiten, btb 71888
Aus dem Englischen von Barbara v. Bechtolsheim

Das Herz begegnet uns überall: ob als Schmuckstück oder auf
dem Grabstein, als Emoji oder auf dem Capuccinoschaum.
Marilyn Yalom, Spezialistin für Gender Studies und erfolgreiche
Sachbuchautorin, wirft einen ebenso fundierten wie spannenden
Blick auf den weltweiten Siegeszug des Symbols für die
Liebe schlechthin. Von den Anfängen des Christentums zu
mittelalterlicher Minne, von Shakespeares Dramen zur Popkultur
unserer Tage. Das Herz steht für die Liebe in allen Facetten:
ob weltlich oder geistig, erotisch oder keusch. Eine wunderbare
Tour de Force durch die Kulturgeschichte des Herzens.

**»Ein charmanter und äußerst ungewöhnlicher Blick auf das
Herz und seine Bedeutung für unsere Kultur«**

Times Literary Supplement

btb

Marilyn Yalom

Die Unschuld der Opfer

Kindheit im Zweiten Weltkrieg

288 Seiten, btb 77059
Aus dem Englischen von Cornelia Holfelder-von der Tann

Die international hoch angesehene Kulturhistorikerin Marilyn
Yalom (1932-2019) lässt in ihrem posthum veröffentlichten
Buch sechs Zeitzeugen aus verschiedenen Nationen zu Wort
kommen, deren Leben durch die traumatischen Erfahrungen
des Zweiten Weltkriegs geprägt wurden. Und auch Yalom selbst
erinnert sich an die Tage ihrer Kindheit, in denen dieser Krieg
omnipräsent war: »Wir sind die letzten Zeitzeugen, die den
Zweiten Weltkrieg noch erlebt haben, und bald werden wir nicht
mehr da sein. Dieses Buch möchte ich als ein Zeugnis und
eine Mahnung hinterlassen in der Hoffnung, dass diese
Lebenswege uns die Sinnlosigkeit des Krieges vor Augen führen.
Gerade jetzt, in Zeiten des wiedererstarkenden Nationalismus
und eskalierender Konflikte weltweit.« *Marilyn Yalom*

»Marilyn Yalom zieht uns mitten hinein in das Leben
von ganz normalen Kindern in einer ganz und gar
nicht normalen Zeit.«
Heather Morris, Autorin von »Der Tätowierer von Auschwitz«

btb

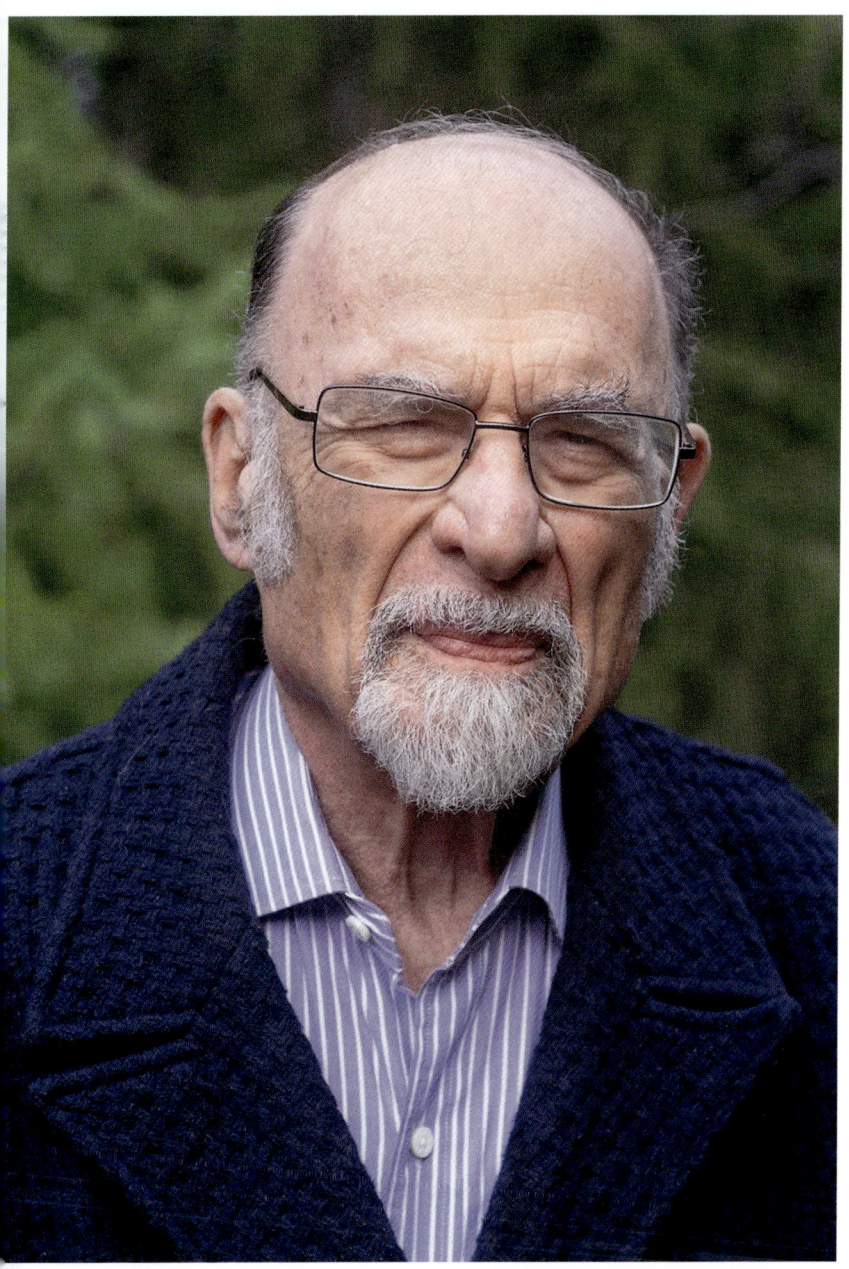

Irv mit 89 Jahren.

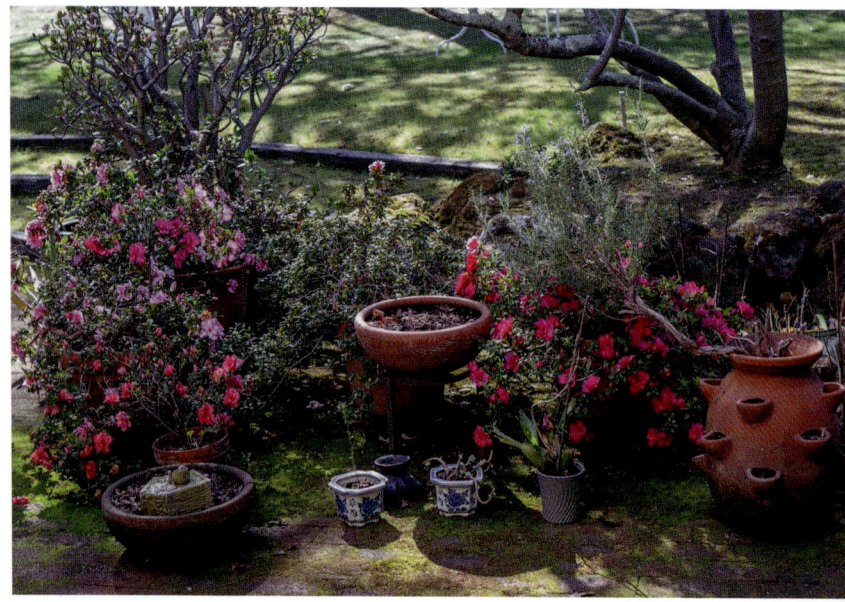

Marilyns Blumen- und Kräutergarten.

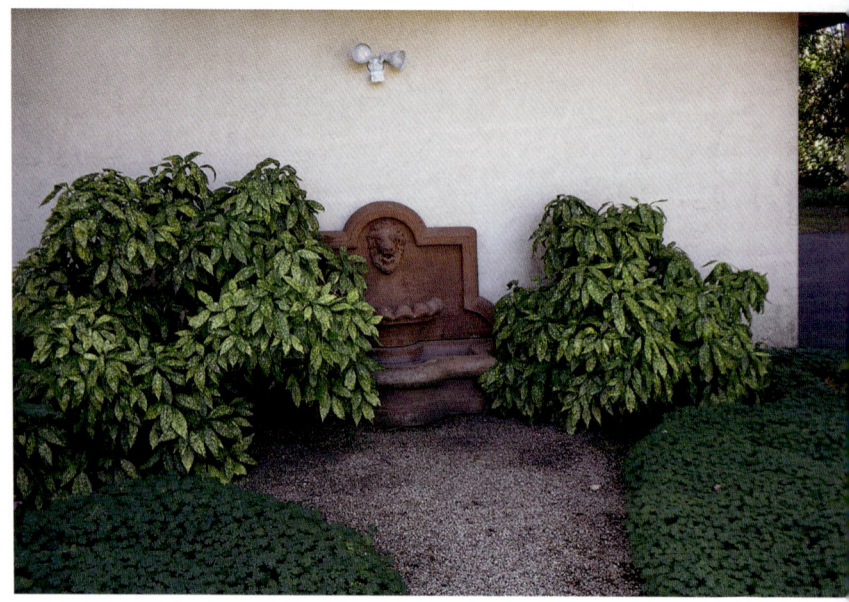

Der kleine Garten, angelegt von den vier Geschwistern.

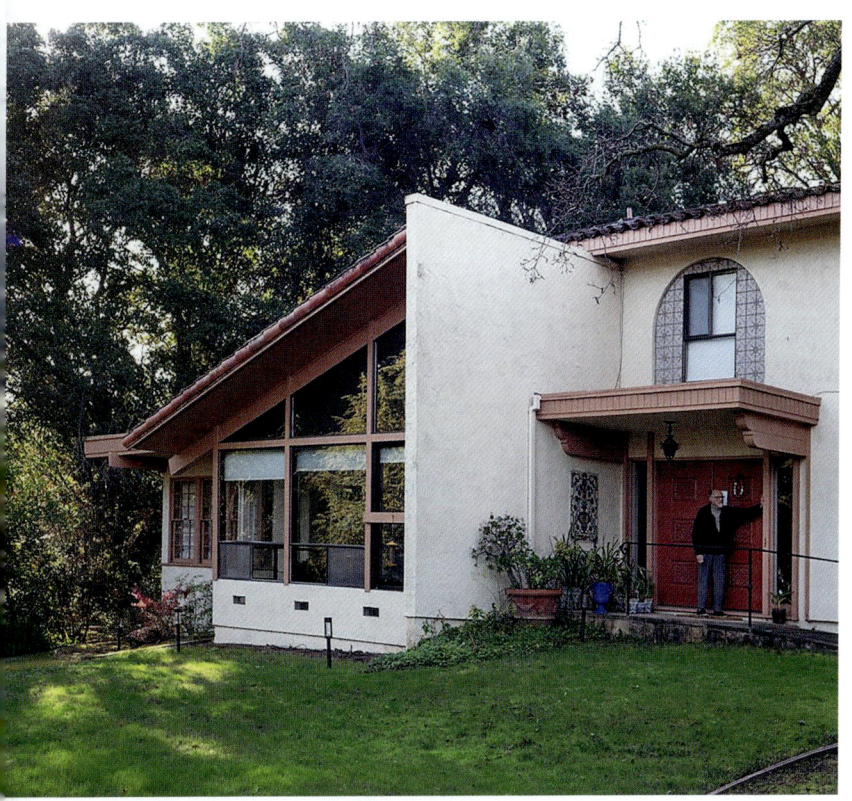

Irv an einem Sonntagmorgen, auf dem Weg zu seinem Studio, um zu schreiben.

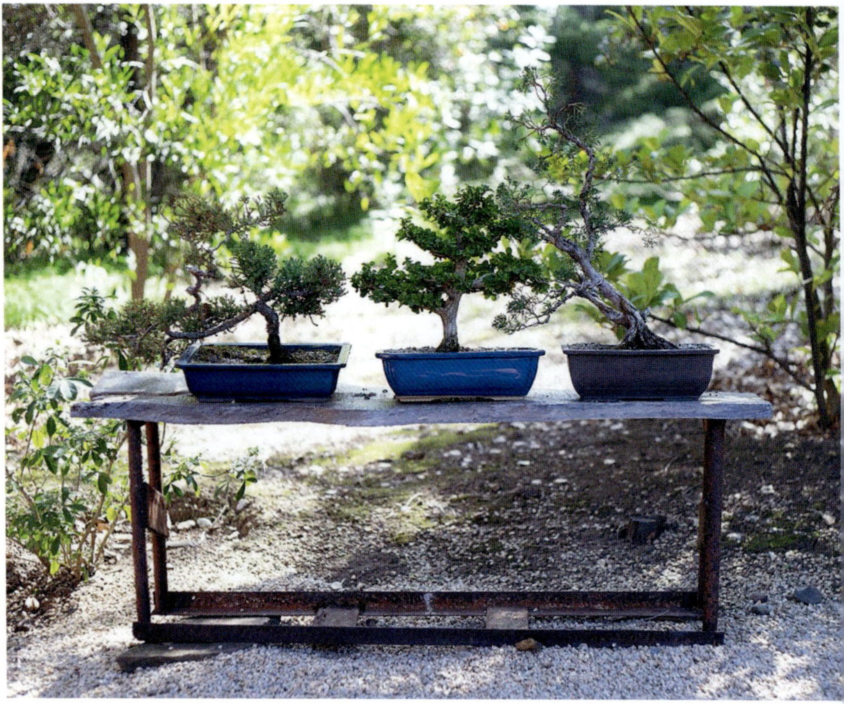

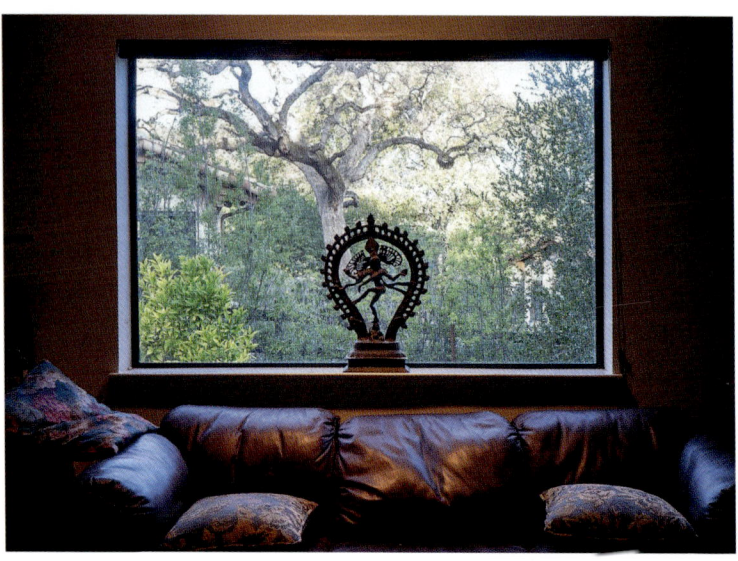

Am Eingang zu Irvs Studio. Irv kümmert sich um die Bonsais selbst.

Die Couch in Irvs Arbeitszimmer.

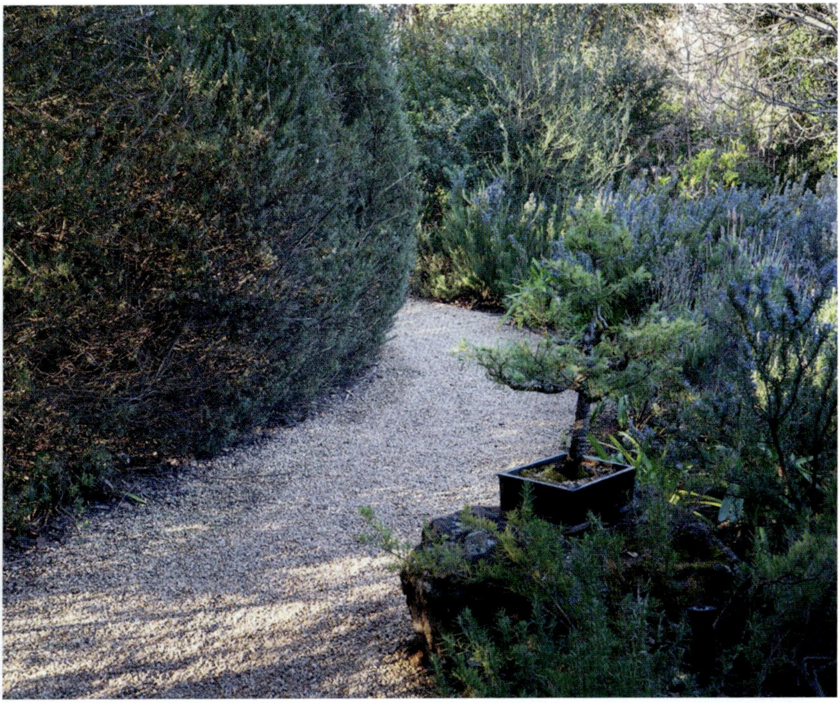

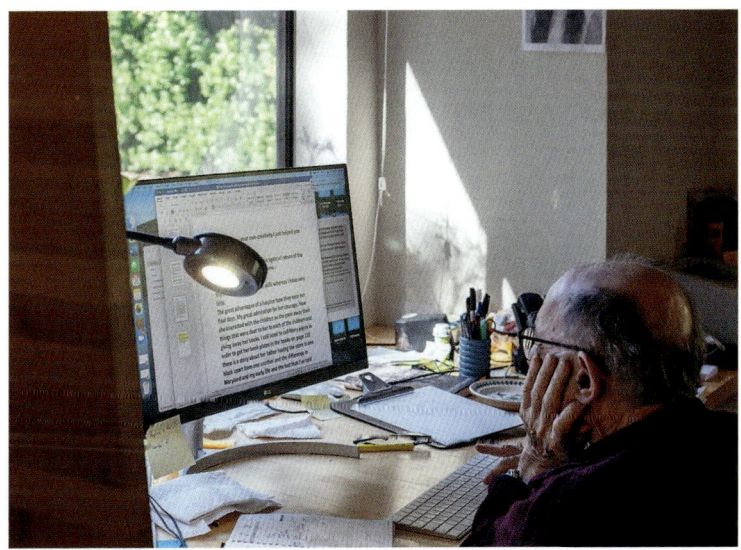

Der Weg zu Irvs Studio.

Irv bei der Arbeit.

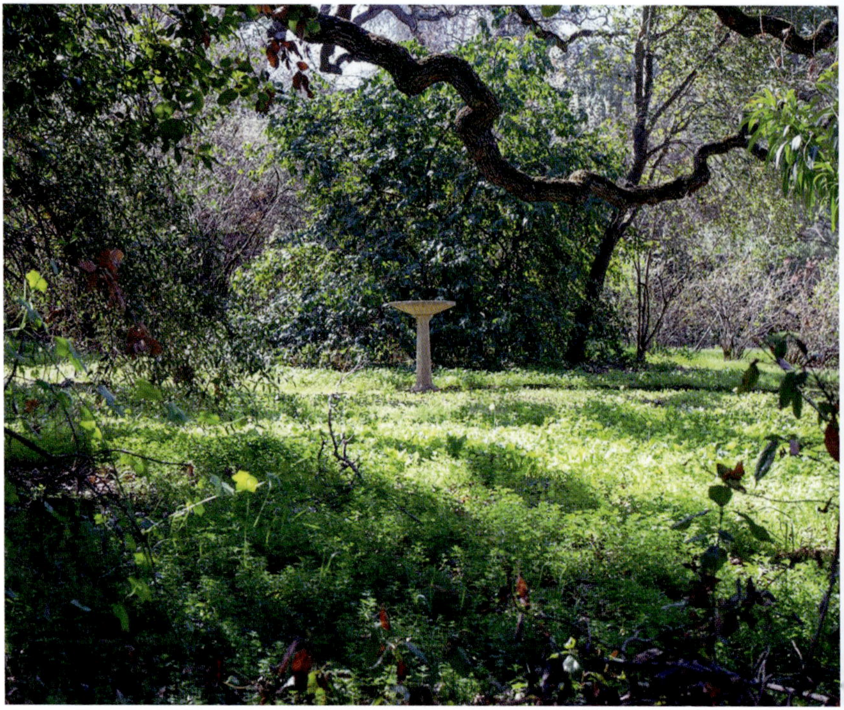

Garten-Impressionen

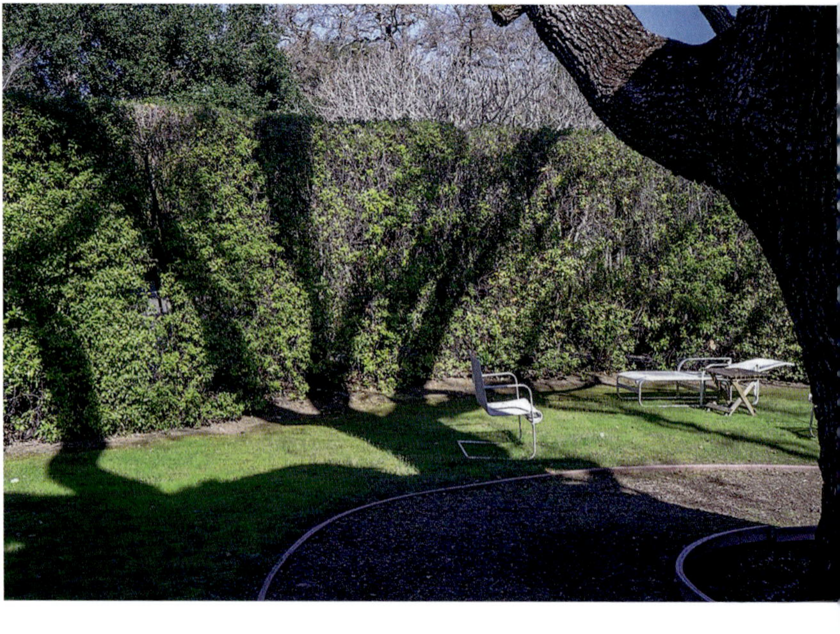

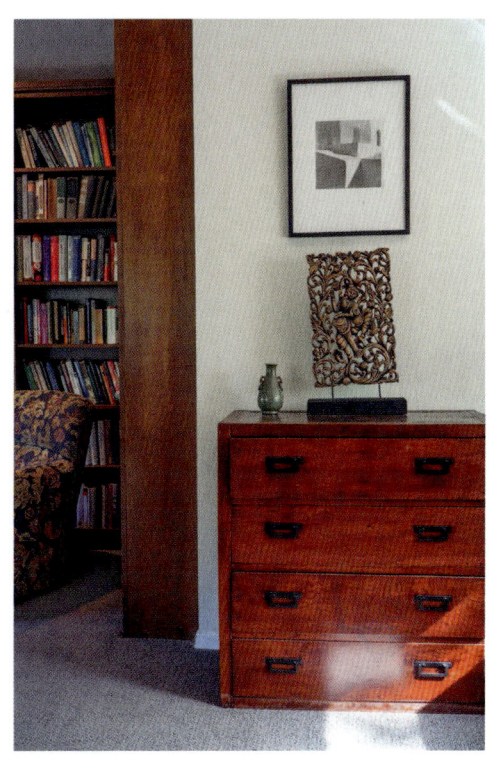

Ein Blick in Irvs Therapieraum.

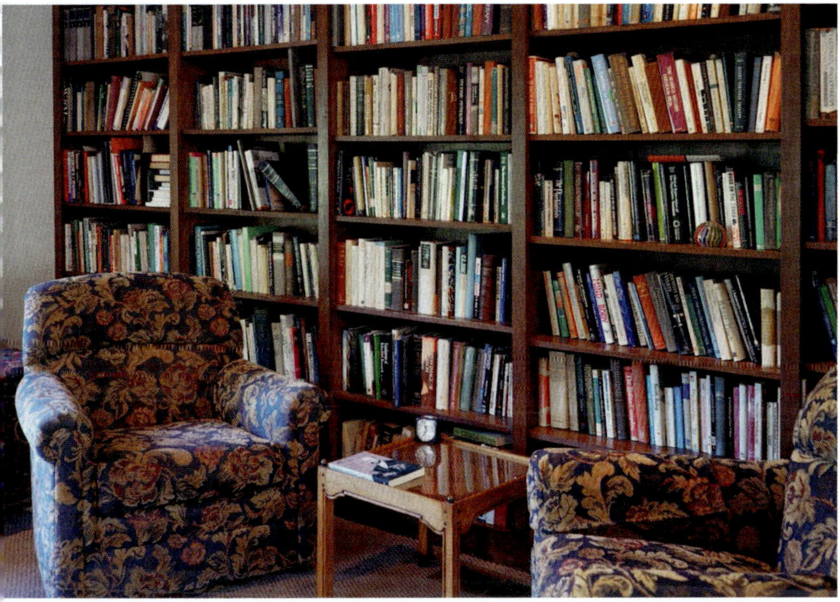

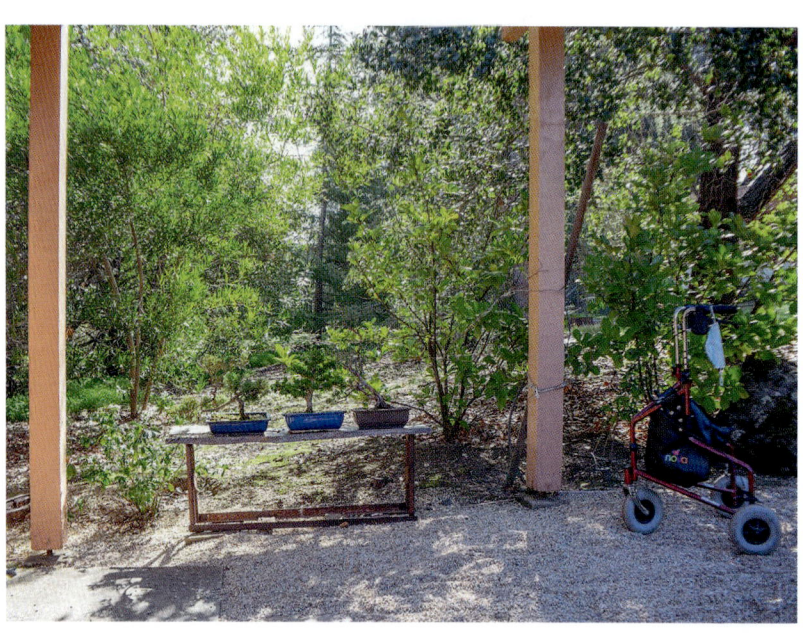